A. BALLAND

PHARMACIEN DE PREMIÈRE CLASSE

AU LABORATOIRE DES EXPERTISES DU COMITÉ

DE L'INTENDANCE

LA

CHIMIE ALIMENTAIRE

DANS

L'ŒUVRE DE PARMENTIER

LIBRAIRIE

J.-B. BAILLIÈRE ET FILS

LA
CHIMIE ALIMENTAIRE

DANS

L'ŒUVRE DE PARMENTIER

DU MÊME AUTEUR :

TRAVAUX SCIENTIFIQUES DES PHARMACIENS MILITAIRES FRANÇAIS. Paris, *Asselin*. 1882.

RECHERCHES SUR LES BLÉS, LES FARINES ET LE PAIN. Paris, *Charles-Lavauzelle*. 1894.

Sur l'avenir de l'aluminium et son emploi dans l'armée ; — sur les avoines, les châtaignes et marrons, les fèves, les haricots, les lentilles, le maïs, le millet, l'orge, les pois, les pommes de terre, le riz, le sarrasin, le seigle ; — les semoules et pâtes alimentaires ; — les pains en usage dans les armées européennes ; — les fromages ; — les fruits ; — les légumes ; — les viandes des mammifères, oiseaux et reptiles, des poissons, crustacés et mollusques ; — les conserves de fruits, de légumes et de viande ; — les principaux produits alimentaires des colonies françaises provenant de l'Exposition de 1900. — Recherches insérées de 1892 à 1902 dans la *Revue du service de l'Intendance militaire* ou les *Annales d'hygiène publique et de médecine légale*.

2636-01. — CORBEIL. Imprimerie ÉD. CRÉTÉ.

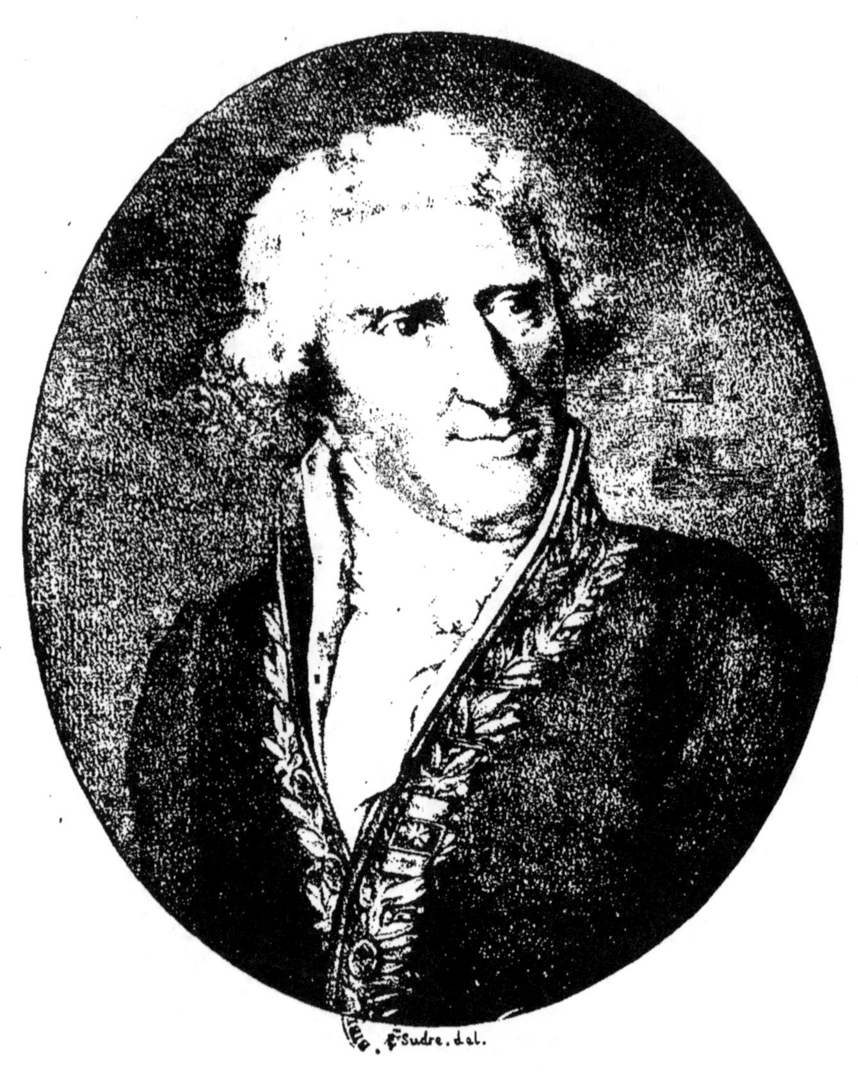
F. Sudre. del.
Mes compliments a Votre fils à
vos hôtes Je vous Embrasse
Parmentier

LA
CHIMIE ALIMENTAIRE

DANS

L'ŒUVRE DE PARMENTIER

PAR

A. BALLAND

PHARMACIEN PRINCIPAL DE PREMIÈRE CLASSE
AU LABORATOIRE DES EXPERTISES DU COMITÉ DE L'INTENDANCE

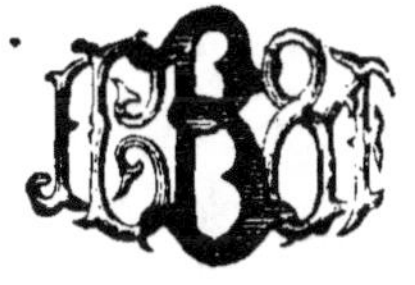

PARIS

LIBRAIRIE J.-B. BAILLIÈRE ET FILS
19, RUE HAUTEFEUILLE, 19

1902

PRÉFACE

« Mes recherches n'ont eu d'autre but que les progrès de l'art et le bien général... La nourriture du peuple est ma sollicitude, mon vœu, c'est d'en améliorer la qualité et d'en diminuer le prix... J'ai écrit pour être utile à tous. »

Toute la vie de Parmentier est dans ces lignes que l'on retrouve plusieurs fois dans ses écrits. Ses premiers travaux se rapportent aux végétaux qui peuvent être utilisés en temps de disette (1773) : il indique les moyens d'en avoir l'amidon, auquel on attribuait alors une grande valeur nutritive ; il prouve que les fécules que l'on en retire présentent les caractères de l'amidon des céréales et qu'elles peuvent servir à l'alimentation, même lorsqu'elles proviennent de plantes vénéneuses. C'est le point de départ des recherches qu'il a poursuivies, avec une rare ténacité, d'abord sur les pommes de terre, puis sur les céréales, les châtaignes et le maïs. Ces recherches l'ont amené à déterminer les formes les plus avantageuses sous lesquelles ces divers produits doivent être consommés, et elles ont contribué à donner à la France le premier rang dans l'industrie des fécules et des pâtes alimentaires.

En 1778, au cours de ses études sur la fécule de pomme de terre, Parmentier constate que cette substance laissée en contact pendant plusieurs mois avec de la crème de tartre prend une saveur sucrée, et que cette saveur est plus intense avec l'acide acétique ; mais il ne prévoit pas la portée de ces deux expériences et il y a lieu d'en être étonné, car il revient souvent sur les liens d'étroite parenté qui, dans le règne végétal, rattachent les matières sucrées aux matières amylacées. La première fabrique de glucose ne fut ouverte, dans le département du Bas-Rhin, que trente-quatre ans plus tard.

Le gluten a été étudié non moins longuement que l'amidon. Parmentier a montré qu'on ne le trouvait que dans le blé et dans l'épeautre ; il l'a suivi dans les grains où il préexiste, dans le son, dans les farines, dans le levain et le pain ; il a reconnu qu'il existe en proportions très variables dans les farines, suivant leur taux de blutage et la qualité des blés employés ; qu'il n'est pas modifié par les acides minéraux étendus, mais qu'il est entièrement soluble dans l'acide acétique et qu'une partie de ses éléments — celle à laquelle Tadéi donna plus tard le nom de *Gliadine* — se dissout dans l'alcool.

La meunerie et la boulangerie doivent à Parmentier des améliorations, dont on ne peut aujourd'hui mesurer la portée, qu'en se reportant à l'époque où il écrivait. En préconisant de nouveaux modes de mouture, il a accru d'un tiers, affirment ses contemporains, le rendement des blés en farine ; il a montré tout ce qu'avaient de défectueux les anciens procédés de

panification et a rédigé, à l'adresse des ménagères, de
nombreuses instructions pour obtenir le meilleur pain.

« Quand on veut être essentiellement utile à ses
semblables, écrit-il, il ne suffit pas de leur dire une
fois ce qu'on a vu, ce qu'on a fait et ce qu'il est nécessaire
de faire ; il ne faut jamais se lasser de le leur répéter
sous toutes les formes et par toutes les voies, excepté
par celle de l'autorité. Ce n'est qu'en popularisant les
sciences, qu'on parvient à les rendre utiles. »

Les travaux de Parmentier sur le lait, remplis de
faits bien observés, ont grandement favorisé le développement de la fabrication des fromages. De multiples
expériences, entreprises dans des conditions rigoureusement définies, établissent que, dans le lait, le beurre
va en augmentant, depuis le premier mois qui suit le
part jusqu'au huitième mois, et que c'est vers cette
époque que le lait acquiert toute sa perfection. — Rien
n'est plus variable, dit-il, que la proportion de beurre
que fournit une vache à différentes époques de l'année ;
elle peut osciller entre 17 grammes et 47 grammes par
litre de lait. Elle est, d'autre part, influencée par le
nombre des traites : avec une seule traite, en vingt-
quatre heures, le lait est moins abondant mais plus
riche en beurre ; avec trois traites, la quantité de lait
augmente de 1/7 et le beurre diminue dans le même
rapport. Enfin le lait d'une même traite n'a pas une
composition uniforme ; les dernières parties sont trois
fois plus nourrissantes que les premières. Il en résulte,
ajoute Parmentier, que les chèvres et les ânesses que
l'on voit traire à domicile dans les villes, apportent aux
consommateurs, presque toujours des malades ou des

eñfants, des laits bien différents. — Partant de ses expériences, il recommande de fractionner les traites pour
préparer des beurres et des fromages de choix. Il
recommande également, pour écrémer le lait, d'employer des vases en grès, non vernissés, très propres,
larges et peu profonds et d'opérer dans des locaux
dont la température doit être comprise entre 10° et 13°.
La pratique a prouvé depuis que ce sont, en effet, les
meilleures conditions pour obtenir l'épuisement maximum du lait.

Les dernières années de Parmentier ont été consa-
crées à l'étude des matières sucrées. Il avait obtenu du
gouvernement, pendant le blocus continental, la création de fabriques de sirops et de conserves de raisin,
qui d'ailleurs ne vécurent que quelques années, pour
faire place au sucre de betterave. L'oubli se fit bien vite
sur les efforts réellement extraordinaires qui ont précédé
cette brillante conquête scientifique ; mais si un surcroît de production des vignes obligeait un jour les
viticulteurs — comme on l'a récemment proposé — à
concentrer les moûts pour les conserver et en faire des
vins plus tard, ils retrouveraient encore les plus fruc-
tueux conseils dans les écrits de Parmentier.

Il convient de mentionner aussi, dans ce court exposé,
les recherches spéciales sur les eaux en général, sur la
conservation des grains, des farines, des vins ; sur la
fabrication du pain de munition, du biscuit, des salaisons et sur la préparation économique des soupes de
légumes. On peut dire que la science de l'alimentation,
tant accrue depuis une cinquantaine d'années, a son
origine dans les travaux de Parmentier. C'est un véri-

table chef d'école. Il a publié plus de 14 000 pages. La longue liste de ses publications — le plus éloquent de ses panégyriques — prouve que l'amour du travail s'allia toujours en lui, suivant le témoignage de Cuvier, « à ce beau feu d'humanité dont il a été enflammé durant toute sa vie ».

Le 28 novembre 1899, plusieurs membres du Parlement, avec M. Klotz, député de Montdidier, ville natale de Parmentier et M. Laloge, député de Neuilly, où furent faites les expériences mémorables de la plaine des Sablons, ont pris l'initiative d'un projet de loi tendant à transférer du Père-Lachaise au Panthéon les restes du grand philanthrope. L'œuvre à la fois scientifique et humanitaire de Parmentier justifie cet honneur suprême.

A. Balland.

16 janvier 1902.

LA
CHIMIE ALIMENTAIRE

DANS

L'ŒUVRE DE PARMENTIER

I

BIOGRAPHIE DE PARMENTIER

Les biographies de Parmentier sont très nombreuses. Les plus connues sont celles de Cadet de Gassicourt, Cuvier, Huzard, Laubert, Silvestre, Virey, A. de Falloux. La plus détaillée a été publiée, il y a plusieurs années, par M. Heuzé (1); mais, c'est dans le discours prononcé en 1886 par M. Coulier aux fêtes (2) données en l'honneur de Parmentier par le

(1) Voy. *Bibliographie biographique.*

(2) L'Académie des sciences était représentée à ces fêtes par M. Ad. Chatin : l'Académie de médecine, par M. Bourgoin ; la Société d'agriculture, par M. Heuzé ; la Société de pharmacie, par M. Planchon et l'Association des pharmaciens, par M. Petit.

M. le pharmacien inspecteur Coulier, membre du Conseil de santé des armées, était accompagné d'un officier d'ordonnance du ministre de la guerre et de cinq pharmaciens militaires.

Le ministre de l'agriculture (M. Develle), en réponse à un discours, du maire de Montdidier a prononcé les paroles suivantes :

« Si tous ceux qui voudraient témoigner leur gratitude à votre illustre concitoyen avaient pris rang dans un cortège, vous verriez un nombre plus considérable d'admirateurs que jamais triomphateur n'en a traîné à sa suite. C'est tout un peuple qui viendrait saluer en lui son bienfaiteur.

» La gloire de Parmentier est si haute et si pure qu'incontestablement elle traversera les âges, entourée de la même reconnaissance et du même respect. Cependant, il ne souhaita pas la gloire. Ce fut un homme modeste, plus travailleur encore que savant, et des hautes qualités qui forment le génie, celle qu'il posséda surtout, c'est la ténacité.

» Mais aussi avait-il cette ténacité à un degré extraordinaire ; ni l'hos-

Comice agricole de Montdidier, que l'on trouve l'exposé le plus académique, le plus concis et l'un des plus fidèles de la vie du grand philanthrope.

Nous le reproduisons intégralement, en y ajoutant quelques commentaires.

I. — Discours prononcé à Montdidier, le 26 avril 1886,

par M. Coulier,

représentant le ministre de la guerre.

Messieurs,

C'est au nom du ministre de la guerre et des pharmaciens militaires, que je viens vous adresser quelques mots pour glorifier la mémoire de l'un des plus grands bienfaiteurs de l'humanité.

Cette tâche, à vrai dire, m'intimide un peu. — C'est la grandeur même de celui que nous fêtons, qui m'effraie. — Le monde entier connaît et son nom glorieux et son œuvre bienfaisante. — Sa ville natale, Montdidier, fière à si juste titre de lui avoir donné le jour, sait depuis longtemps quel fut le savant et l'homme de bien auquel elle a dressé une statue. Il m'a semblé que pour justifier la bienveillance que vous m'accordez en ce moment, je pourrais retracer un tableau fidèle, non de ses travaux connus de tous, mais de l'homme lui-même et de son caractère ; de manière à le faire revivre en quelque sorte au milieu de nous par la magie d'un pieux souvenir.

C'est dans ce but que j'ai étudié ses biographies et médité

tilité, ni l'envie, ni la raillerie ne purent mettre obstacle à ses efforts. Il trouva une force invincible dans la passion qui fut en quelque sorte la caractéristique de cette génération de la fin du xviiie siècle, dans l'amour de l'humanité. Plus qu'aucun autre, il éprouva une passion sincère pour l'amélioration du sort de ses semblables et parmi les hommes qui furent animés de ce feu, il n'en est aucun qui ait rendu de plus grand service à la patrie.

» Au nom du gouvernement de la République, je salue la ville qui fut le berceau du bienfaiteur de la France et de l'humanité. »

ses ouvrages, pour faire ressortir les traits saillants de ses travaux, et, à côté du savant, dépeindre l'homme de cœur et le philanthrope.

Parmentier appartenait à une famille bourgeoise, établie depuis longtemps à Montdidier où elle avait rempli des charges municipales. — C'était un enfant du peuple. — La mort prématurée de son père (1) et l'exiguïté de la pension laissée à une veuve et à trois enfants en bas âge, ne permirent pas de lui donner une éducation brillante.. Sa mère lui apprit un peu de latin ; puis, comme il fallait gagner sa vie, il entra comme aide chez un de ses parents, pharmacien à Paris. — C'est alors qu'éclata la guerre de Sept ans. En 1757, il partit pour la guerre de Hanovre. Cette date est chère aux pharmaciens militaires; c'est celle de son entrée dans le corps qu'il devait tant illustrer par ses travaux. Il avait alors vingt ans.

On connaît les péripéties de cette malheureuse guerre qui nous coûta nos plus belles colonies. Parmentier n'y fut pas heureux, car il fut fait cinq fois prisonnier et dépouillé de ses effets. « Ces hussards, disait-il en souriant quelques années après, sont les plus habiles valets de chambre que

(1) Cette version, acceptée par plusieurs biographes (entre autres Cuvier), n'est pas exacte. D'après les *Registres de la paroisse du Saint-Sépulcre de Montdidier*, le père de PARMENTIER, Jean-Baptiste-Augustin (mort en 1788 à soixante-dix-huit ans), fils de Sébastien *Parmentier* et de Françoise *Lefebvre*, marié le 6 juin 1735, avec demoiselle Marie-Euphrosine *Millon*, fille d'Antoine *Millon* et de Suzanne *de Beauvais* (morte en 1776 à soixante-dix ans), aurait eu cinq enfants :

1° Marie-Suzanne, née le 14 avril 1736, mariée à Paris à Jacques Houzeau et morte à Paris en 1810;

2° Antoine-Augustin PARMENTIER, qui survécut à sa sœur et à ses frères, né le 12 août 1737, mort à Paris le 13 décembre 1813;

3° Charles-Nicolas-Sébastien, né le 4 novembre 1739, mort à Montdidier le 26 août 1748.

4° Antoine-Simon, né le 28 octobre 1741.

5° Paul-Luglien, né le 10 janvier 1744, mort à Montdidier le 4 janvier 1749.

Antoine-Simon Parmentier devint receveur des aides à Chaumes-en-Brie et ce fut chez lui que se retira leur père après le décès de sa femme. Il a laissé plusieurs fils, dont l'un, pharmacien militaire, a été assassiné en Espagne en 1808.

D'après M. Heuzé, il existerait encore à Paris et à Châteauroux des descendants d'Antoine-Simon.

je connaisse; ils m'ont déshabillé plus vite que je n'aurais
pu le faire moi-même ; — du reste, ce sont de fort honnêtes
gens ; ils ne m'ont pris que mes habits et mon argent. »

La fortune ne lui fut cependant pas toujours contraire ;
c'est là qu'il fit connaissance de deux hommes dignes de
l'apprécier, ainsi que vous l'allez voir, Chamousset et Bayen :
Chamousset et Bayen, noms peu connus aujourd'hui, sinon
de quelques adeptes, et dignes cependant d'une place dans
nos souvenirs à cause de l'influence qu'ils eurent sur sa
carrière.

Le premier (1) consacra sa fortune aux malades ; il améliore le régime des hôpitaux, crée à ses frais un hôpital
modèle, où, pour la première fois, on n'entasse pas plusieurs
malades dans un même lit. On lui doit l'idée première des
associations de secours mutuels. Il était l'intendant général
des hôpitaux sédentaires de l'armée. C'est de lui que Parmentier disait plus tard : « On aurait pu appeler sa maison
le temple de la bienfaisance. »

Quant à Bayen (2), ce fut un chimiste habile et un
homme intègre dans toute la rigueur du mot. L'histoire n'a
pas été juste envers lui. Il fut le précurseur de Lavoisier et
le père des pharmaciens militaires, qui ne prononcent son
nom qu'avec respect. Un jour, Parmentier, qui commençait
à devenir illustre, est nommé membre du Conseil des médecins et chirurgiens, et se voit ainsi préféré à Bayen, son
maître et son ami. Vous devinez la suite : il refuse. Sans
doute de nos jours, au milieu de l'ardente compétition des
places, on trouverait des traits semblables : celui-ci cepen-

(1) Chamousset (Claude-Humbert Piarron de), né en 1717, mort en 1773.
Maître des comptes à Paris, il consacra sa vie à consoler les infortunés,
créa la *petite poste*. Ses œuvres (*Plan d'une maison d'association pour
les malades, Mémoires sur la conservation des enfants, sur l'emploi des
biens de l'hôpital Saint-Jacques, sur les hôpitaux militaires...*) rassem-
blées après sa mort, forment deux volumes in-8°.

(2) Bayen, pharmacien inspecteur, membre de l'Académie des sciences,
mort en 1798 à soixante-treize ans, a préparé la révolution chimique
accomplie par Lavoisier. La liste de ses travaux a été publiée dans la
Revue scientifique du 26 février 1898.

dant m'a paru digne de vous être rappelé ; c'est un des épisodes du portrait que je m'efforce de tracer.

De pareils hommes étaient faits pour pressentir ce que Parmentier devait être un jour, aussi firent-ils tous leurs efforts pour l'aider et l'encourager.

A la paix de 1763, il rentre à Paris et est admis aux Invalides, d'abord en sous-ordre, puis pharmacien en chef, en 1772, aux appointements de 1 200 livres par an, et avec un logement. C'était l'existence matérielle assurée et la possibilité de travailler sans avoir le souci du pain de chaque jour. Cette position lui créa cependant des difficultés. Il fut dépossédé de son titre au profit de personnes étrangères à nos études (1) ; c'est alors que le roi Louis XV, qui avait de l'esprit à ses heures, déclara que s'il était ministre, jamais pareil fait ne se fût produit : il lui conserva son traitement et son logement, à la condition qu'il ne *s'ingérerait* plus à

(1) En 1772, on reconnut la nécessité de créer à l'Hôtel des Invalides une charge de pharmacien en chef, dont le titulaire devait avoir sur la pharmacie une haute main que n'avaient pas les gagnants-maîtrises.

Un brevet du 18 juillet 1772 conféra cette charge à « Parmentier actuellement apothicaire gagnant-maîtrise, cy-devant apothicaire aide-major dans les armées ». Les religieuses s'émurent de la création de cet emploi qui leur enlevait une partie de leurs attributions et, par suite, de leur importance.

Elles représentèrent qu'il était contraire aux conventions passées entre l'Hôtel et leur ordre en 1676, renouvelées en 1769 et menacèrent de se retirer.

Dans le contrat du 7 mars 1676 passé avec les *filles de la Charité* du faubourg Saint-Lazare pour établir à l'Hôtel des religieuses de leur ordre, il est, en effet, stipulé « qu'elles auront toute la charge des infirmeries dudit Hôtel et le soin des soldats malades ; qu'elles auront le gouvernement entier de l'apothicairerie, composeront les médicaments, drogues, sirops et confitures nécessaires ; et quant aux onguents, si elles ne les savent ou ne les peuvent faire, elles les feront faire par l'apothicaire ou le chirurgien auxquels elles fourniront ce qu'il conviendra pour leur composition ».

Le Conseil d'État dut intervenir ; il déclara, en juillet 1774, que les *filles de la Charité* étaient parfaitement dans leur droit ; l'ordonnance de nomination fut rapportée et le titre dont Parmentier était investi fut supprimé. On lui conserva toutefois le titre de *pensionnaire du roi à l'Hôtel* et l'appartement qu'il y occupait. Il y resta jusqu'à sa nomination au Conseil de santé (1792), malgré le vote de l'Assemblée nationale qui retirait les logements à tous les fonctionnaires des Invalides, « le philanthrope Parmentier », sur la proposition de Rougier de la Bergerie, « ayant été excepté de la mesure » (Hutin).

la pharmacie. C'est de cette période que commencent ses recherches qui vont continuer jusqu'à sa mort, sans repos ni trêve.

Cependant ses relations avec Louis XVI étaient commentées. On l'avait vu à la cour, — le roi avait porté des fleurs de pomme de terre à sa boutonnière, — il n'en fallut pas davantage pour le rendre suspect : lui, l'ami du peuple, le bienfaiteur et le soutien du faible, est obligé de quitter Paris pendant les sombres jours de la Révolution (1).

Heureusement cet exil dura peu. — La Convention (2) lui décernait à quelque temps de là une couronne civique et lui confiait, en qualité de pharmacien inspecteur, la réorganisation de la pharmacie militaire (problème difficile, sans doute, car il ne paraît pas encore résolu) — et la surveillance générale des approvisionnements de nos armées. A partir de ce moment, ses travaux ne sont plus interrompus.

Ses œuvres comprennent plus de cent mémoires, traités, travaux divers, traités originaux, traductions, etc., dont

(1) Ayant été décrété d'arrestation, Parmentier allait être incarcéré lorsque Gilbert et Huzard père, membres de la Société d'agriculture, lui firent donner une mission spéciale qui l'envoyait d'urgence dans les départements du centre et du midi (Heuzé).

« La postérité croira difficilement que le citoyen Parmentier, sur le vénérable front duquel il n'est personne qui ne lise que son âme est embellie de toutes les vertus morales et sociales, que toutes les palpitations de son cœur sont des élans d'humanité et de bienfaisance, dont les nombreux écrits ont toujours eu pour objet la prospérité de sa patrie et le bonheur de ses semblables, dont la rare modestie et la candeur, types assurés du vrai savoir et des profondes connaissances, attestent plus ce qu'il est que ce qu'il paraît être; la postérité, dis-je, croira difficilement que ce vrai républicain n'a échappé ni aux persécutions, ni aux proscriptions dans les moments dont chacun de vous voudrait effacer le douloureux souvenir, où les talents et les vertus étaient des crimes » (Lefebvre, *Compte rendu des trav. de la Société d'agriculture de Paris*, du 31 mai 1788 au 30 septembre 1793. Paris, 1799, in-8°).

(2) Par décret du 27 germinal an III (16 mai 1795), « la Convention nationale, après avoir entendu les comités d'instruction publique et des finances, accordait une gratification de *trois mille livres* à Parmentier à prendre sur les trois cent mille livres destinées par le décret du 17 vendémiaire (8 oct. 1794) à des gratifications extraordinaires en faveur des savants et artistes ».

La couronne civique lui fut décernée par le Lycée des arts, le 7 juillet 1793 (Voy. *Bibliographie biographique*).

M. Balland, pharmacien militaire, a donné une nomenclature complète (1). Il eut pour principaux collaborateurs : Cadet de Vaux, Deyeux, Pelletier, Chaptal, Rozier et Dussieux.

Outre les mémoires qu'il publiait sans cesse, il avait un service très actif (2). A cette époque, le Conseil de santé était chargé des détails et de l'ensemble du service de santé de terre et de mer, et de tout ce qui avait rapport, non seulement aux maladies à prévenir et à traiter, mais encore au choix et à la direction des officiers de santé des deux services. Vous voyez que ces travaux exigeaient une grande activité et beaucoup de tact.

Lorsqu'on parcourt cette longue liste, on est frappé par la convergence de tous ses efforts vers un seul et même but : l'utilité pratique (3). Il y a toujours une même morale qui ressort de ses écrits : servir les hommes, — surtout les pauvres et les faibles. Il avait adopté pour devise :

Nisi utile est quod facimus, stulta est gloria.

(1) In *Travaux scientifiques des pharmaciens militaires français,* Paris, 1882.

La bibliographie des écrits de Parmentier, que l'on trouvera plus loin est beaucoup plus complète que celle qui a été donnée dans cet ouvrage.

De toutes les bibliothèques publiques de Paris, celle de l'École de pharmacie possède actuellement le plus grand nombre des publications de Parmentier, grâce au zèle éclairé du bibliothécaire, M. le Dr Dorveaux, qui ne laisse passer aucune occasion de se procurer les œuvres de nos anciens pharmaciens.

(2) « Il s'étudiait à former l'esprit et le cœur de ses collaborateurs, par ses lumières et ses conseils; il leur inspirait l'amour de leur état et de leurs devoirs; dans les hôpitaux sédentaires, il occupait à des travaux utiles et instructifs ceux qui en faisaient partie et, malgré les mouvements rapides des troupes et les soins qu'exigeait un service hérissé de difficultés de toute espèce, ceux qui suivaient les armées trouvaient, dans leurs moments de repos, par suite de la direction qu'ils recevaient de leur chef, le temps de s'instruire et d'étudier les bonnes institutions des pays qu'ils traversaient. Établir l'ordre et l'harmonie dans toutes les parties du service, propager les connaissances, entretenir l'émulation par des récompenses justes et par une correspondance amicale qui flattait singulièrement ceux qui parvenaient à s'en rendre dignes, c'est vers ce but que se dirigèrent tous les efforts de Parmentier, depuis sa nomination au Conseil de santé jusqu'à la fin de ses jours. » (Laubert.)

(3) « L'utilité publique était l'unique but de ses écrits; c'est pour y parvenir qu'il reproduisait sous mille formes les mêmes instructions, afin de les faire goûter de tous les esprits, afin de les inculquer dans les intelligences les plus bornées, afin de les populariser. » (Virey.)

Ce qui frappe encore c'est l'admirable bon sens de tout ce qu'il dit ; — on n'a vraiment qu'à être convaincu et à partager son avis. S'agit-il des écoles, par exemple (1) : il verrait avec plaisir que chacune des parties de l'art de guérir fût enseignée par un professeur qui en avait fait une étude particulière. — « Soyons, dit-il, médecins, ou chirurgiens, ou pharmaciens ; mais n'ayons pas l'orgueil de vouloir exercer les trois parties de l'art de guérir ; ce serait nous condamner à une triple médiocrité. »

Au-dessus de ses qualités maîtresses, son inépuisable bonté paraissait dominer tout le reste. Il était ingénieux pour faire du bien aux gens, malgré eux. L'histoire de son champ de pommes de terre aux Sablons est connue du monde entier. Jamais, ni avant ni après Parmentier, champ n'a été gardé de la sorte et vous pouvez juger de la légitime stupéfaction des gardiens qui venaient chaque matin lui faire un rapport sur les déprédations de la nuit passée et qui le voyaient d'autant plus joyeux que le pillage était plus complet.

Il avait une manière particulière de rendre service. D'abord il désespérait le solliciteur, témoignant par un chagrin amer sa crainte de ne pouvoir pas réussir : — on s'en allait désolé — le bon Parmentier prenait aussitôt l'affaire à cœur, il obsédait les ministres, les grands ; obtenait souvent et, plein de joie, mais grondant encore, il apportait lui-même le brevet, la décision favorable qu'on avait demandés. On se croyait très reconnaissant envers lui ; — point du tout — c'était lui-même l'obligé et jamais personne n'aima plus que lui ceux dont il était le bienfaiteur.

J'ai retracé devant vous, il y a quelques instants, l'étendue de sa tâche ; eh bien, elle ne lui suffisait pas : il s'occupait encore de soupes économiques, il propageait la vaccine (2),

----

(1) Allusion discrète — comme plus haut — à la dernière loi sur l'administration de l'armée qui a fait disparaître, au profit des médecins, l'égalité séculaire qui existait, dans l'armée, entre médecins et pharmaciens.

(2) Les premières expériences de vaccination ont été faites chez Parmentier (Huzard). Voy. *Bibliographie*, n° 103.

il organisait la pharmacie centrale des hôpitaux de Paris;
il rédigeait le Codex et le formulaire des hôpitaux militaires;
l'hospice des Ménages (1) était sous sa direction particulière,
et il donnait l'attention la plus minutieuse à tout ce qui
pouvait adoucir le sort des huit cents vieillards des deux
sexes qui le composaient.

« En un mot, dit Cuvier, partout où l'on pouvait travailler beaucoup, rendre de grands services et ne rien
recevoir ; partout où l'on se réunissait pour faire le bien, il
accourait le premier et l'on pouvait être sûr de disposer de
son temps, de sa plume et au besoin de sa fortune. »

Sa fortune cependant ne devait pas être bien considérable.
La bienfaisance a pour trait de haute noblesse de ne corres-
pondre à aucun salaire. Le métier d'homme vertueux sera
toujours un pauvre métier et nul ne sera tenté de l'embrasser
par l'espoir des profits qu'on en retire. D'ailleurs, les préoc-
cupations pécuniaires ne trouvaient pas de place dans cette
belle âme toute remplie de bienfaisance. Écoutez ces
paroles :

« Je ne suis dans aucune entreprise et ne fais aucun commerce; je ne sollicite ni place ni pension; je n'ai point
d'hypothèse à établir ou à défendre : ayant entrevu une
vérité précieuse, j'ai tâché de l'appliquer à nos premiers
besoins. » Il s'agissait de sa plus utile découverte.

A sa mort, il légua à ses collaborateurs du *Bulletin de
pharmacie,* un ouvrage à leur choix, de médecine, chimie
ou histoire naturelle « pourvu », ajoute-t-il, « qu'il n'excède
pas huit volumes ». C'était un souvenir de ce qu'il avait de
plus précieux, ses livres, qu'il donnait à ses amis.

Parmentier ne fut jamais marié. Il vivait avec sa sœur, qui
le secondait dans ses travaux de bienfaisance et qui le pré-
céda dans la tombe. Cette séparation assombrit ses derniers

____

(1) Fondé en 1497, sous le nom d'*hôpital des Petites-Maisons* ; a été,
en 1801, spécialement affecté à de vieux ménages et à des veufs ou
veuves ayant au moins soixante ans.

L'hospice des Ménages, qui était primitivement rue de la Chaise, a
été transféré à Issy; il possède plus de treize cents lits.

jours sans altérer en rien son caractère et sans arrêter ses travaux.

« Une longue et continuelle habitude de s'occuper du bien des hommes, dit Cuvier, avait fini par s'empreindre jusque dans son air extérieur ; on aurait cru voir en lui la bonté personnifiée. Une taille élevée et restée droite jusqu'à ses derniers jours, une figure pleine d'aménité, un regard à la fois noble et doux, de beaux cheveux blancs comme la neige, semblaient faire de ce respectable vieillard l'image de la bonté et de la vertu. Sa physionomie plaisait surtout par ce sentiment de bonheur né du bien qu'il avait fait. »

La reconnaissance publique ne lui a point fait défaut. Sa ville natale, fière de son enfant, a élevé un monument à sa mémoire (1). Le Val-de-Grâce possède de lui un buste (2). L'École de pharmacie de Paris, jalouse de rappeler à ses élèves celui qui aimait tant la jeunesse studieuse, lui a dressé une statue en bronze (3), ainsi qu'à Vauquelin. Son portrait (4) se trouve également dans la salle des actes de l'École : il a été reproduit et popularisé par la lithographie.

Enfin cet homme de bien repose au Père-Lachaise, à quelques pas de La Fontaine et de Molière, dans un tombeau que ses amis ont voulu lui élever. Ce tombeau est fidèlement reproduit au trait dans le deuxième volume du *Journal de pharmacie* (5). Il est entouré d'un petit jardi-

(1) En 1848.
(2) Le buste original de Coasnon a été déposé au Louvre en 1814.
(3) En 1869.
(4) Peint par Dumont et gravé par Dutillois.
Il existe aussi, à l'effigie de Parmentier, une médaille de Dubois frappée à la Monnaie en 1843.
Plusieurs villes (Paris, Amiens, Montdidier, Neuilly...) ont donné le nom de Parmentier à des rues, des places ou des avenues. L'avenue Parmentier, à Paris, traverse le quartier qu'il a habité et où il est mort. Une commune du département d'Oran porte le nom de *Parmentier* depuis 1886.
Enfin, la ville de Neuilly lui a élevé une statue, en 1888, et elle a placé dans ses armes *trois fleurs de pomme de terre*, pour rappeler les expériences de la plaine des Sablons.
(5) Le tombeau de Parmentier dû à l'architecte Périer de Latour est

net tout fleuri : on sent qu'une main pieuse a passé par là.

Son nom ne pouvait être oublié dans une fête de l'agriculture, et l'hommage qui lui est rendu en ce moment par cette assemblée qui compte des noms illustres, par cette assemblée si digne d'apprécier un homme de bien, serait à ses yeux, s'il pouvait nous entendre, une récompense bien douce, mais non prévue ; car, de son vivant, il était le seul à ignorer sa propre grandeur.

II. — Extrait du registre aux actes de baptêmes, mariages et sépultures de la paroisse du Saint-Sépulcre de Montdidier pour l'année mil sept cent trente-sept.

Antoine-Augustin, fils de Jean-Baptiste-Augustin Parmentier et de Marie-Euphrosine Millon, ses père et mère,

formé par un sarcophage, surmonté par un entablement et par un chapiteau d'ordre composite, soutenu par quatre colonnes d'ordre toscan. Ce tombeau, haut de deux mètres, est porté sur une marche et environné d'une grille de fer à hauteur d'appui.

La face principale offre un bas-relief représentant une charrue, des épis de blé et de maïs. Au-dessus du bas-relief, en médaillon, est le buste de Parmentier, fondu en alliage fusible de Darcet. Au-dessous est une lampe sépulcrale.

La face opposée est composée d'un bas-relief représentant un appareil distillatoire, un cep de vigne et une corbeille remplie de pommes de terre. Au-dessous, est sculpté le chiffre de *Parmentier*.

Dans la base et sur les quatre faces sont deux vases lacrymatoires. Sur l'un des côtés se voit un flambeau renversé avec cette inscription :

ICI REPOSE

ANTOINE-AUGUSTIN PARMENTIER

PHARMACIEN,

MEMBRE DE L'INSTITUT DE FRANCE,

DU CONSEIL GÉNÉRAL DES HOSPICES CIVILS DE PARIS,

L'UN DES INSPECTEURS GÉNÉRAUX DU SERVICE DE SANTÉ DES ARMÉES,

OFFICIER DE LA LÉGION D'HONNEUR, ETC.

NÉ A MONTDIDIER EN 1737.

MORT A PARIS

EN 1813.

Sur l'autre petit côté est un sablier ailé, avec l'inscription suivante

MONUMENT

ÉLEVÉ A LA MÉMOIRE

D'ANTOINE-AUGUSTIN PARMENTIER,

PAR LES PHARMACIENS CIVILS ET MILITAIRES DE FRANCE,

SES ÉLÈVES, SES AMIS, SES COLLÈGUES.

(*Journal de pharmacie* de 1815, p. 526).

de légitime mariage nacquit le douze aoust mil sept cent
trente-sept et fut baptisé le même jour ; son parrain Antoine Millon, sa marraine Marie Pillon de la Tour, lesquels
ont signé ce présent acte avec nous prêtre curé du Saint-
Sépulcre de Montdidier, ledit jour et an que dessus.

Signé : Millon, Marie Pillon et d'Augy.

III. — Titres militaires et professionnels de Parmentier.

Sous-aide-pharmacien à l'armée d'Allemagne, en 1757.

Aide-major en 1760 à l'armée d'Allemagne, puis aux Invalides (1766).

Pharmacien en chef aux Invalides (1772), puis aux hôpitaux de la division cantonnée au Havre et en Bretagne pendant les guerres avec l'Angleterre (1779-1781).

Pharmacien en chef de l'armée qui opère contre Genève,
en 1782.

Adjoint au Conseil de santé (1782 à 1792) « pour seconder
Bayen dans les fonctions actives que son âge ne lui permet-
trait pas de remplir ».

Pharmacien inspecteur, premier pharmacien des armées,
membre du Conseil de santé, de 1792 jusqu'à sa mort.

Maître en pharmacie, 1774.

Membre du Collège de pharmacie (1).

Membre des Académies des sciences, belles-lettres et arts
d'Amiens, Besançon, Dijon, Lyon, Rouen...

Honoraire de la Société économique de Berne.

Censeur royal, 1779 (2).

---

(1) Le *Collège de pharmacie*, précurseur de l'*École de pharmacie* et
de la *Société de pharmacie*, fut organisé, en 1777, rue de l'Arbalète.
Parmentier y fut nommé, dès le début, démonstrateur (professeur)
d'histoire naturelle.

(2) Voici, d'après les *États de médecine, chirurgie et pharmacie en
Europe pour l'année 1776*, p. 196-199, quelques renseignements sur les
attributions généralement peu connues des censeurs royaux.

Les universités, comme les premiers censeurs de toute doctrine, ont

Professeur à l'École de boulangerie et membre du conseil d'administration de cette école, 1780.

eu, de toute ancienneté, inspection sur les livres en tout genre. Avant l'invention de l'imprimerie, les libraires qui faisaient transcrire les manuscrits en apportaient les copies aux commissaires nommés par la Faculté qui avait pour objet la science dont leurs livres traitaient ; après cette époque, elles ont continué d'avoir inspection sur les imprimeurs et les libraires, et ce n'était qu'après qu'elles avaient donné leur approbation sur les manuscrits qu'on obtenait le privilège de les faire imprimer.

Ceux qui sont chargés de l'examen des ouvrages ne doivent rien laisser passer contre la religion, les mœurs, le roi, ni l'État, ni souffrir aucunes personnalités ; les censeurs en médecine ont un soin de plus, celui d'examiner la doctrine, d'autant que des principes faux peuvent, au dépens de la vie des citoyens, induire en erreur ceux qui les adopteraient. Dans différents temps, il y a eu des auteurs qui ont voulu se soustraire à cette censure et qui ont fait imprimer sans approbation : un grand nombre d'arrêts les ont ramenés au devoir. Le 1er juillet 1542, un arrêt du Parlement, à l'occasion d'un livre de religion, intitulé : *Institutio religionis christianæ, Authore Calvino*, défendit d'imprimer et de vendre aucuns livres, non approuvés.

Par un autre arrêt du 15 juillet 1575, le Parlement confirma la censure des livres en médecine et en chirurgie aux docteurs de la Faculté de médecine. Ce fut un ouvrage qu'Ambroise Paré, premier chirurgien du roi, imprima sans son attache, qui y donna lieu. Le 16 janvier 1578, il sortit encore un autre arrêt du Parlement, qui, en confirmant les précédents, permit aux docteurs de la Faculté de médecine de faire saisir les livres qu'elle n'aurait point approuvés.

Le 19 mars 1619, le Parlement, par un arrêt, confirma la saisie d'un livre composé par Jean Launay, chirurgien de Paris, et imprimé sans le visa de la Faculté de médecine et défendit audit Launay de prendre à l'avenir la qualité de maître de la Faculté de chirurgie. Par une sentence de M. le prévôt de Paris, en date du 23 août 1672, il fut ordonné que la Faculté de médecine examinerait un livre intitulé les *Fleurs d'Hippocrate*, composé par Jean Michault, chirurgien, imprimé sans approbation et saisi par elle, auparavant de faire droit : et par une seconde sentence du 8 novembre 1672, la saisie fut décidée bonne et valable, attendu que l'ouvrage péchait contre les mœurs et contre les principes de la saine doctrine.

Louis XV a changé cet ordre : quelques plaintes et de la part des auteurs et de la part des imprimeurs et libraires, y a donné lieu ; l'humeur, la cabale, disait-on, influaient sur la censure des livres ; les manuscrits étaient gardés trop longtemps, les censeurs exerçaient un despotisme illimité : enfin la sagesse du monarque jugea à propos de confier l'examen des livres à des censeurs choisis par son chancelier et c'est d'après leur approbation que l'on obtient en chancellerie le privilège de faire imprimer. On n'a plus affaire qu'à un seul homme ; il est des censeurs pour chaque science. D'abord les médecins furent admis seuls à l'emploi de censeurs pour les livres de médecine, de chirurgie et de pharmacie ; dans ces derniers temps, on leur a joint des chirurgiens et des apothicaires ; mais il est à remarquer que le directeur de la librairie envoie indistinctement à un censeur médecin des livres de médecine,

Membre de la Société d'agriculture, 1785 (1)
Membre de l'Académie des sciences, 1795.
Président du Comité général de bienfaisance, 1800.

de chirurgie et de pharmacie et qu'il ne commet jamais un chirurgien ou un apothicaire qu'à l'examen d'un ouvrage de chirurgie ou de pharmacie.

Bien des personnes seront charmées de trouver ici la manière de se conduire lorsqu'on veut faire approuver un manuscrit. M. le lieutenant de police est directeur de la librairie ; à cet effet, il tient bureau toutes les semaines, le jeudi au soir depuis cinq heures jusqu'à neuf ; il entend les plaintes et décide les affaires de librairie. On porte ou on envoie son manuscrit chez ce magistrat ; M. Gaillard, l'un des quarante de l'Académie française et secrétaire de la librairie, l'enregistre ; il présente un mandat à M. le lieutenant de police qui le signe et le remplit au nom d'un censeur ; ou M. Gaillard le charge du soin de lui envoyer le manuscrit, ou il le remet à l'auteur pour le lui porter lui-même. Le censeur garde l'ouvrage plus ou moins de temps, selon qu'il est volumineux ; mais le laps de temps est toujours très court : quand il est approuvé, le censeur le rend à l'auteur ou le renvoie au bureau de la librairie, et quinze jours ou trois semaines après (le sceau se tient tous les quinze jours, les mercredis), on a la permission d'imprimer.

Les personnes qui résident en province, peuvent envoyer directement leurs manuscrits à M. le lieutenant général de police : on peut de même les adresser à M. Gaillard, rue du Cimetière-Saint-André-des-Arts : mais celui-ci n'a pas ses ports francs.

Il y a trois sortes de permissions de faire imprimer : les permissions tacites, les permissions du sceau et les privilèges.

Une permission tacite ne coûte rien, mais avec cette permission, on ne peut imprimer l'approbation du censeur, ni mettre au frontispice, *à Paris* (c'est ainsi que quelques ouvrages de Parmentier imprimés à Paris portent les mentions *à Bastia, à Londres*). On met seulement par exemple, *à Londres et se trouve à Paris chez.....* Tout imprimeur est libre de contrefaire l'ouvrage ; on ne peut en faire de *prospectus*, ni le faire placarder aux coins des rues.

La permission du sceau coûte 7 livres 2 sols, elle est pour trois années ; on met au frontispice *à Paris*, on imprime l'approbation du censeur et la permission : aucun imprimeur n'en peut faire de contrefaction, sans encourir la rigueur des ordonnances, pendant l'espace de trois années ; on a le droit de distribuer des *prospectus* et de faire afficher.

Le privilège ne diffère en rien de la permission du sceau, si ce n'est qu'il est pour six années et qu'il coûte 32 livres.

M. le lieutenant de police, par sa place, et non comme directeur de la librairie, permet d'imprimer tous les *placards, affiches, prospectus* et autres choses qui ne passent pas une feuille d'impression ; dans ce cas, on porte deux copies de ce qu'on désire faire imprimer, au bureau de M. Naugaret, à l'hôtel de la police ; il les envoie à M. de Crébillon, censeur de la police, et fait signer la permission d'imprimer, d'après l'approbation, par M. le lieutenant de police : on met *Paris* au frontispice, on fait faire *prospectus* et affiches.

(1) Lorsqu'il fut question, après le traité d'Amiens (1802) « de reprendre les relations amicales avec les savants anglais », la Société d'agriculture se fit représenter à Londres par Parmentier et Huzard.

Membre fondateur de la Société d'encouragement pour l'industrie nationale, 1801.

Vice-président de la Société philanthropique, 1804.

Membre du Conseil de salubrité du département de la Seine (1).

Membre du conseil général d'administration des hôpitaux et secours.

Membre du jury d'instruction de l'École vétérinaire d'Alfort.

Officier de la Légion d'honneur (2).

IV. — Extrait du registre pour la compagnie des marchands apoticaires-épiciers servant aux immatricules, examens et chefs d'œuvre des aspirants à la marchandise et maitrise de l'apoticairerie de Paris, 1750 à 1775 (*Archives de l'École de pharmacie de Paris*, volume XXIII).

Du samedi 28 mai 1774.

« M. Jacques-François de Machy, (3) notre confrère est

(1) Créé le 18 messidor an X (7 juillet 1802). Le Conseil de salubrité fut d'abord composé de quatre membres (Parmentier, Deyeux, Huzard et Cadet de Gassicourt), puis il fut porté successivement à cinq en 1803, à sept en 1807, à huit en 1810, à douze en 1828, à quinze en 1851, à vingt et un en 1861 et à vingt-quatre en 1878. Parmentier l'a présidé pendant dix ans (1802-1812). « Il y fit preuve de tant d'activité et de zèle qu'il est permis de dire qu'il fut le véritable fondateur d'une assemblée qui devait, par la suite, exercer une si utile influence et rendre au pays tant d'inappréciables services (Drujon, *Rapport sur les trav. du Conseil d'hygiène publique et de salubrité du département de la Seine*, Paris, 1897.

(2) Quelques biographes ont avancé que Parmentier, était *baron de l'Empire*, comme ses collègues du Conseil de santé, les inspecteurs généraux Desgenettes, Larrey et Percy. Ils ont oublié que Parmentier était très indépendant. « Son indépendance d'esprit était proverbiale » a écrit M. Heuzé. « Nous l'avons vu, dans les dernières années de sa vie, dit Cuvier, déplorant amèrement l'abandon où un gouvernement occupé de conquérir et non de conserver laissait les asiles des victimes de la guerre. »

(3) Demachy (1728-1803) a publié plusieurs ouvrages de chimie ou de pharmacie et de nombreux articles littéraires dans différents journaux. La bibliothèque de l'École de pharmacie possède, de Demachy, quatre

venu en qualité de conducteur (1) nous présenter M. Jean-Antoine-Augustin Parmentier (2), apoticaire-major de l'hôtel royal des Invalides, et cy-devant apoticaire gagnant-maîtrise au dit hôtel (3), ainsi qu'il appert par le certificat en bonne forme de six années d'exercice dans ledit hôtel, signé par M. de Monteynard ministre de la guerre, et nous avons en conséquence immatriculé ledit sieur Parmentier, lequel nous a remis à l'instant par forme de présent la somme de cent livres pour contribuer aux dépenses annuelles de notre jardin et laboratoire ; et nous avons donné au dit aspirant pour tablette à faire, celle de cannelle et qu'il fera en présence de tous les maîtres et de la Faculté de médecine à ce dûment appelés, samedi prochain, quatre juin, et ont signé avec nous. »

PARMENTIER, DEMACHY.

V. — Brevet de membre du Conseil de santé des armées.

LIBERTÉ   ÉGALITÉ

AU NOM DU PEUPLE FRANÇAIS,

Brevet de premier pharmacien des armées, membre du Conseil de santé.

Pour le citoyen Antoine-Augustin Parmentier, né le 12 août 1737 :

gros recueils manuscrits de poésies (contes, fables, chansons, charades, élégies, épigrammes, épîtres...). Nous y relevons les vers suivants :

A Parmentier,

Jean, dit-on, fut un bon apôtre,
Augustin, un savant docteur.
Par ton esprit et par le cœur,
Te voilà digne élève et de l'un et de l'autre.

(1) Le maître-apothicaire qui assistait le candidat dans toutes ses épreuves.

(2) On remarquera que le prénom de Jean ne se trouve point dans l'acte de baptême de Parmentier.

(3) L'édit du roi « donné à Saint-Germain-en-Laye au mois de mars 1676 » accordait la maîtrise « en la ville et faubourgs de Paris » aux pharmaciens qui « avaient servi à l'Hôtel pendant six années consécutives ». Le certificat de service devait être donné par le ministre de la guerre (Voy. *Recueil des pièces concernant l'Hôtel royal des Invalides*, Paris, Imprimerie royale, 1781).

Élève en pharmacie en mars 1757,

Sous-aide en 1758,

Aide-major en juin 1760, jusqu'à la paix en 1763,

Apothicaire aide-major de l'Hôtel des Invalides, depuis le 1er octobre 1766 jusqu'au 1er octobre 1772,

Apothicaire-major au même Hôtel jusqu'au 1er octobre 1773,

Apothicaire-major des hôpitaux de la division du Havre et de Bretagne, le 6 juin 1779 jusqu'en mai 1781,

Apothicaire-major de l'armée de Genève en 1782,

Adjoint au Conseil de santé depuis 1782 jusqu'en 1792, qu'il a été membre du Conseil du santé, jusqu'à sa suppression le 1er germinal an IV (21 mars 1796).

A cette époque, nommé inspecteur général du service de santé des armées de terre jusqu'au 4 germinal an VIII (25 mars, 1800), qu'il a été nommé membre du Conseil de santé.

CAMPAGNES.

A fait, en Allemagne, les campagnes de 1757, 1758, 1759, 1760, 1761, 1762 et 1763.

Dans les ci-devant provinces de Normandie et Bretagne, les campagnes de 1779, 1780 et 1781.

Celle de Genève en 1782.

Celle de Saint-Omer en 1788.

Et toutes celles de la présente guerre.

Bonaparte, premier consul de la République, prenant une entière confiance dans la capacité et bonne conduite du citoyen Antoine-Augustin Parmentier, l'a nommé à l'emploi de premier pharmacien des armées, membre du Conseil de santé, pour en remplir les fonctions sous les ordres immédiats du ministre de la guerre.

Mande et ordonne aux commissaires ordonnateurs et commissaires des guerres, aux officiers de santé et à tous qu'il appartiendra de le reconnaître et faire reconnaître en ladite qualité.

Donné à Paris, le quatrième jour complémentaire de l'an
VIII de la République (21 septembre 1800).

BONAPARTE.

Pour le premier consul,

Le ministre de la guerre,　　　　*Le secrétaire d'État,*
　CARNOT.　　　　　　　　　HUGUES-B. MARET.

VI. — Billet de faire part du décès de Parmentier (1).

Vous êtes prié d'assister aux convoi, service et enterre-
ment de Monsieur Antoine-Augustin Parmentier, officier de
la Légion d'honneur, membre de l'Institut impérial de
France, l'un des inspecteurs généraux du service de santé
des camps et armées, premier pharmacien des armées,
membre du conseil général d'administration des hôpitaux
et hospices civils de Paris, président du Conseil de salubrité près la préfecture de police, membre de la Société
d'agriculture du département de la Seine, de la Société libre
de pharmacie de Paris, de la Société philanthropique, de
la Société d'encouragement et de plusieurs autres sociétés
savantes, françaises et étrangères, décédé en sa maison, rue
des Amandiers-Popincourt, n° 12, le 17 décembre 1813, qui
se feront mardi 21 dudit mois à dix heures du matin, en
l'église de Sainte-Marguerite, sa paroisse.

De profundis.

De la part de madame veuve Parmentier, sa belle-sœur ;
de messieurs et madame Parmentier, ses neveux et nièce ;
de messieurs Parmentier, ses petits-neveux ; et de monsieur
Laurens-Decourville, avocat, chargé d'une des divisions du
contentieux à la direction générale des mines, son exécu-
teur testamentaire (2).

(1) Ce billet, conservé à la bibliothèque de l'Institut, est à l'adresse de
*Monsieur Huzard, membre de l'Institut, rue de l'Éperon-Saint-André-
des-Arts* et porte le timbre de la poste du 19 décembre 1813.
(2) Dans une lettre circulaire du 20 décembre 1813 (*Bibliothèque d·*

VII. — Appel adressé aux souscripteurs par la ville de Montdidier, en 1844, pour élever une statue à Parmentier (1)

« Pour les âmes élevées et généreuses, les vrais héros de l'humanité, les hommes qui ont le plus de droits à la vénération et aux hommages des peuples, sont ceux dont l'existence a été consacrée à adoucir leurs misères et à leur ouvrir de nouvelles sources de bien-être et de prospérité.

» La ville de Montdidier a donné le jour à l'un de ces hommes dont le passage sur la terre est un bienfait de la Providence.

» L'Allemagne et l'Italie ont rendu justice à notre illustre concitoyen ; elles ont traduit dans leurs langues ses nombreux écrits, tous empreints de la philanthropie la plus ardente et la plus généreuse. La France avait laissé la mémoire de ce savant modeste, sans récompense digne de la grandeur de ses travaux et de leur incalculable importance. Mais, dans ces dernières années, elle s'est réveillée de cette ingrate léthargie : Montdidier a pris l'initiative en votant une somme de deux mille francs pour l'érection

l'Institut, legs Huzard) adressée aux membres de la Société d'agriculture pour leur annoncer la mort de Parmentier, le président de la Société « sénateur-comte François de Neufchâteau » qui avait déjà donné à la pomme de terre, le nom de *parmentière* se proposait de faire donner le nom de *rue Parmentier* à la *rue des Amandiers-Popincourt*. La proposition n'eut pas de suite immédiate ; *l'avenue Parmentier* a été percée bien plus tard. La *rue des Amandiers-Popincourt* a disparu avec le prolongement de la *rue du Chemin-Vert*, mais la maison où est mort Parmentier existe encore au n° 68 de cette rue. Le *Comité des inscriptions parisiennes*, créé en 1879, y a fait poser la plaque suivante, qu'il y aurait lieu de modifier, car Parmentier est né le 12 août et non le 17.

ANTOINE-AUGUSTIN PARMENTIER

AGRONOME

NÉ LE 17 AOUT 1737

A MONTDIDIER EN PICARDIE

EST MORT DANS CETTE MAISON

LE 13 DÉCEMBRE 1813.

(1) Bibliothèque de l'Institut (legs Huzard).

d'une statue en bronze sur l'une de ses places publiques ; le Conseil général du département de la Somme a émis le vote d'une somme pareille.

» Une commission départementale de souscription a été formée à Amiens, par les soins de M. le préfet de la Somme, dans le but de recueillir et de centraliser les offrandes.

» De tous les points du royaume, chacun voudra concourir à cette œuvre de justice et de gratitude nationale. Au nom du pays entier, nous venons donc faire un appel à toutes les classes de la grande famille française, aux sociétés d'agriculture, aux comices agricoles, aux savants, aux guerriers, aux fonctionnaires de tout rang comme aux simples citoyens, à la richesse comme à la médiocrité ; car tous, sans doute, voudront honorer la mémoire de l'homme le plus utile des temps modernes : et alors seront réalisées pour Parmentier ces paroles prophétiques de l'infortuné Louis XVI : *La France vous remerciera un jour d'avoir trouvé le pain des pauvres !* »

II

LA CHIMIE ALIMENTAIRE DANS L'ŒUVRE DE PARMENTIER

I. — Végétaux pouvant servir en temps de disette à la nourriture de l'homme (1).

M. Beccari (2), de l'Académie de Bologne, a découvert dans la farine de froment deux substances bien distinctes,

(1) Voy. *Bibliographie* n° 2.

(2) Beccari, médecin italien né à Bologne en 1682, mort en 1766.

Parmentier a écrit, d'autre part (*Récréations physiques de Model*, t. II. p. 451) :

« M. Beccari fut le premier qui s'aperçut, en 1742, que la farine de froment était composée de deux matières distinctes qu'il a désignées, l'une sous le nom de *substance animale* ou *glutineuse* et l'autre sous le nom de *substance amidonnée* ou *végétale*. Il fit part de ses expériences à l'Académie de Bologne dans un mémoire fort étendu qu'on trouve dans le *Commentarium Bononiense*, t. I, 1re partie, p. 122.

» Voici d'abord la méthode que propose M. Beccari pour avoir à part les deux substances. Il a pris une certaine quantité de farine de froment médiocrement moulue et l'a délayée dans de l'eau très pure : celle-ci s'est chargée de toutes les parties qu'elle pouvait dissoudre ou suspendre, puis il la passa à travers un tamis et ce qui est resté par-dessus ayant été frotté entre les mains, présenta une masse collante et tenace. L'eau qui était laiteuse s'est bientôt éclaircie en déposant à la partie inférieure du vaisseau un sédiment blanc qui est un véritable amidon.

» M. Beccari répéta ses expériences sur plusieurs autres farines telles que celles de fèves, d'orge, etc. Mais il n'y eut que celle de l'épeautre qui lui présenta le même phénomène que la farine de froment. Il parle ensuite des variétés qu'il a rencontrées dans la farine des différents blés par rapport à la proportion de la substance glutineuse et il ne fait pas de difficulté de regarder cette dernière comme la partie principalement nutritive du blé.

» La découverte de M. Beccari semblait presque oubliée lorsque M. Kessel-Meyer reprit la question dans une thèse soutenue à Strasbourg en 1759 : *Dissertatio inauguralis Medica de quorumdam vegetabilium principio nutriente.*

» Ses expériences confirment celles de Beccari. M. Malouin, en 1767

la première qu'il désigne sous le nom de *matière animale*
ou *glutineuse*, la seconde qu'il appelle *amylacée* ou *pâte
végétale*. J'ai pris la résolution d'examiner de mon côté
cette matière glutineuse et voici quels ont été les résultats
de mes expériences.

J'ai pris deux livres de farine de froment dont j'ai fait une
pâte avec suffisante quantité d'eau. Après avoir manié longtemps cette pâte, je l'ai exposée sous le robinet d'une fontaine d'où l'eau ne sortait que goutte à goutte ; en moins
d'une demi-heure, il m'est resté entre les mains une masse
glutineuse et tenace ayant une odeur approchant de celle
du mastic des vitriers. Frottée dans l'eau, elle la troublait
et déposait, à chaque fois, des parcelles de son qu'on distinguait sensiblement à sa surface. Au bout de quelque
temps, elle ne parut plus empêcher la transparence de
l'eau et, dans cet état, elle était élastique, d'une consistance plus solide, jaunâtre et n'adhérant nullement aux
corps mouillés : elle pesait six onces.

L'eau qui avait été employée à séparer la matière glutineuse de la farine de froment, demeura pendant quelque

(*Art du boulanger et du meunier*), ajoute quelques faits nouveaux et
adopte, sans restriction les idées de Beccari et de Kessel-Meyer. Il
propose de retirer la matière glutineuse comme il suit : on fait avec
la farine une pâte qu'on tient entre les deux mains sous le robinet
d'une fontaine d'où découle continuellement un filet d'eau ; on manie
cette pâte tant que l'eau qui tombe dessus en ressorte blanche et fina-
ment la pâte laisse dans les mains une matière collante et fort tenace.

» Au commencement de 1770, M. Touvenel soutint, à Montpellier, une
thèse sur le même sujet : *De Corpore nutritivo et de nutritione, ten-
tamen chimico-médicum.*

» Il adopta le sentiment de ses prédécesseurs relativement à la qualité nutritive de la substance glutineuse. M. Portal de Bellefond, dans
une thèse publiée à Nancy, en 1772 (*Dissertatio chimico-medica de glu-
tinosâ tritici substantiâ*) partage la même opinion, ainsi que M. Rouelle
(Hilaire-Marin, le frère du grand chimiste Guillaume-François Rouelle
qu'il remplaça, en 1770, dans la chaire de chimie du *Jardin du Roi*)
dans le *Journal de medecine* de 1773.

» M. Model (mort à Saint-Pétersbourg, en 1775, à soixante-deux ans)
est le seul qui se soit écarté de l'opinion commune ; dès 1767, il osa
avancer que la substance glutineuse du froment était moins nutritive que
l'amidon : j'embrassai bientôt son opinion. »

temps laiteuse, puis elle s'éclaircit insensiblement en déposant un sédiment blanc semblable à un véritable amidon. Comme je n'avais pas assez de matière élastique pour la soumettre à quelques essais, le hasard fit qu'au lieu de me servir de la même farine, j'en pris une qui était moins blanche et avec laquelle on fait le pain de munition pour les soldats. Cette farine traitée de la même manière, et en même quantité, me donna trois onces de substance glutineuse de plus que la première ; et l'expérience répétée à différentes fois sur l'une et sur l'autre farine m'a toujours présenté la même différence en poids (1).

J'ai voulu voir en conséquence si plus une farine contenait de son, plus elle fournissait de matière élastique : j'ai pris une livre de chacune des quatre farines connues dans la boulangerie sous les noms de *farine blanche*, *bis-blanche*, *gruau blanc*, *gros gruau* ou *gruau bis*. Je les ai traitées séparément et suivant la méthode indiquée ci-dessus. La quantité de matière glutineuse que j'ai obtenue a toujours été relative à la couleur de la farine, en sorte que la plus bise m'en a donné près de six onces par livre tandis que la plus blanche au contraire en avait à peine trois onces (2).

Il en résulterait, d'après l'idée qu'on s'est formée de cette matière glutineuse, que le pain le plus bis, c'est-à-dire celui qui contiendrait une plus grande quantité de son, devrait être le plus nourrissant : or c'est tout le contraire, car on sait que le pain bis nourrit beaucoup moins que le bla nc (3.

(1) La farine pour pain de munition contenait donc 9 onces de gluten pour 2 livres ou 32 onces de farine, soit 28,4 p. 100, alors que la première n'en renfermait que 19 p. 100. En opérant, comme on le fait aujourd'hui, sur des quantités de farine bien moins considérables, on obtient des résultats plus rigoureux.

(2) Soit 18,75 p. 100 de gluten humide dans la farine la plus blanche et 37,5 p. 100 dans la farine la plus bise.

(3) Beccari, comme on l'a vu à la note 2, de la page 21, pensait que le gluten était, par excellence, la matière nutritive du blé. Pour Parmentier,

Mais continuons notre examen. J'ai mis une livre de substance glutineuse sur plusieurs assiettes que j'ai exposées à une chaleur très modérée ; elle s'est d'abord aplatie, puis tuméfiée et desséchée, dans l'espace de trois jours, au point d'être cassante, ayant la figure à peu près d'une corne transparente. Dans cet état, elle avait perdu les deux tiers de son poids et plus. Je l'ai pulvérisée et à l'aide d'un peu d'eau et de la trituration, elle a repris sa forme glutineuse et élastique, sa couleur et son premier poids...

Comme la substance amylacée se trouve ailleurs que dans les graminées et les légumineuses, j'ai voulu savoir d'abord si elle existait dans les racines qui passent pour être très alimentaires ; ensuite en quelle proportion elle s'y trouvait et enfin si sa nature était la même que celle de l'amidon de blé. En conséquence, j'ai pris pour essai les pommes de terre; j'en ai divisé vingt livres à l'aide d'une râpe de fer blanc et j'en ai enfermé la pulpe dans un sac de toile serré pour les soumettre à la presse. Le suc qui en est sorti était trouble, brun, un peu mucilagineux. Le marc avait perdu la moitié de son poids : je l'ai délayé dans l'eau en le frottant avec les mains, l'eau est devenue bientôt laiteuse. Je l'ai passée à travers un tamis dans une terrine remplie à moitié d'eau et j'ai obtenu par le repos et par la décantation une fécule d'abord un peu grise, mais qui, étant desséchée à une très douce chaleur, est devenue très blanche ; elle pesait près de trois livres (1).

J'ai fait beaucoup d'autres expériences pour m'assurer de l'identité de la fécule des pommes de terre avec l'amidon, et

c'était l'amidon et c'est d'après cette hypothèse qu'ont été dirigées les recherches exposées dans ce mémoire. En admettant que l'amidon était plus nourrissant que le gluten, Parmentier était naturellement conduit à supposer que le pain fabriqué avec les farines qu'il avait reconnues être les plus pauvres en gluten et par suite les plus riches en amidon, était plus nutritif que le pain bis. Il reviendra plus tard sur cette opinion (Voy. p. 60).

(1) Soit 15 grammes d'amidon pour 100 grammes de pommes de terre. En opérant en grand, on en retire aujourd'hui de 18 à 20 p. 100.

j'ai toujours reconnu qu'elle lui ressemblait entièrement. Elle en a la blancheur, la finesse et le toucher ; elle se dissout dans l'eau bouillante et prend en refroidissant une forme gélatineuse, appelée vulgairement *empois*...

* *

L'aliment principal de l'homme, celui qui fait la base de la nourriture de tous les peuples de la terre, est farineux ; c'est donc parmi les plantes contenant de l'amidon qu'il faut chercher des ressources pour suppléer à la disette des grains.

Je proposerai le *marron d'Inde*, le *gland*, les *racines de bryone*, d'*iris*, de *glaïeul*, de *chiendent*...

[Suit une longue énumération des produits proposés par l'auteur : nous ne parlerons que des deux premiers ; nous retrouverons les autres plus loin (p. 159)].

Le marronnier d'Inde est un arbre qui n'a guère servi jusqu'à présent qu'à faire l'ornement de nos allées et de nos jardins à cause de l'épaisseur et de l'agrément de son ombrage. L'époque de sa culture en France n'est pas encore bien ancienne. Le premier marronnier d'Inde fut planté au Jardin de Soubise, le second au Jardin du roi en 1656 et le troisième au Luxembourg (1).

(1) *L'hôtel de Soubise*, dont le jardin était ouvert au public, est aujourd'hui occupé par les *Archives nationales*. Le *Jardin du Roi*, ancien *Jardin des plantes médicinales*, est devenu le *Museum d'histoire naturelle* par décret de la Convention du 10 juin 1793.

Voici une note sur le *Jardin royal des Plantes* en 1776, extraite des *États de médecine pour l'année 1776*, p. 200 :

« On est redevable de cet établissement aux remontrances et aux pressantes sollicitations de Gui de la Brosse, médecin ordinaire du roi Louis XIII, qui fonda le *Jardin des Plantes* par édit du mois de janvier 1626, registré en Parlement au mois de juillet de la même année. Cependant on trouve dans quelques mémoires particuliers, que Jean Robin avait déjà commencé quelque chose de pareil dans le même lieu (rue Saint-Victor) par les ordres du roi Henri IV et qui ne dura pas longtemps. Louis XIII unit la surintendance à la place de premier médecin ; mais elle en fut séparée par une déclaration du 31 mars 1718, et le titre de *surintendant* fut changé en celui d'*intendant*. En 1732, le roi voulant prendre un soin plus particulier de ce jardin, le mit dans

Que d'essais n'a-t-on pas tentés pour dépouiller le fruit du marronnier d'Inde de son insupportable amertume. Chacun a publié son procédé. M. le président Bon (1), entre autres, propose dans les *Mémoires de l'Académie royale des sciences de Paris* de 1720, de faire macérer, à plusieurs reprises, les marrons d'Inde dans des lessives alcalines et de les faire bouillir ensuite pour en former une espèce de pâte qu'on puisse donner à manger à la volaille. Il paraît que les marrons, dans cet état, ne sont pas une nourriture saine, puisque la proposition est demeurée sans exécution. D'autres, croyant impossible d'enlever l'amertume de ce fruit pour en faire un aliment, se sont efforcés de l'appliquer à divers usages économiques. On a cherché à tirer du marron d'Inde une poudre à poudrer. Un cordonnier en a préparé une colle qu'il a exaltée comme très utile au papetier, au tabletier et au relieur.

le département du secrétaire d'État de sa maison. Depuis, on y a fait des dépenses très considérables, tant pour rassembler de toutes parts un grand nombre de plantes, que pour la construction des serres nécessaires pour les conserver. Il y a quatre professeurs qui font chaque année des cours gratuits de botanique, de chimie et d'anatomie. Le public est averti par des placards que l'on place au coin des rues. Le cours d'anatomie commence ordinairement dans le mois de mars, et le cours d'opérations chirurgicales se fait au mois d'avril. En juin, on ouvre assez communément les cours de chimie et de botanique. Le Jardin est public et il est ouvert tous les jours. Il y a un très beau cabinet d'histoire naturelle qui contient une suite assez complète de coquillages, gommes, résines, sucs des arbres et des plantes ; une collection très nombreuse de pierres fines, de pétrifications, de plantes marines, de curiosités naturelles, enfin, de toute espèce. Ce cabinet est ouvert au public le mardi et le jeudi, hors le temps des vacances.

»Quoique les étudiants en médecine soient obligés, autant pour s'instruire que pour se conformer à l'article 32 de l'édit de 1707, d'assister aux différents cours qui se font au Jardin du Roi, cependant l'assiduité seule qu'ils auraient apportée à ces cours, ainsi que les attestations qu'ils retireraient des professeurs, ne leur serviraient en rien dans les universités où ils désireraient prendre des grades. Il en est de même des leçons qu'ils écouteraient au *Collège royal de France*, où l'on sait que l'on lit et professe, entre autres sciences, la physique, la médecine pratique, la chimie et l'anatomie. Les étrangers, plus faciles que nous sur cet article, reçoivent dans leurs universités, les attestations des professeurs au Collège royal. »

(1) Bon de Saint-Hilaire (1678-1761), président de la chambre des Comptes de Montpellier, a publié divers mémoires sur l'histoire naturelle.

On a encore fait avec les marrons d'Inde des bougies que l'on a d'abord beaucoup vantées ; ces bougies n'étaient que du suif de mouton bien épuré par la substance amylacée du marron. Ce travail occasionnant sur le suif un déchet de plus de moitié, le prix de ces bougies les a bientôt fait abandonner. Un auteur allemand a aussi proposé de faire macérer les marrons râpés dans de l'eau et d'utiliser cette eau pour laver et blanchir les étoffes de laine.

J'ai pu retirer de ce fruit une nourriture saine et sans amertume en opérant comme il suit :

J'ai pris des marrons d'Inde bien dépouillés de leur écorce et de leur membrane intérieure ; je les ai divisés avec une râpe de fer-blanc, et sur les six livres que j'ai ainsi obtenues j'ai ajouté une chopine d'eau, ce qui a formé une pâte d'une consistance molle. J'ai enfermé cette pâte dans un sac de toile que j'ai soumis à la presse ; il en est sorti un suc visqueux, épais, d'un blanc jaunâtre et d'une amertume insupportable. Le marc restant était blanc ; je l'ai délayé dans l'eau en le frottant entre les mains ; j'ai ensuite passé la liqueur laiteuse par un tamis de crin très serré et je l'ai reçue dans un vase où il y avait de l'eau. J'ai obtenu enfin par le repos et par la décantation, une fécule douce au toucher et qui, desséchée à une chaleur médiocre, était blanche, sans odeur et sans saveur, tandis que la partie fibreuse demeurée sur le tamis, conservait opiniâtrement son amertume.

Les glands peuvent servir à la nourriture des hommes ; ils ont été celle de nos premiers pères (1) suivant les histo-

----

(1)   *Quod sol atque imbres dederant, quoa terra crearat*
Sponte sua, satis id placabat pectora donum :
Glandiferas inter curabant corpora quercus
Plerumque ;...
Lucrèce, lib. V.

« Les fruits des chênes sont, suivant les espèces, austères et amers ou doux et agréables à manger. Les premiers ne servent qu'à la reproduction des forêts et à la nourriture des bêtes fauves et des porcs ; les seconds servaient autrefois, avant la culture des céréales, à la nourri-

riens de l'antiquité. Mais il y a grande apparence que les glands dont ils parlent n'étaient nullement ceux qui croissent dans nos forêts.

On fait avec les glands du pain dont on se nourrit dans quelques contrées de l'Afrique et de l'Amérique. On y eut

ture de populations entières, et on les mange encore, bouillis ou grillés, en Grèce, dans l'Asie Mineure, dans les États barbaresques, en Espagne et en Portugal...

» M. Desfontaines a fait connaître le premier le *chêne à glands doux* (*quercus ballota*) qui croît sur les montagnes un peu élevées de l'Atlas. Cet arbre fleurit en mai et les fruits sont mûrs à l'automne; ceux-ci sont fort allongés, d'une saveur douce, analogue à celle de la noisette. Les Arabes mangent beaucoup de ce gland qu'ils nomment *racahout*; ils en préparent une sorte de farine dont ils se nourrissent habituellement: on les fait cuire sous la cendre ou bouillir dans l'eau. Nos soldats ont été souvent trop heureux d'en trouver en Algérie. On mange cuit, lorsqu'il n'est pas encore mûr, le gland du *quercus œgilops*... Les glands du *quercus ilex* sont doux et bons à manger, surtout dans les pays méridionaux. Il en est de même de ceux du *quercus suber* (chêne-liége) et de ceux de plusieurs espèces de l'Amérique, tels que le *quercus alba*, le *quercus montana*, etc. Au Japon, on mange grillé le gland du *quercus cuspidata*. (*Traité de matière médicale* par le docteur S. Dieu, pharmacien-major, professeur à l'hôpital militaire d'instruction de Metz. Metz, 1847, t. III, p. 494-496.) »

On lit dans les *Souvenirs de la guerre d'Espagne* par Fée, ancien pharmacien principal de l'armée. Berger-Levrault, 1856 p. 184:

« Nous étions au bivouac, près de Salamanque (novembre 1812) dans des forêts de chênes à glands doux dont nous mangions les fruits cuits sous la cendre. »

Et aux notes, page 306:

« Desfontaines est le premier botaniste qui ait donné au chêne à glands doux le nom de *quercus ballota*, après avoir vu cet arbre dans l'Atlas et dans diverses autres localités de l'Algérie. Clusius, qui ne l'a pas décrit, paraît cependant l'avoir connu et ce serait son *Ilex major* d'Espagne, dont le fruit est mangeable (*Historia plantarum. 22*).

» Les Algériens le nomment *beliott* et les Espagnols *bellota*; il aurait donc fallu le nommer *quercus bellota* et non *ballota*.

» Cet arbre, commun en Grèce, est peut-être l'ἥμερις de Théophraste, (*Hist*. III, 9).

» C'est ce même arbre dont parle Pline quand il dit: Glandes opes esse, nunc quoque multarum gentium, etiam pace gaudentium constat. Necnon et inopia frugum arefactis molitur farina, spissaturque in panis usum. Quin et hodiaque per Hispanias, secundis mensis glans inseritur. Dulcior eadem in cinere tosta (Lib. XVI, 5). Les glands sont encore de nos jours une richesse pour une multitude de nations, même pendant la paix. Les grains manquent-ils, la farine que fournit le gland, séché et broyé, donne du pain étant pétri. L'Espagne encore aujourd'hui fait paraître des glands au dessert. Cuits sous la cendre, ils ont une saveur plus douce. »

recours en France en 1709 et la consommation en fut même considérable dans plusieurs provinces.

On a encore préparé du pain de gland en Westphalie durant les dernières guerres (guerre de Sept ans) et voici comment on s'y prenait. Après avoir fait bouillir les glands pour les éplucher, on les faisait sécher et on les réduisait en farine : avec cette farine on préparait le pain. Mais je doute que cette préparation fût suffisante pour enlever aux glands toute leur âpreté. Un citoyen de Vienne en Autriche a repris de nouveau ce procédé, mais en ajoutant trois parties de farines de froment et de seigle à une partie de farine de gland. Cet auteur assure que l'on obtient ainsi des pains savoureux et très nourrissants.

J'ai choisi des glands nouveaux et bien mûrs, je les ai épluchés et réduits en pâte avec suffisante quantité d'eau ; j'ai enfermé cette pâte dans un sac de toile forte et très serrée que j'ai soumis à la presse. L'eau qui en est sortie était colorée et chargée de toute l'âpreté et de l'amertume du gland ; le marc restant desséché à une douce chaleur et pulvérisé m'a présenté une poudre douce qui n'avait rien de désagréable. La totalité du gland, à son suc près, peut donc être employée tandis que dans le marron d'Inde la partie amylacée peut seule être utilisée.

Il est aisé de voir, par ce qui précède, que la fécule est réellement une substance distincte dans les végétaux, et qu'elle ne participe en rien aux sucs âcres et vénéneux qu'ils contiennent quelquefois, puisque par la voie simple de l'expression et des lotions, elle se manifeste avec tous les caractères que nous lui connaissons. Elle est sans odeur, sans saveur et sans couleur ; douce et froide au toucher ; elle sèche au soleil et prend aisément l'état pulvérulent. L'eau froide et les liqueurs spiritueuses ne l'attaquent point, elle se dissout dans l'eau bouillante qu'elle obscurcit et prend en se refroidissant une consistance gélatineuse, ayant la couleur d'opale.

Toutes ces propriétés prouvent incontestablement que la fécule est un amidon semblable à celui du blé et que cet amidon est la véritable substance nutritive des végélaux, puisque ceux-ci sont d'autant plus nourrissants qu'ils en contiennent une plus grande quantité et qu'ils le sont d'autant moins que leur partie fibreuse (cellulose) y abonde davantage. C'est cette dernière partie, dont la texture est presque solide, qui résiste aux agents de la digestion et fournit les matières excrémentitielles ; tandis que l'autre, c'est-à-dire la partie amylacée, subit l'action des organes destinés à la faire passer dans le cours de la circulation. On sent donc que malgré les déguisements sans nombre sous lesquels la nature nous offre cette substance amylacée dans les différentes parties des plantes, elle paraît néanmoins toujours homogène dans un même degré d'atténuation. La fécule des racines âcres et vénéneuses, ne diffère pas de celle des racines douces et savoureuses et ni l'une ni l'autre de celle des semences.

Comme j'ai déjà dit que l'amidon ne pouvait se convertir en pain qu'au préalable on y ajoutât une substance mucilagineuse appropriée, qui lui servît en même temps d'excipient et de moteur fermentescible, et que, d'un autre côté, je n'ai en vue, en proposant les nouvelles fécules dont je viens de parler, que de mettre tout à profit dans un temps de famine j'ai cru ne pouvoir mieux faire que de choisir à ces fécules, pour excipient, les pommes de terre qu'on trouve maintenant partout et dont la culture ne saurait être trop multipliée... J'ai délayé dans un peu d'eau chaude la dose ordinaire de levain de froment ; j'y ai ajouté peu à peu quatre onces de fécule de marron d'Inde et pareille quantité de pommes de terre cuites et réduites en pulpe ; j'en ai fait une pâte que j'ai laissée dans un lieu chaud pendant une heure ; je l'ai fait cuire ensuite au four, et j'ai eu un pain doré, levé, blanc et de bonne odeur.

J'ai employé successivement les différentes fécules reti-

rées des plantes dont j'ai parlé et les pains que j'ai obtenus
étaient également bons. Les poudres de gland et de chiendent ont été mises aussi à l'épreuve avec les mêmes doses
de levain et de pommes de terre; mais les pains ne valaient
pas les pains faits avec les fécules; le pain de chiendent
surtout ne pouvait leur être comparé.

Sans attendre la fatale circonstance qui forcerait à mettre
en usage les ressources que je propose, ne serait-il donc
pas possible de les faire servir en tout temps aux choses de
luxe pour lesquelles on sacrifie si souvent les meilleurs
grains? Il est certain que la fécule paraissant être la même
dans les plantes où on la rencontre, pourrait être employée
dans tous les cas où l'amidon du blé est employé.

Je prie mes lecteurs de faire attention que je n'imagine
pas qu'il faille entreprendre la culture ou faire des semis
des plantes que j'indique ; si j'avais à proposer de cultiver
quelques plantes, ce seraient celles qui sont reconnues pour
être les plus salutaires et les plus nourrissantes.

Pour mieux remplir les intentions de l'Académie et seconder plus utilement ses vues patriotiques, j'ai cherché s'il
serait possible de pourvoir à peu de frais à une provision
économique assez durable pour les époques où se manifestent ordinairement les disettes. J'ai pris pour cet effet toutes
les espèces de pains dont il a été fait mention plus haut ; je
les ai coupés par tranches que j'ai mises au four avec la
précaution de ne pas les laisser brûler. Lorsqu'ils ont été
bien séchés, je les ai concassés et réduits en poudre grossière. J'ai exposé de nouveau cette poudre dans le four et
je l'ai retirée au bout d'un petit quart d'heure ; elle avait
perdu plus des deux tiers de son poids. Sa couleur était
agréable et son goût très bon. J'ai mis une once de cette
poudre avec un petit peu de beurre dans un poêlon, j'y ai
ajouté un demi-septier d'eau (1) ; l'eau au premier bouillon

(1) Soit environ un quart de litre d'eau pour 30 grammes de poudre.

a été absorbée et la totalité a pris la forme d'une panade à laquelle il ne manquait que quelques grains de sel pour être très bonne. Cette poudre alimentaire pourrait se conserver pendant des siècles sans altération, pourvu qu'elle fût renfermée dans des tonneaux placés dans un endroit frais, sec et à l'abri des animaux destructeurs.

Pour répondre à la question proposée par l'Académie de Besançon, j'ai recherché quelle pourrait être la partie vraiment nutritive dans les végétaux. Après avoir découvert que c'était la substance amylacée, j'ai examiné les différentes plantes qui contiennent d'une manière plus ou moins enveloppée cette substance. Ce premier pas fait, j'ai procédé à la séparation de cette matière en la privant absolument des sucs et des parenchymes âcres et vénéneux auxquels elle paraissait unie et qui semblaient l'exclure pour jamais de la classe des végétaux nourrissants ; je l'ai associée ensuite avec une substance propre à être convertie en un aliment digestif ; j'ai donc fait du pain de bonne qualité et très nourrissant avec la véritable substance alimentaire de plantes pour la plupart rejetées de la classe des végétaux nutritifs. Je crois ainsi avoir *indiqué les végétaux qui pourraient suppléer, en temps de disette, à ceux que l'on emploie communément à la nourriture des hommes et quelle en doit être la préparation.*

II. — Examen chimique des pommes de terre (1).

L'examen chimique des pommes de terre que je publie aujourd'hui est fait depuis environ deux ans (1771); mon dessein, en m'y livrant, fut de savoir si réellement ces tubercules contenaient quelque principe particulier capable de produire les effets nuisibles dont on les accusait dans plusieurs de nos provinces. C'est le simple examen d'une racine longtemps méprisée sur laquelle il reste encore des préjugés, que je présente; j'aurai rempli mon but si je puis contribuer à les détruire.

*
* *

Je sais qu'on a déjà beaucoup écrit sur la culture et sur les avantages économiques des pommes de terre; mais ce sujet est du nombre de ceux dont on ne saurait trop parler, puisqu'il intéresse la nourriture du peuple, et je ne crois pas qu'il y ait d'objet plus important, plus digne des méditations du philosophe et de la protection du gouvernement.

Les pommes de terre furent désignées pendant longtemps sous les noms de *patates* et de *topinambours*. On les appela aussi *truffes blanches* ou *rouges*, d'après leur couleur.

Les pommes de terre cuisent plus ou moins aisément dans l'eau, suivant leur nature et la dose de l'eau employée. Il est nécessaire qu'il y ait suffisamment d'eau et que l'ébullition ne soit pas trop vive, autrement elles crèvent et perdent beaucoup de leur saveur. Il est encore nécessaire de ne les faire cuire qu'au fur et à mesure que l'on en a besoin, car du jour au lendemain elles se dessèchent et se pèlent difficilement. Cuites en pleine eau et dans un vaisseau ouvert, les pommes de terre ne semblent souffrir aucun déchet. Il n'en est pas de même de celles que l'on fait cuire à très petit

_____

(1) Voy. *Bibliographie*, n° 3.

feu dans un pot fermé où l'on met un peu d'eau pour empêcher qu'elles ne brûlent; elles perdent un sixième de leur poids et sont beaucoup plus savoureuses. Cuites sous la cendre, elles diminuent d'un tiers de leur poids et acquièrent beaucoup plus de goût.

. J'ai exposé à l'air des pommes de terre réduites en pulpe, j'en ai même laissé d'entières dans l'eau et quand elles ont été bien gâtées, j'en ai retiré une fécule aussi blanche que si les pommes de terre eussent été fraîches, la quantité n'en était ni plus ni moins considérable. Cette fécule se comporte dans toutes les expériences, de la même manière que l'amidon du blé : exposée à l'air libre dans de l'eau très pure, elle est un long temps sans s'altérer; elle a le toucher froid, le cri, la finesse et la blancheur de l'amidon; délayée dans l'eau chaude et mise un instant sur le feu, elle prend l'œil opale et se convertit, par le refroidissement, en une gelée transparente que l'on appelle vulgairement *empois*.

J'ai pris une once de fécule de pomme de terre et autant d'amidon, je les ai convertis en empois avec douze onces d'eau pour chaque; je priai une Sœur de la Charité de vouloir bien m'essayer, dans la lingerie des Invalides, ces deux empois; elle m'assura que celui de pomme de terre donnait plus de roideur et d'éclat au linge. Enfin, je chargeai mon perruquier d'employer la même fécule dans ses accommodages et il m'assura qu'elle poudrait aussi uniformément que la plus belle poudre.

J'ai dit que l'amidon ne s'altérait pas aisément lorsqu'il était en digestion avec l'eau; mais dans l'état d'empois, il subit les mêmes dommages que les gelées végétales, c'est-à-dire qu'au bout de quelque temps il devient en eau et s'aigrit. Le grand froid comme le grand chaud hâte sa destruction.

Après avoir séparé les différentes parties constituantes des pommes de terre, il était naturel de chercher tous les moyens propres à étendre les ressources qu'on peut tirer de ces racines salutaires; j'ose avancer que je n'ai rien négligé pour réussir. J'ai essayé si les pommes de terre séchées et pulvérisées pourraient être changées en pain en y ajoutant la dose de levain qu'on a coutume de faire entrer dans les autres pâtes (1).

J'ai mis sur le four de notre boulangerie (2), dont la chaleur est assez ordinairement de 35° à 40°, suivant le thermomètre de M. de Réaumur (43°75 à 50° C.), des petites pommes de terre rondes, entières. Elles y restèrent plus de huit jours sans sécher; elles s'amollissaient bien et leur peau se ridait. En les ouvrant, elles exhalaient une odeur désagréable; plusieurs d'entre elles que j'avais pelées exprès

(1) Le pain de pomme de terre, sur lequel Parmentier s'étend si longuement, passionnait alors l'opinion publique. Tout le monde en fabriquait, même Voltaire, comme le prouve la lettre suivante :

Lettre de Voltaire à M. Parmentier.

A Ferney, 1er avril 1775.

« J'ai reçu, monsieur, les deux excellents mémoires que vous avez bien voulu m'envoyer, l'un sur les pommes de terre, désiré du Gouvernement; l'autre sur les végétaux nourrissants, couronné par l'Académie de Besançon. Si j'ai tardé un peu à vous remercier, c'est que je ne mangerai plus de pommes de terre, dont j'ai fait un pain très savoureux, mêlé avec moitié de farine de froment, et dont j'ai fait manger à mes agriculteurs dans un temps de disette avec le plus grand succès. Mes quatre-vingt et un ans, surchargés de maladies, ne me permettent pas d'être bien exact à répondre; je n'en suis pas moins sensible à votre mérite, à l'utilité de vos recherches et au plaisir que vous m'avez fait.

» J'ai l'honneur d'être avec tous les sentiments que je vous dois, monsieur, etc. »

(*Œuvres complètes de Voltaire*, t. XCIII. Paris, Baudoin, MDCCCXXXI).

D'après quelques biographes, entre autres M. Heuzé, Voltaire aurait, aussi, dans une autre lettre, écrit à Parmentier :

« Vous avez rendu à la France un grand service en lui prouvant qu'elle peut tripler et quadrupler les substances nécessaires à l'alimentation de ses nombreuses populations. Le vulgaire fait grand cas des brigands illustres qui désolent le monde et il les décore du titre de héros. Croyez-moi, monsieur, une gloire comme la vôtre est bien supérieure à celle de ces dévastateurs. Leur gloire est sanglante et entourée de ruines, la vôtre est pure et mérite l'ovation de tous ceux qui aiment l'humanité. »

Cette lettre ne se trouve point dans l'ouvrage précité.

(2) La boulangerie de l'Hôtel des Invalides, où a été institué en 1891 le laboratoire actuel du Comité de l'intendance.

perdirent toute leur humidité, mais en séchant elles prirent une couleur noire. Je me résolus donc à les couper par tranches et à les étendre sur des tamis ; elles se desséchèrent en vingt-quatre heures, très bien, mais leur surface devint fort grise, ce qui m'ôta tout espoir d'obtenir jamais une poudre blanche. La poudre obtenue était, en effet, un peu grise. Le désir de l'avoir plus blanche me fit employer plus de précaution dans l'exsiccation : je pelai et coupai les pommes de terre par tranches très menues; je les exposai ensuite à une chaleur plus douce, entre deux papiers : leur surface se ternit encore un peu, mais j'eus une poudre plus blanche que je ne l'espérais.

Les pommes de terre perdent, dans leur exsiccation, les deux tiers de leur poids et ce n'est que dans cet état qu'on peut les pulvériser ; elles se retirent, se ternissent à leur surface et sont peu transparentes. Si on fait bouillir ces racines quelques minutes dans l'eau, pour les peler plus aisément, et qu'après les avoir coupées par tranches, on les fasse sécher, elles sont d'un beau jaune transparent et offrent dans leur cassure le luisant du verre. La poudre qui en résulte est jaunàtre et d'une saveur extrêmement douce.

Les pommes de terre desséchées, comme je viens de le dire, se mettent en poudre fort aisément ; l'amidon qu'elles contiennent passe le premier par le tamis, puis la partie fibreuse.

Comme on a coutume d'appeler *farine* la plupart des substances nourrissantes réduites en poudre, on me permettra de donner ce nom à la poudre de pomme de terre. La farine que j'ai obtenue était aussi belle et aussi bonne au bout d'une année que le premier jour, et je ne me suis jamais aperçu qu'au retour du printemps la germination s'y établît et qu'elle changeât de couleur, ainsi qu'on l'a avancé; je suis persuadé que cette farine, tenue renfermée ou même exposée à l'air, se garderait beaucoup plus de temps sans altération que la farine de nos graminées. L'amidon des pommes de terre est dans le même cas.

Je ne doutai presque plus, d'après l'espèce d'analogie qui me paraissait exister entre la farine de froment et celle des pommes de terre, que cette dernière ne fût en état de se convertir en pain par les procédés ordinaires. Je commençai donc par l'associer pour un quart avec la farine de froment, et le pain que j'en eus était assez bon, d'une odeur et d'une saveur agréables, mais il était bis. Je la fis ensuite entrer pour un tiers dans un second pain, puis par moitié dans un troisième pain, enfin pour les deux tiers dans un quatrième, en y ajoutant à chaque fois la dose de levain nécessaire et un peu de sel. Tous ces pains, quoique d'assez bon goût, étaient peu levés, très bis, ayant la croûte brune et dure ; le pain de farine de pomme de terre, dans lequel il n'entrait que la portion de levain prescrite, sans mélange d'aucune autre farine, était mangeable, quoique serré, mat et très bis.

Le peu de liant qu'a la pâte faite avec la farine de pomme de terre, sa facilité à s'émietter lorsqu'elle est convertie en pain, m'ont engagé à employer différents véhicules pour remédier aux inconvénients remarqués, imaginant toujours que la pâte lèverait plus aisément. Je me suis d'abord servi d'une décoction de son : le pain était levé, ayant une croûte dorée, de la liaison et une bonne saveur ; j'ai fait ensuite une eau mucilagineuse avec un peu de miel et le pain qui en est résulté était assez bon.

Je voulus savoir ce que seraient les pommes de terre sans être desséchées, ni cuites, c'est-à-dire, avec leur eau de végétation : je les divisai donc à l'aide de la râpe et j'y mêlai une suffisante quantité de farine et de levain. Le pain que j'eus était gris, mais il était mieux levé que les précédents.

J'essayai encore si les pommes de terre, réduites en pulpe, mêlées avec leur propre farine, ne donneraient pas un pain plus léger. Les pains que j'obtins furent plus levés et le goût m'en parut très bon.

Je cherchai, dans cette circonstance, à employer toutes les

manipulations de la boulangerie. Je travaillai longtemps la pâte, j'ajoutai à mon levain un peu de levûre pour lui donner plus de prise sur les pommes de terre. Enfin, comme la levûre de bière a un effet plus prompt et plus fort que le levain ordinaire, je m'en servis à sa place, mais les pains ne levèrent guère mieux.

Je soupçonnai que la nature extractive des pommes de terre pouvait bien être un obstacle à la fermentation de leur farine ; en conséquence, je pris les pommes de terre, épuisées de leur suc par la presse, puis séchées et pulvérisées : les pains ressemblaient à ceux dont j'ai déjà fait mention, avec cette différence qu'ils étaient moins bis, mais beaucoup plus fades.

J'ai aussi mêlé l'amidon de pomme de terre, en différentes proportions, avec la farine de froment, observant toujours de faire en même temps une contre-épreuve avec l'amidon de blé, afin d'établir de plus en plus leur analogie. Les pains étaient d'un blanc mat, mais assez levés et de bon goût : ceux où entrait l'amidon de blé étaient plus mats et d'une saveur moins agréable. J'ai poussé mes essais plus loin ; j'ai mêlé de l'amidon de blé d'une part et de l'amidon de pomme de terre de l'autre, avec suffisante quantité de levain. La première masse est restée mate, blanche et luisante, sans lever, et a donné par la cuisson, un pain dur, cassant et nullement levé ; le pain de la seconde masse, qui était restée également mate, blanche et luisante, était un peu levé et donna par la cuisson un pain beaucoup moins fade.

Il me restait encore un moyen à essayer, c'était de faire aigrir la farine de pomme de terre. Comme c'est du levain que dépend en partie la bonne qualité du pain, je me persuadai qu'étant analogue à la pâte dans laquelle il entrerait je parviendrais à obtenir un pain moins fade et plus levé. Je cherchai donc différentes voies pour faire le levain que je désirais.

J'ai pris quatre onces de farine de pomme de terre, dont j'ai fait une pâte avec de l'eau chaude, rendue acidule par une cuillerée de vinaigre. Je laissai cette pâte dans un endroit chaud pendant plusieurs jours, mais loin de fermenter, elle se dessécha. Je lui rendis une partie de son humidité et, au bout de quelque temps, quoique je visse qu'elle ne s'aigrissait point, je la fis entrer dans une pâte de pure farine de froment et dans une autre de nos farines : les pains ne valurent rien. Au lieu de me servir de vinaigre, j'employai un peu d'œuf couvi, puis un mélange de blanc d'œuf avec du sucre et enfin du vin doux, à l'exemple des Romains ; les résultats furent absolument les mêmes.

Je soumis en vain l'amidon de pomme de terre aux mêmes expériences. Je ne pus venir à bout de changer sa nature ; le pain que j'en fis était dur, mat et serré.

Je ne me décourageai point. L'espèce de supériorité que j'avais donnée aux pains faits avec une décoction de son ou de l'eau sucrée, me porta à voir si un peu de miel ne déterminerait pas l'amidon à lever ; j'introduisis dans ma pâte, composée d'un tiers de levain et de deux tiers d'amidon, environ deux gros (1) de miel, étendu dans un peu d'eau. La pâte leva assez bien ; je la laissai dans un lieu chaud jusqu'au lendemain matin ; j'en pris une portion que je fis cuire : le pain était fade, mais levé. Je mêlai l'autre portion à du nouvel amidon qui leva assez bien, et c'est avec ce levain que je fis différents pains de froment, qui se sont trouvés presque aussi bons qu'avec le levain de froment. Ce levain d'amidon n'a pas, il est vrai, le liant et la ténacité de celui de froment, il se gerce et s'affaisse plus promptement que ce dernier ; mais enfin, il a l'odeur aigre, il fait lever la pâte de froment et l'assaisonne presque comme l'autre.

On juge bien que je n'ai pas quitté ce travail sur le levain, sans essayer aussi le miel avec la farine de pomme

______

(1) 7ᵍʳ,65. L'ancienne livre de 16 onces ou 2 marcs est représentée par 489ᵍʳ,51. L'once comprenait 8 gros et le gros 72 grains (3ᵍʳ,824 soit 0ᵍʳ,053 pour un grain).

de terre ; j'ose dire qu'elle a beaucoup mieux levé par cette addition ; le pain était de meilleure qualité.

Quelles que soient les tentatives que j'aie faites pour convertir en pain les pommes de terre, je suis bien éloigné de croire que ce soit sous cette forme qu'il faille s'en servir comme aliment.

Elles ne sont pas douées par elles-mêmes de la propriété fermentescible ; c'est une espèce de pain que la nature nous offre tout fait et qui n'a besoin que de la cuisson, et d'être assaisonné d'un peu de sel, pour devenir un très bon aliment.

Pour voir si les pommes de terre contiennent le glutineux qu'on a reconnu dans le blé, je formai une pâte de farine de pomme de terre avec un peu d'eau ; je maniai longtemps cette pâte que je délayai ensuite dans une plus grande quantité d'eau, mais je ne trouvai pas la substance que je cherchais. Au lieu de faire sécher les tubercules, je les fis cuire, puis j'en fis une pulpe ; cette pulpe, traitée comme la farine, ne me donna pas davantage de la substance glutineuse. Enfin dans la crainte que l'exsiccation ou la coction n'eussent combiné ou détruit la matière glutineuse, au cas qu'elle s'y trouvât, j'ai râpé les pommes de terre dans l'eau pure, celle-ci s'est d'abord colorée, la partie amylacée s'est séparée par lavage, mais je n'ai aperçu aucunes traces de substance glutineuse.

J'ai cru devoir répéter, à cette occasion, quelques expériences sur la matière glutineuse découverte dans la farine de froment par Beccari.

[Aux expériences dont il a été question précédemment (p. 22). Parmentier ajoute les suivantes qui ont été, comme les autres, reprises et confirmées par plusieurs observateurs].

1. J'ai pris du son de froment, privé autant que possible de sa farine ; je l'ai mis dans une grande fiole avec du vinaigre distillé (1), j'ai laissé ce mélange en digestion pen-

(1) *L'appréciateur des farines* proposé par Robine (*Essai sur les falsi-*

dant huit jours, à une douce chaleur ; j'ai filtré ensuite la
liqueur, que j'ai évaporée jusqu'à siccité, et j'ai obtenu une
espèce d'extrait, semblable, à peu près, à celui que donne le
vinaigre chargé de la matière élastique (gluten).

2. J'ai répété la même expérience, avec cette différence,
qu'au lieu d'employer du vinaigre distillé, je me suis servi
d'esprit-de-vin rectifié. Celui-ci est devenu d'un beau jaune
transparent et le résidu que j'ai obtenu était semblable, à
peu de chose près, à celui que m'a donné la matière élastique
traitée avec ce menstrue.

3. La matière glutineuse, mise par morceaux dans l'eau
bouillante, s'y gonfle un peu et, après deux ou trois bouillons, perd sa ténacité ; elle est alors spongieuse et elle ne
paraît plus avoir de liaison entre ses parties (1) ; elle donne
sur la pelle l'odeur de corne brûlée, sans se boursoufler.

4. Si on met la substance glutineuse en digestion dans une
eau très pure, elle occupe d'abord le fond du vase ; mais au
bout de deux jours elle vient à la surface ; l'eau louchit et
bientôt elle passe à l'état putride et donne l'odeur du vieux
fromage ; la matière est alors très divisée et va au fond de
l'eau.

5. La couleur jaunâtre qu'a ordinairement la substance
glutineuse disparaît en partie, si on la frotte longtemps
dans l'eau, et elle dépose à chaque fois des parcelles de son,
très fines ; dans cet état elle est assez blanche. Je l'ai frottée
de nouveau dans une eau fort claire et elle a néanmoins
encore louchi. Pour savoir si c'était réellement de la matière
glutineuse, que le frottement constant et réitéré avait mise

fications qu'on fait subir aux farines, par Parisot et Robine. Paris,.
Locquin, 1840) est fondé sur la propriété que possède l'acide acétique
faible de dissoudre le gluten et sur la densité qu'acquiert la solution.
(1) Aimé Girard a proposé de doser le gluten sous cette forme (Voy.
Comptes rendus de l'Ac. des sc., du 26 avril 1897).

dans un état de division capable de troubler la transparence de l'eau, j'abandonnai celle-ci à l'air ; elle ne tarda pas d'y prendre l'odeur fétide, semblable à celle de la matière glutineuse corrompue, après avoir laissé un petit dépôt qui était soluble dans le vinaigre.

6. Les acides minéraux délayés n'attaquent pas la matière glutineuse humide, non plus que l'esprit-de-vin et l'éther ; mais le vinaigre la dissout en entier, en déposant une substance brune qui est le son. J'ai pris deux onces de matière glutineuse que j'ai mises dans quatre onces de vinaigre distillé ; il est devenu bientôt laiteux ; je l'ai exposé à une douce chaleur ; j'ai fait ensuite évaporer la dissolution jusqu'à siccité, et j'ai eu un extrait transparent comme de la corne, adhérent fortement à l'assiette et ayant une forte odeur de vinaigre.

Je pris une pareille quantité de vinaigre distillé, chargé de deux onces de matière élastique ; je l'étendis dans le double de son poids d'eau distillée et j'évaporai le mélange jusqu'à siccité ; l'extrait que j'en obtins, ayant été étendu dans l'eau, ne me présenta aucun des caractères de l'amidon.

Ces deux derniers extraits étaient durs, secs et jaunâtres, n'attirant nullement l'humidité de l'air ; je les détachai des assiettes et les ayant maniés ensemble, dans l'eau, pendant quelque temps, ils redevinrent semblables à la matière glutineuse et l'eau parut acidulée.

7. J'ai pris encore quatre onces de vinaigre distillé, tenant en dissolution deux onces de matière élastique ; je l'ai saturé avec de l'alcali (carbonate de soude) ; il s'est fait une vive effervescence et notre matière s'est dégagée promptement de son dissolvant en venant nager, à la surface, en forme d'écume ; je lui ai rendu, en la maniant dans l'eau, toutes les propriétés qui lui appartiennent.

8. J'ai cherché si le levain, dans lequel on sait qu'on ne trouve plus de substance glutineuse, présenterait le même

phénomène : j'en pris une livre, que je délayai avec soin dans beaucoup d'eau, et j'y versai peu à peu de l'alcali fixe dissous (carbonate de soude en solution); la liqueur, de blanche qu'elle était, devint jaune et prit une odeur semblable à celle d'un savon liquide, sans qu'il se séparât un atome de substance glutineuse.

La substance de Beccari ne paraît avoir été examinée jusqu'à présent que sous la forme glutineuse et élastique ; ce n'est cependant pas comme telle qu'elle se trouve distribuée dans la farine ; il y a tout lieu de croire, au contraire, que son état est sec et pulvérulent et que l'eau ajoutée à la farine pour l'en extraire lui donne la glutinosité et l'élasticité que nous lui reconnaissons. Voici d'abord le déchet que cette substance éprouve par la dessication :

J'ai pris quatre livres de matière glutineuse bien blanche et bien lavée ; je l'ai divisée en une infinité de petits morceaux sur beaucoup d'assiettes que j'ai exposées à la chaleur la plus douce ; elle s'est d'abord aplatie, puis tuméfiée, et lorsqu'elle a été parfaitement desséchée, elle ne pesait plus que vingt onces et demie (1) ; elle était alors transparente, d'un brun jaune, fragile et cassante comme une résine, et ne s'humectant pas à l'air.

J'ai soumis cette matière desséchée et pulvérisée aux mêmes expériences que la matière glutineuse ; la dessication ne lui avait rien fait perdre de ses propriétés. Elle reprend, à l'aide de la trituration et d'un peu d'eau, sa première forme, c'est-à-dire son état tenace et élastique, sa couleur, son odeur et la même pesanteur qu'elle avait avant d'être desséchée.

(1) Soit 32 grammes de gluten sec pour 100 de gluten humide ; celui-ci contenait donc 68 p. 100 d'eau. J'ai trouvé des glutens qui contenaient jusqu'à 71 p. 100 d'eau ; le moins hydraté n'en renfermait que 52 p. 100.

Je dois faire observer ici que pour rendre à cette matière toute sa glutinosité, il faut la manier pendant quelque temps ; ce qui m'a fait avancer, en indiquant le moyen d'avoir toute la substance élastique contenue dans la farine de froment (Voy. p. 22), combien il est nécessaire de beaucoup malaxer la pâte.

J'ai dit que la substance glutineuse perdait, en bouillant avec l'eau, sa glutinosité et son élasticité ; j'ai essayé de lui rendre ses propriétés en la faisant sécher, en la pulvérisant et en la triturant avec l'eau, mais ce fut sans succès ; c'est pourquoi on ne retrouve pas la matière glutineuse dans la bouillie, dans le pain azyme et dans celui qui a fermenté.

L'esprit-de-vin et l'éther, qui n'ont rien dissous de la substance animale dans son état glutineux, à cause de la grande quantité d'eau qu'elle contient, se colorent cependant l'un et l'autre, étant en digestion avec la matière desséchée ; l'éther devient jaune aussitôt et la poudre se rassemble en masse et prend la forme glutineuse ; elle la perd cependant au bout de quelque temps, et ne la reprend plus.

J'ai mis une demi-once de substance pulvérisée dans quatre onces d'esprit-de-vin, que j'ai placées dans un lieu chaud jusqu'au lendemain matin ; je le filtrai ensuite et le mis à part ; le résidu avait perdu une partie de sa ténacité et de son élasticité ; je le fis sécher de nouveau ; il était pour lors d'une couleur plus foncée et paraissait graveleux ; je le mis une seconde fois en poudre, et à infuser dans de nouvel esprit-de-vin ; celui-ci se colora encore, mais beaucoup moins que la première fois ; je fis évaporer ces deux esprits-de-vin colorés et j'obtins une résine cassante, transparente, d'une belle couleur jaune, ayant l'odeur de colle forte et répandant en brûlant celle des substances animales grillées.

Le résidu manié dans l'eau paraissait avoir perdu toutes ses propriétés, en sorte que, desséché une troisième fois, toujours à une très douce chaleur, il ne put, à l'aide de

l'eau et de la trituration, se réunir en masse ; il se dissol-
vait difficilement dans le vinaigre distillé, ne s'amollissait
plus dans l'eau bouillante; je le tins dans cette dernière
près d'un quart d'heure et, ayant évaporé cette eau jusqu'à
siccité, il me resta une espèce d'extrait mucilagineux.

La substance glutineuse perd donc, par l'esprit-de-vin,
la propriété d'être tenace et élastique ; j'ai essayé de la lui
rendre en triturant ensemble la résine qu'elle avait fournie
et son résidu, mais inutilement (1).

Il me restait à savoir si cette matière existait réellement
dans le blé, ou si l'action des meules et du pilon n'était pas
capable de la former, en développant la substance huileuse
et en la combinant avec l'amidon; ce doute était d'autant
plus fondé que le blé pilé m'avait fourni moins de matière
élastique que le blé moulu.

Je fis infuser à chaud une certaine quantité de blé dans
du vinaigre distillé, qui devint laiteux ; le blé prit presque
le double de son volume et devint flexible sous les doigts;
je le pilai dans un mortier de marbre et j'en fis une pâte
que je traitai avec l'eau comme la farine et j'aperçus un
peu de matière glutineuse : le vinaigre évaporé jusqu'à
siccité, ne me présenta qu'un extrait jaunâtre, qui s'humectait
à l'air. Cette expérience ne me satisfit pas entièrement ; je
la répétai, mais avec la précaution de concasser grossièrement le grain. Le vinaigre devint également laiteux, et
donna par l'évaporation une substance qui ressemblait
beaucoup mieux au résidu de l'esprit de vinaigre (vinaigre
distillé) tenant en dissolution la matière élastique.

Je ne doutai plus d'après ces dernières expériences, que
la matière glutineuse n'existât dans le blé (2).

(1) Ces expériences de Parmentier ont été reprises par Einhof en
1805 et plus tard, en 1820, par Tadéi. qui désigna sous le nom de *gliadine*
la partie du gluten soluble dans l'alcool. M. Fleurent. en ces dernières
années, les a considérablement étendues (Voy. *Composition élémentaire
du gluten* in *Bulletin de la Soc. d'encouragement pour l'industrie
nationale*, 1898).

(2) J'ai confirmé par de nouvelles expériences la préexistence du

J'ai cru devoir encore examiner les effets de la matière glutineuse dans les produits de la mouture, ses fonctions dans la pâte et dans le pain, démontrer enfin la différence qu'il y a entre une farine à laquelle on a enlevé la matière glutineuse et celle qui l'a conservée.

Lorsque l'on fait moudre du blé mouillé ou trop nouveau, il se broie difficilement, empâte les meules et graisse les bluteaux au point que la farine ne passe qu'avec peine et n'est pas de garde. Cet effet est dû à la matière élastique qui, dès qu'elle touche à l'humidité, prend l'état glutineux, qu'elle conserve pendant quelque temps.

L'action des meules trop violente ou trop longtemps continuée nuit encore à la farine, en lui donnant une petite odeur d'échauffé, parce que la substance huileuse du son ou de la matière animale (gluten) se développe et éprouve un peu d'altération; aussi remarque-t-on que la farine ne se blute jamais bien au moulin, qu'il est nécessaire de mettre un intervalle entre la mouture et le blutage et qu'enfin si on l'ensachait trop vite, on courrait les risques de ne la pas conserver. On remarque encore qu'une farine trop moulue a plus de couleur et que le pain qu'elle donne, quoique levé et bien cuit, n'a pas la saveur des autres pains.

J'ai pris les quatre sortes de farines connues dans la boulangerie, sous les noms de *farine blanche*, *bis blanc*, *gruau blanc*, *gros gruau* ou *gruau bis*. Je les ai exposées chacune séparément sur une assiette, à l'humidité d'une cave. En très peu de temps elles s'y sont gâtées ; la plus bise a été atteinte la première et la plus blanche s'est altérée la dernière. J'ai fait ensuite des pâtons avec ces farines et j'en ai retiré la substance glutineuse : j'ai remarqué qu'elle y était en moindre quantité, que son élasticité paraissait altérée et qu'elle avait un peu plus d'odeur et de couleur.

gluten dans le blé, admise par Parmentier en 1773 et contestée par quelques observateurs (*Comptes rendus de l'Ac. des sc.*, t. CXVI. 1893).

J'ai pris ces mêmes farines, mais non exposées à l'humidité de la cave; je les ai délayées séparément dans l'eau; j'ai abandonné ensuite cette eau à l'air dans une température moyenne : l'eau qui surnageait la farine la plus bise exhala bientôt une odeur très fétide, tandis que la farine la plus blanche répandait une odeur moins désagréable.

Toutes ces farines, dépouillées de leur matière glutineuse et délayées dans l'eau s'y sont également corrompues, mais avec beaucoup moins de rapidité.

J'ai formé aussi des pâtes avec les quatre farines dont je viens de parler, en observant de leur donner la même consistance, afin de voir laquelle boirait plus d'eau et prendrait plus de ténacité. Il fallut moins d'eau pour la farine bise que pour la blanche et la pâte de celle-ci était plus longue, plus résistante.

J'ai pris une livre de chaque farine ; j'en ai fait quatre pains, avec la même espèce et la même quantité de levain ; le pain le plus bis a levé plutôt que le plus blanc ; mais ce dernier leva davantage. Je les mis dans le même four et au même moment; le plus blanc y leva encore et fut plus tôt cuit que les autres qui ne levèrent plus.

Le pain de la première farine était le plus blanc, le plus léger et le plus agréable à la vue et au goût ; le second possédait les mêmes qualités, mais à un degré inférieur ; le troisième était plus savoureux, mais moins blanc et moins léger; enfin le quatrième était le plus savoureux de tous, mais mat, bis, lourd et indigeste.

J'ai rompu ces pains en trois ou quatre morceaux ; je les ai exposés ensuite à l'humidité de la cave ; le pain bis n'a pas tardé à prendre une odeur désagréable, tandis que le plus blanc s'est ramolli seulement et ne s'est altéré qu'au bout d'un très long temps.

J'ai converti aussi en pain la farine de blé que j'avais fait germer : les pains obtenus furent mats, lourds et de saveur désagréable ; je rétablis en partie la saveur et la légèreté de ces pains en y mêlant un peu de matière élastique (gluten).

Je fis d'autres pains avec la farine de plusieurs graminées, en y introduisant à peu près la quantité de substance glutineuse que l'on trouve dans la farine de blé ; la pâte me parut plus tenace, leva plus tôt et mieux ; elle donna des pains d'une meilleure saveur, plus légers et plus agréables à l'œil. La farine de pomme de terre ne fut pas oubliée, non plus que son amidon et celui du blé ; les pains que j'obtins par l'addition de substance glutineuse étaient aussi bons que je pouvais le souhaiter.

*
* *

Comme j'avais remarqué que la décoction de son augmentait la bonté du pain, je voulus aussi connaître quel serait l'effet du son en substance dans le pain. En conséquence, je le mêlai plusieurs fois, et à différentes reprises, en poudre fine, avec la farine d'orge, de seigle, d'avoine, de blé de Turquie (maïs), de riz, de pomme de terre et même avec de l'amidon : tous les pains que j'ai ainsi obtenus étaient meilleurs, moins pesants et moins indigestes que les pains préparés sans addition de son.

Le son pourrait donc servir très avantageusement, soit en décoction, soit en poudre, dans les pâtes qui ne lèvent pas aisément, mais à condition de n'en mettre qu'une certaine dose. Lorsqu'on l'emploie en dose trop considérable, il produit précisément des effets contraires à ceux que nous venons de remarquer : la pain est lourd, mat, indigeste, et n'est pas de garde. Tous les inconvénients qu'a le pain bis, c'est-à-dire celui dans lequel on introduit beaucoup trop de son, mériteraient l'attention du gouvernement; j'ai souvent été témoin, à l'armée, des accidents qui en sont les suites.

Je ne prétends pas être le premier qui se soit récrié

contre l'usage du son employé en trop grande quantité dans le pain ; plusieurs médecins ont déjà prouvé que le son grossier ne se digérait point, qu'il fatiguait extraordinairement l'estomac et qu'on le rendait tel qu'on le prenait ; ainsi je ne fais qu'insister sur une ancienne vérité.

On demandera peut-être ce que deviendra le son qu'on n'emploiera plus dans le pain. L'usage de faire manger les graines entières aux animaux me paraît abusif, pour ne rien dire de plus ; on pourrait réduire ces dernières en farines, les mêler avec une certaine quantité de son et en faire des pains qui nourriraient beaucoup mieux les chevaux sans les fatiguer. On a déjà proposé ce moyen en Suède et il serait à souhaiter qu'il fût adopté en France. On remarque, en effet, que les animaux rendent presque en entier les graines qu'ils avalent, en sorte qu'une partie de leur manger est en pure perte. J'ai souvent examiné ces graines dans les excréments ; elles étaient sans altération, gonflées seulement par l'humidité : l'exemple des oiseaux et des volailles, qui viennent avec avidité les chercher sur le fumier, suffit pour n'en plus faire douter.

Pour compléter les démonstrations des parties constituantes de la farine de froment, j'ai pris ces parties dans différents végétaux ; je les ai réunies ensemble pour en former un mélange comparable, en quelque sorte, à la farine. J'ai donc pris quatre onces (122^{gr},38) d'amidon de pomme de terre, un gros (3^{gr},82) d'extrait mucilagineux d'orge, un gros de son de seigle, un gros et demi de substance glutineuse desséchée et pulvérisée ; j'ai fait du tout, avec suffisante quantité de levain, un pain qui approchait de celui du froment.

[La suite de l'ouvrage est entièrement consacrée aux pommes de terre, à la façon de les cultiver, aux frais de culture, aux ressources qu'elles peuvent offrir à l'alimentation de l'homme et des animaux : nous n'en citerons qu'un court extrait.]

Les pommes de terre comme mets se déguisent de mille manières, on les mange simplement cuites sous la cendre ou dans l'eau avec quelques grains de sel, souvent un peu de beurre. Elles sont excellentes en salade, à l'étuvée, à la sauce blanche, au roux, avec la morue et la merluche, en friture, à la maître d'hôtel et sous les gigots ; on en farcit des dindons et des oies rôties ; on en prépare des beignets. Elles entrent dans les pâtés de légumes, dans les hachis ; on en fait encore des petits pâtés, des gâteaux et des tartes qui imitent tellement les tartes d'amandes qu'elles en imposent aux plus grands connaisseurs. Enfin le cuisinier dont l'art est aujourd'hui si délicat, si recherché et si important trouvera dans les pommes de terre de quoi exercer son génie inventif.

On fait avec les pommes de terre réduites en pulpe, le lait caillé et les semences aromatiques, différentes sortes de fromages dont on a publié la préparation dans les journaux. Quatre parties de ces racines, par exemple, et deux de lait caillé font, avec les assaisonnements ordinaires, un fromage que l'on mange avec plaisir. On prépare encore avec les pommes de terre une boisson caféiforme : après les avoir coupées par tranches, on les fait sécher, on les rôtit ensuite dans un poêlon de terre et on les réduit aussitôt en poudre dans un moulin à café ; on en fait une décoction qu'on clarifie avec un ou deux blancs d'œufs et on ajoute à cette décoction du sucre et du lait.

La facilité avec laquelle les pommes de terre se prêtent à toutes sortes de ragoûts m'a fait naître l'idée d'en composer un repas auquel j'invitai plusieurs amateurs (1). On sera

(1) M. Heuzé (*Éloge de Parmentier* in *Mém. de la Société nat. d'agriculture*, t. CXXX, p. 181) parle d'un dîner de ce genre donné aux Invalides, le 24 octobre 1787, et auquel assistaient Arthur Young, Lavoisier, Broussonnet, l'abbé Commérel, Vilmorin, etc.

Young (*Voyage en France pendant les années 1787-88-89 et 90*. Paris, Buisson, 1793) mentionne en effet ce dîner, à la date indiquée, mais sans indications spéciales. Dans une autre circonstance, il est un peu plus explicite : « *19 juin 1789*. — J'accompagnai M. Broussonnet pour aller dîner chez M. Parmentier à l'Hôtel des Invalides. Il s'y trouvait un président du Parlement, M. Mailly, beau-frère du chancelier, l'abbé Commérel, etc., etc. Je remarquai, il y a deux ans, que M. Parmentier

peut-être étonné de trouver ici la description d'un repas, mais cette description a son but, celui de multiplier les ressources de la pomme de terre et de détruire des préjugés par des faits.

On nous servit d'abord deux potages, l'un de purée de pommes de terre, l'autre d'un bouillon gras dans lequel le pain de pomme de terre mitonnait assez bien sans s'émietter. Il vint après une matelote, suivie d'un plat à la sauce blanche, puis d'un autre à la maître d'hôtel. Le second service consistait en cinq autres plats non moins bons que les premiers; d'abord un pâté, une friture, une salade, des beignets et le gâteau économique dont j'ai donné la recette (1). Le reste du repas, n'était pas fort étendu, mais délicat et bon ; un fromage (celui dont il est question plus haut), un pot de confiture (2), une assiette de biscuits dans lesquels la fécule

était le meilleur homme du monde et qu'indubitablement il entendait tous les détails de la boulangerie mieux que personne, comme ses ouvrages le montrent clairement. Il a beaucoup de ce feu et de cette vivacité pour lesquels sa nation est si célèbre, mais que je n'ai pas remarqués aussi souvent que je m'y serais attendu. »

(1) Voici cette recette donnée d'autre part : « Après avoir fait cuire les pommes de terre sous les cendres, comme les marrons, on les épluche et on les réduit en pulpe ; on met une livre de cette pulpe dans une grande terrine et on y ajoute six jaunes d'œufs, avec quatre onces de sucre en poudre. On pétrit le tout ensemble ; on y met ensuite les zestes d'un citron râpé, son jus et les six blancs d'œufs ; on met le mélange dans une tourtière un peu graissée avec du saindoux, afin que le gâteau ne s'y attache pas ».

(2) Pour faire cette espèce de confiture dont la saveur approche de la gelée de pommes, on prend 4 onces de sucre que l'on fait fondre dans autant d'eau ; on y délaie peu à peu deux gros (8 grammes) d'amidon de pomme de terre et on fait bouillir le tout un moment en agitant souvent le mélange et en ajoutant sur la fin quelques cuillerées d'eau divine. On obtient par ce moyen une gelée transparente et d'une bonne consistance.

La formule de l'eau divine, d'après Guibourt, est la suivante :

Essence de citron	8
— de bergamotte	8
Alcool à 88°	4000

Distiller 4000 de liqueur, à laquelle on ajoute :

Sucre	2000
Eau	7000
Eau de fleurs d'oranger	1000

Filtrer.

de pomme de terre remplaçait la farine, des tartes et enfin une brioche préparée dans les mêmes conditions composaient ce dessert. Nous prîmes, après cela, le café décrit précédemment.

Il y avait deux sortes de pain ; l'un mêlé de pulpe de pomme de terre et de farine de froment représentait assez bien le pain mollet ; l'autre fait de pulpe et de fécule de pomme de terre représentait le pain ordinaire.

J'aurais désiré que la fermentation m'eût mis à même de faire une boisson avec les pommes de terre pour contenter pleinement mes convives.

III. — Analyse du blé et des farines (1).

Persuadé depuis longtemps par ma propre expérience, et d'après ce qui s'est passé sous mes yeux à la guerre, que la substance corticale ou ligneuse des végétaux, n'avait pas été destinée, dans l'ordre de la nature, à faire partie de nos aliments et que particulièrement celle des grains ne pouvait pas entrer en totalité dans la composition du pain sans quelques inconvénients, j'entrepris une série d'expériences pour mettre cette vérité dans le plus grand degré d'évidence et comme elle me paraissait intéresser spécialement une classe d'hommes respectables avec laquelle je vis dès mon enfance, je crus remplir le devoir de patriote en présentant le résultat de mon travail (2) à M. le maréchal du Muy (3). La lettre flatteuse que ce ministre daigna m'écrire à ce sujet, les choses obligeantes qu'il eut la bonté de me dire à une de ses audiences, semblaient m'autoriser à continuer mes recherches. Elles donnèrent lieu à de nouvelles expériences qui confirmaient de plus en plus mon opinion ; j'en formai aussitôt un *Supplément* que j'eus l'honneur d'envoyer à M. le comte de Saint-Germain.

Je présentai également mon travail à M. Turgot : ce Ministre m'adressa les observations les plus judicieuses, en me mandant qu'il venait de le renvoyer à l'Académie royale des sciences, pour l'examiner.

Quelle est aujourd'hui ma surprise ! On répand dans le public, avec profusion une brochure intitulée *Analyse des blés* (4), dans laquelle on se borne à énoncer.

(1) Voy. *Bibliographie*, nº 10.

(2) Le travail manuscrit dont il est souvent question plus loin, a pour titre : *Mémoire sur l'amélioration du pain*. Le supplément qui suivit ce premier travail était intitulé : *Supplément au Mémoire sur l'amélioration du pain*.

(3) Le maréchal du Muy fut remplacé au ministère de la guerre, en 1775, par le comte de Saint-Germain.

(4) *Analyse des blés et expériences propres à faire connaître la qualité du froment*, par Sage, Paris, imprimerie royale, 1776, in-8°.

Sage (Balthazar-Georges), membre de l'ancienne Académie des scienle titre de mon ouvrage pour en déprécier le contenu...

En n'écoutant que le ressentiment qu'inspire une pareille conduite, je pourrais peut-être employer des expressions peu ménagées. Mais la mémoire du ministre qui avait accueilli mon travail, les bontés dont m'honore son succeseur, l'honneur qu'a M. Sage d'appartenir à une Compagnie savante que j'honore, seront toujours pour moi des motifs de retenue. S'il ne s'agissait que de réclamer ce qui m'appartient dans le mémoire que je me propose d'examiner, je ne prendrais pas la peine de répondre ; mais je ne puis me dispenser, en montrant la vérité de ce que j'ai avancé, de relever des erreurs d'autant plus essentielles à détruire, qu'elles peuvent nuire à mes semblables.

La nécessité dans laquelle je suis d'indiquer les sources où l'auteur de l'*Analyse* a puisé, me forcera de parler souvent, non seulement des divers écrits que j'ai publiés, mais encore de ceux qui ne sont que manuscrits. Pour que ces derniers acquièrent la notoriété des ouvrages imprimés, j'ai eu la précaution de demander aux commissaires que l'Académie a nommés pour les examiner, de vouloir bien vérifier si les différents morceaux que j'en ai extraits et que j'ai cités dans la présente dissertation, se trouvaient conformes aux originaux (1).

Pour dédommager le lecteur de l'ennui fastidieux qu'inspirent ordinairement ces sortes de discussions, j'ai ajouté quelques éclaircissements et de nouvelles expériences.

[Il ne sera question plus loin que de ces nouvelles expériences ou de faits non encore mentionnés dans les extraits qui précèdent.]

ces (1768) et de l'Institut (1795). Né en 1740, mort en 1824 ; pharmacien à l'Hôtel des Invalides, puis professeur de minéralogie à l'Hôtel des Monnaies (1778) et directeur-fondateur de l'École des Mines (1783).

(1) Les certificats de Cadet et Desmarets, commissaires de l'Académie, reproduits à la fin de l'ouvrage, sont datés du 20 mars 1776.

* *
*

* *
*

Quand on veut porter un jugement sur la nature des blés
suspects, il ne faut jamais se prononcer d'après l'examen
de leur farine, le grain étant l'ouvrage de la nature et la
farine celui de l'art : un meunier peut, avec le meilleur blé,
faire la plus mauvaise farine; de même qu'un boulanger
fabrique souvent, avec la plus belle farine, un pain désagréable.

J'ai déjà eu l'occasion de faire remarquer que ceux qui
font le commerce des grains et des farines, ou qui les emploient à la fabrication du pain, avaient indiqué l'existence
de la matière glutineuse avant que Beccari ne l'eût mise à
découvert. J'ajouterai ici, sans vouloir rien ôter à la
gloire qui est due à ce savant médecin, que les signes
d'après lesquels les marchands jugent qu'un grain est altéré,
annoncent positivement l'état de détérioration dans lequel
se trouve cette matière glutineuse. Ces signes sont : la couleur extérieure du grain ; la facilité avec laquelle il s'écrase
au moulin et sous la dent ; le peu de liant de la pâte, qui est
grasse et s'attache aux mains ; la manière dont cette pâte
lève et cuit au four ; le pain qui est peu levé, sans parler

de son odeur et de sa saveur qui sont désagréables.

Plus la matière glutineuse a de consistance, de ténacité et d'élasticité, plus le blé se trouvera avoir de valeur. Un bon blé doit donner cinq onces de matière glutineuse molle et élastique par livre (1); cette matière, pour être réduite à l'état sec, doit éprouver un déchet de trois onces environ et peser deux onces, ce qui pourrait devenir un moyen de reconnaître le blé de bonne qualité.

Mais ce moyen, employé seul, pourrait fort bien induire en erreur, car il y a des blés qui peuvent ne renfermer que peu de matière glutineuse, sans pour cela avoir éprouvé la plus légère altération ; il y en a d'autres, au contraire, qui, quoique contenant beaucoup de matière glutineuse, ne fournissent cependant pas de bon pain. Il faut qu'un blé soit extraordinairement vicié pour ne plus offrir de traces de matière glutineuse ; je n'en ai jamais vu : la disparition totale de la matière glutineuse n'a lieu que dans les blés germés (2).

Il faut appréhender les hommes à systèmes, surtout lorsqu'ils cherchent à appliquer leurs sophismes aux objets qui ont un rapport direct avec la santé ; nous serions infiniment plus heureux, si nous n'avions que les fléaux de la nature à redouter.

(Expériences propres à faire connaître la qualité de la farine.)

Pour m'assurer de la quantité de liqueur spiritueuse que contenait l'eau grasse des amidonniers et savoir en même temps pourquoi M. Sage n'était pas parvenu à l'enflammer, je mis dans un alambic douze pintes (3) de cette liqueur, que

(1) Soit 31,2 p. 100 de gluten humide ou 12,5 p. 100 de gluten sec.
(2) Dans un travail sur les blés germés publié en 1883, j'ai montré que les matières azotées étaient transformées et non détruites.
(3) La pinte de Paris, valant 2 chopines ou 2 setiers, correspondait exactement à 0^l, 931.

je distillai, en donnant promptement le degré bouillant : la première portion qui passa, fut mise à part ; il y en avait une chopine ; j'en retirai une seconde et dès qu'il y en eut à peu près encore une chopine, je discontinuai la distillation.

Après avoir réduit le premier produit à moitié, par une rectification, j'ai cherché à voir s'il contenait quelque chose de spiritueux.

En conséquence, j'ai versé deux onces de la liqueur rectifiée, dans une fiole à long col, que j'ai placée sur des charbons ardents : dès que l'évaporation a commencé à se faire, j'ai présenté une bougie à l'orifice de la fiole, mais la vapeur, loin de s'enflammer, éteignait la bougie : cet effet a été plus marqué, lorsque la liqueur est devenue bouillante.

J'ai mêlé pareille quantité de la même liqueur avec autant d'huile de vitriol concentrée (acide sulfurique) et j'ai distillé : le produit de la distillation était acide et nullement éthéré. Pour m'en convaincre, j'ai mis ce produit dans la fiole à long col, qui avait servi à l'expérience précédente et j'ai présenté une bougie allumée : lorsque l'évaporation a commencé, la bougie s'est éteinte et la vapeur n'a pas pris feu.

Cet insuccès, loin de me décourager, m'anima davantage : au lieu de n'employer que douze pintes d'eau grasse comme dans le premier essai, j'en ai pris cinquante et j'ai distillé à grand feu. Dès que l'ébullition a été établie dans la chaudière, j'ai mis à part le premier demi-septier (environ 250 cc.) de liqueur qui avait passé et je l'ai rectifié en le réduisant à la moitié.

La moitié de cette liqueur ainsi rectifiée (environ 60 cc.) a été soumise à l'expérience de la fiole et la vapeur a pris feu ; l'autre moitié a été combinée avec l'acide vitriolique (sulfurique) concentré et a donné un éther que j'ai également enflammé.

Quelque faible que soit en spiritueux (alcool) une liqueur quelconque, le moyen simple dont je parle est infaillible pour le découvrir.

(De l'amidon.)

*
* *

Il en est des farines comme des vins ; les marchands sont souvent obligés d'avoir recours à des mélanges qui n'ont de réussite qu'autant qu'ils sont assortis. Je suis bien éloigné de prétendre qu'il faille associer la farine d'un bon grain à celle d'un mauvais ou bien un vin généreux avec un vin qui viserait à la fermentation acide ; mais il est constant qu'en mêlant deux blés d'une qualité médiocre, il en résulte souvent une farine qui donne un meilleur pain que la farine des mêmes blés, prise séparément.

On ne peut bien juger de la bonne ou mauvaise qualité des blés que pour les avoir vus dans les différents états, pour les avoir examinés en différentes saisons et les avoir suivis jusqu'au moulin et chez le boulanger.

(De la farine de froment.)

*
* *

Avant de prononcer le mot *son*, et pour qu'il ne puisse y avoir nulle équivoque à ce sujet, il convient de prévenir que lorsque j'ai parlé du son, j'ai toujours eu en vue l'écorce extérieure du blé, ce parenchyme ligneux, ce parchemin fibreux qui sert de couverture et d'enveloppe à la matière farineuse, et que, quand j'ai dit que le son n'est pas nutritif, c'est lorsqu'il se trouve dépouillé de la farine qu'il retient sans cesse obstinément, quelle que soit la mouture d'où il provient et l'espèce de grain auquel il a appartenu. L'usage dans lequel on est, de temps immémorial, de faire manger le son aux bestiaux prouve assez qu'il est doué de la faculté alimentaire et que cette propriété est due à la petite portion de farine qu'il retient, puisque, plus le son approche des recoupettes, plus il possède de vertus nutritives et que le gros son, qui est le moins farineux, est aussi le moins nourrissant.

Pour bien connaître le son, il n'y a pas de faces sous lesquelles je ne l'aie envisagé ; point de recherches que je n'aie tentées pour m'assurer de ses effets ; point d'expériences que je n'aie faites pour en découvrir la nature et les propriétés. Je l'ai examiné tel qu'il sort de la meule, c'est-à-dire avec la farine qu'il contient encore, puis dépouillé de cette farine au moyen de l'eau et enfin privé de toute matière extractive.

Quoique le son ait quelque ressemblance avec la substance glutineuse, ce n'est pas de la substance glutineuse épaissie, comme le pense M. Sage. Il en diffère par des propriétés particulières ; il n'est pas susceptible de s'agglutiner au moyen de l'eau, de se réunir en masse élastique et de se dissoudre dans aucun menstrue... C'est du son dans le blé et la farine ; c'est du son dans le levain et la pâte ; c'est du son dans le pain ; c'est du son dans les entrailles et dans les déjections ; partout il jouit de ses propriétés...   :

(Réflexions sur le son de froment.)

*
* *

J'ai toujours cru et je crois encore, malgré M. Sage, que le son employé à certaines doses, loin d'être nuisible, peut produire de bons effets. Je n'ajouterai rien à ce que j'ai inséré dans mon *Mémoire sur l'amélioration du pain*, présenté à l'Académie.

« Quelque bien blutée que soit une farine, elle contient toujours du son et rien n'est plus avantageux au pain que d'en avoir une proportion convenable. Dans ce cas, on peut regarder le son comme un véritable assaisonnant qui concourt à rendre le pain plus sapide, plus accessible aux sucs digestifs et plus convenable aux hommes occupés à des travaux de force qui ont besoin d'une nourriture solide, qui tienne dans l'estomac. Je le répète, une surabondance de son nuit au pain, comme une petite quantité y fait du bien.

« Le son, en substance ou en décoction, peut, ainsi que je

m'en suis assuré, faire lever les pâtes des autres farines et augmenter la bonté et la qualité des pains de froment, de seigle, d'orge, d'avoine et de pomme de terre.

« Le pain composé de toutes les farines avec le remoulage, ce pain qui mérite à juste titre le nom de pain de ménage, est, sans contredit, l'aliment le plus salubre et le plus substantiel dont l'homme du peuple puisse faire usage. Il tient davantage à l'estomac. Il serait bien à désirer qu'à Paris surtout, où les différentes espèces de pain que l'on mange ne conviennent pas toujours aux hommes livrés à des travaux violents, ce pain vraimentéconomique fût moins dédaigné : ils y trouveraient, entre autres avantages, ceux de se le procurer à meilleur marché, d'être plus sainement et plus convenablement nourris qu'avec le pain blanc et d'en manger infiniment moins (1). On a déjà commencé, dans le voisinage de la capitale, à faire une boulangerie fondée sur ces principes : il y a tout lieu d'espérer qu'on en sentira l'utilité (2)...

« En général, l'espèce de nourriture devrait être réglée sur le genre de travail. Le peuple des villes mange du pain plus bis que le bourgeois (3), mais encore une fois, la différence est plutôt à son avantage qu'à son détriment, car

(1) Au moment où il écrivait ces lignes, en 1774, on voit que Parmentier n'avait plus à l'égard du pain blanc la même opinion qu'en 1772 (Voy. p. 23).

(2) L'auteur s'étend ensuite très longuement sur les avantages et les inconvénients du son dans le pain. Cette partie de l'ouvrage est reproduite dans le *Rapport sur le pain des troupes* que l'on trouvera plus loin.

(3) Trente ans plus tard, la situation était bien différente et déjà semblable à celle que nous observons aujourd'hui. Voici, en effet, ce qu'écrivait Parmentier dans une note que l'on trouve dans le *Théâtre d'agriculture* (édition 1804), au sujet du pain consommé à Paris : « On n'est pas dans l'usage à Paris de faire trois qualités de pain qui semblaient devoir établir une distinction entre les différentes classes de la société ; il n'y en a plus maintenant qu'une seule espèce qui varie cependant à cause du volume, de la forme et du prix. Il est rare qu'on trouve dans le commerce le *pain bis-blanc* et plus rarement encore le *pain bis*; tous les consommateurs veulent impérieusement le pain blanc : aussi l'aliment principal du maître, des domestiques, des ouvriers et du pauvre est composé absolument de la même nature de farine. »

toutes les parties de la farine que la mouture confond et que la bluterie présente à part, me paraissent faites pour aller ensemble ; elles ne peuvent former qu'un bon tout. »

(Des avantages du son dans le pain.)

J'ai retiré de la pâte prête à être mise au four autant d'amidon que si la farine n'eût éprouvé aucune altération ; on peut encore en séparer de la matière glutineuse. Dans le levain, au contraire, cette matière n'a plus de continuité : elle a perdu la faculté de se réunir. Si elle n'était que dissoute par un acide, il serait possible de l'obtenir en ajoutant de l'alcali fixe au levain délayé dans l'eau (Voy. p. 42) mais il est impossible d'en séparer un atome par le moyen de l'alcali.

Il est des jours en été, où, pour tempérer la fermentation de la pâte, tous les moyens — tels que l'eau froide, les levains jeunes pris en moindre quantité, le peu de temps qu'on laisse sur couche — sont impuissants à empêcher que les dernières portions de la pâte ne soient exposées à *grincer*, pour parler le langage des boulangers, c'est-à-dire à avoir trop d'apprêt avant d'être enfournées. En hiver, au contraire, quoiqu'on emploie de l'eau chaude, des levains moins jeunes et en plus grande dose et que l'on tienne la pâte bien enveloppée de couvertures dans un endroit bien chaud, la fermentation va parfois si lentement qu'il est nécessaire d'avoir encore recours à des expédients. En février dernier (1776) où le thermomètre était à 14 et 15 degrés de glace (— 17°,5 à — 18°,7 C.), j'ai vu le levain dit *de seconde*, dans le pétrin près de la fenêtre qu'on avait été forcé d'ouvrir à cause de la fumée qui régnait dans la boulangerie, être saisi tout d'un coup par le froid au point que la fermentation fut entièrement suspendue. On aurait indubitablement perdu une fournée entière si M. Brocq, régisseur de la boulangerie de l'Hôtel royal des Invalides et de l'École militaire ne fût arrivé au moment où on allait employer ce levain. Ses connaissances étendues dans cette partie lui offrirent des ressources pour prévenir cet accident. Après avoir fait délayer ce levain dans l'eau voisine de l'ébullition, il y ajouta une chopine de vinaigre : il mit la pâte dans des corbeilles près du four et en moins de deux heures, elle parvint à son apprêt et produisit l'effet d'un bon levain.

(Du pain.)

*
* *

L'absence de la matière glutineuse dans le seigle, l'orge et l'avoine, sera toujours un obstacle à ce qu'on puisse jamais faire, avec ces graminées, un pain léger, blanc et agréable comme celui du froment.

L'association du seigle pour un tiers et même pour moitié, avec le blé, est très avantageuse. Je suis entré dans quelques détails à ce sujet dans mon *Mémoire sur l'amélioration du pain*, où j'ai prouvé que le son de seigle n'est nullement comparable à celui du blé ; et, en effet, sans rappeler ici aucune des expériences que j'ai faites pour le démontrer, que l'on interroge tous ceux qui font le commerce des grains ; ils diront que le seigle s'altère beaucoup moins que le blé, que le son de seigle ne s'échauffe pas autant, qu'il ne faut pas le remuer aussi souvent que celui de froment et que, quand il est altéré, il s'en faut bien que son odeur soit égale à celle qu'exhale le son du blé gâté. Je crois que le son de seigle pourrait entrer en totalité dans la composition du pain, sans aucun inconvénient.

L'orge est, après le froment et le seigle, la céréale dont la récolte est la plus importante non seulement parce qu'elle sert de nourriture, mais encore parce qu'elle est employée à la préparation de la bière et des eaux-de-vie de grains.

L'avoine sert peu aux hommes comme aliment. Les Anglais en ont beaucoup vanté l'usage dans certaines maladies et les

médecins la prescrivent tous les jours sous la forme de
bouillie.

Le riz, qui fait la nourriture principale d'une partie de
l'univers, serait infiniment supérieur au blé s'il était possible
de le convertir en pain, car sa culture est plus aisée que celle
du froment et il est moins susceptible d'altérations.

(Du seigle et des autres farineux.)

IV. — Manière de faire le meilleur pain (1).

L'impression de l'ouvrage concernant la boulangerie (*le Parfait Boulanger*), que j'ai déjà annoncé pouvant être retardée encore de quelques mois, j'ai cru, en attendant, et pour seconder les vues du gouvernement qui daigne honorer mon travail de sa protection, devoir en détacher la partie qui intéresse les personnes que leur goût ou la nécessité déterminent à préparer le pain chez elles. J'ai fait en sorte de parler le langage qui convenait au sujet que je traite et aux femmes estimables pour lesquelles j'écris. Si je puis être entendu, si j'ai le bonheur d'être utile, mes vœux seront entièrement remplis.

* *

TABLE DE CE QUI EST CONTENU DANS L'OUVRAGE :

Du choix du blé. — De la conservation du blé. — De quelques précautions à employer avant de porter le blé au moulin. — Du blé au moulin. — De la farine. — Des moyens propres à faire connaître la qualité de la farine. — De l'eau dans le pain. — Du levain. — De la préparation du levain. — De l'usage du son dans le pétrissage de la pâte. — De la levure et du sel. — Du pétrin. — Du four. — Du pétrissage de la pâte. — De la cuisson du pain. — Du seigle. — Du méteil. — De l'orge. — Du blé de Turquie. — Du sarrasin. — Des pommes de terre. — De la bouillie. — Du pain. — Lettre des Maire et Échevins de la ville de Montdidier.

* *

[Nous reproduisons sous forme d'aphorismes, en conservant autant que possible le texte de l'auteur, les excellents conseils contenus dans ce petit livre.]

(1) Voy. *Bibliographie*, nᵒ 13.

Le bon blé est sec, coulant, ramassé, bien nourri, bombé et peu profond dans sa rainure, lisse à la surface, d'un blanc jaunâtre dans son intérieur. Le blé de moindre qualité est plus maigre, plus allongé, d'un jaune plus foncé ; l'intérieur est moins blanc et moins serré.

*
* *

Les blés mouillés ou lavés et séchés mollissent sous la dent au lieu de s'y casser nettement ; ils sont rudes à la main. Les blés salis par la *carie* ou la *cloque* ont un aspect noirâtre et un toucher gras : ceux qui ont été négligés au grenier sont racornis, obscurs, et ont l'odeur de moisi. Les blés réellement viciés ont une odeur et un goût désagréables ; ils sont presque toujours rougeâtres et leur farine est d'un blanc terne.

*
* *

Si le blé était récolté humide, il ne faudrait pas se presser de le mettre en sacs ; il conviendrait de l'exposer à une chaleur suffisante sur le dessus du four, en ayant le soin de le remuer souvent pour lui faire perdre son humidité.

*
* *

Si le blé était infecté d'insectes, il serait nécessaire de le cribler, de le remuer à la pelle et de le moudre le plus tôt possible afin d'éviter la main d'œuvre et de mettre un frein à la voracité des insectes qui, en partageant notre subsistance, détériorent encore celle qu'ils nous laissent.

*
* *

Le bon grain, quoique plus cher que le médiocre, doit toujours être préféré, parce qu'il rend davantage à la mouture et au pétrin.

*
* *

Le choix du blé consiste essentiellement dans sa pesanteur et dans sa netteté : la même mesure suivant les blés, peut présenter un écart de poids d'un dixième.

*
* *

Il faut serrer le blé dans l'endroit de la maison le plus frais, le plus propre, et le plus éloigné des latrines, des écuries et des égouts. Au lieu de l'amonceler en tas sur le plancher, il est préférable de le mettre dans des sacs éloignés des murs et assez écartés les uns des autres pour que l'air puisse circuler autour.

*
* *

L'expérience prouve que les grains nouveaux résultant d'une année froide et humide peuvent nuire à la santé, si on ne les expose pas auparavant à la chaleur du soleil ou du four ; mais le blé d'une année sèche et chaude auquel il n'est arrivé aucun accident pendant la moisson, peut-être employé sans danger immédiatement après la récolte.

*
* *

Le blé en vieillissant acquiert la faculté de se conserver plus aisément, d'absorber plus d'eau au pétrissage ; mais, à la fin de la première année de la récolte, le pain qu'on en prépare n'a déjà plus cette saveur exquise qu'on pourrait caractériser par le nom de *goût de fruit*.

*
* *

Le blé excessivement sec s'écrase trop aisément ; une partie de l'écorce se réduit en poudre très fine et passe à travers les bluteaux les plus serrés, ce qui altère la blancheur des farines et donne lieu à beaucoup de déchet. Il faut

mouiller ce blé avant de l'envoyer au moulin. Sur un setier
(1^{hl},56) de blé, pesant environ 240 livres, (117^{kg},480,
soit 75^{kg},310 à l'hectolitre), on répand 8 pintes (environ
8 litres) d'eau, peu à peu, à l'aide d'un arrosoir, en remuant
sans discontinuer ; vingt-quatre heures après l'opération, on
peut mettre le blé en sac et l'envoyer moudre.

*
* *

Dans les années où il y a beaucoup de blés charbonnés,
il ne faut pas les envoyer ainsi au moulin, car la poussière
de carie, sans être malfaisante, noircit le grain, donne à la
farine une odeur de graisse rance et rend le pain violet. Il
suffit de mouiller le blé, de le faire sécher et de le vanner pour détruire l'adhérence de cette poussière qui s'envole
au vent.

*
* *

Les blés conservés dans des lieux humides, qui ont contracté une odeur de moisi, perdent cette mauvaise odeur par
le frottement dans l'eau et le resséchage ; la farine qui en
provient, sans être très blanche, fournit un bon pain. Il faut
faire subir la même opération aux blés auxquels les insectes
ont communiqué de leur émanation.

*
* *

Les produits des moutures ordinaires ne pouvant être déterminés au juste, parce qu'ils dépendent non seulement de
la qualité du grain, de l'espèce de moulage, mais encore de
la fidélité et de l'intelligence du meunier, comme aussi de
la manière dont son moulin est monté, il faut choisir, autant
qu'on le peut, le meunier le plus habile, celui qui jouit de
la meilleure réputation et se confier aveuglément à lui.

*
* *

Ceux qui envoient moudre ensemble des espèces différentes de grains n'ont pas raison, parce que suivant leur

forme et leur grosseur, les meules doivent être élevées pour les uns et basses pour les autres. On est toujours à temps de mêler les farines après que les grains ont été moulus séparément.

*
* *

La mouture rustique est la plus défectueuse de toutes parce que les meules vont trop fort et sont trop serrées; il reste beaucoup de son dans la farine et beaucoup de farine dans le son. C'est la mouture à la grosse ou mieux la mouture économique qui doit avoir la préférence.

*
* *

C'est une erreur de croire qu'il faille laisser séjourner un certain temps le son dans la farine sous prétexte qu'il la conserve et la bonifie. Quand le blé est sec et qu'on est pressé, il faut bluter tout de suite, garder le son un certain temps et le rebluter après pour en obtenir une farine qui s'en détache plus aisément.

*
* *

C'est une maxime parmi les meuniers et les boulangers que les farines s'échauffent d'autant plus qu'elles sont bises.

*
* *

L'estimation du produit du grain à la mesure induit en erreur; c'est toujours au poids qu'il faut se faire rendre la farine et le son, soit qu'on paie le meunier en argent ou en nature.

*
* *

La meilleure farine est d'un jaune clair, sèche et pesante; elle s'attache aux doigts, et, pressée dans la main, elle reste en une espèce de pelote. Pour juger de la nature de la farine d'une manière plus exacte, il faut en faire une boulette avec de l'eau ; si la pâte, après avoir été bien maniée, s'affermit promptement à l'air, prend du corps et s'allonge sans se casser, c'est un signe que la farine est bien moulue et que le blé était de bonne qualité.

*
* *

Les farines bien faites, gardées en sacs isolés et aérés se bonifient en vieillissant ; elles sont d'un travail plus facile et donnent davantage de pain.

*
* *

Un quintal (100 livres) de bon grain parfaitement nettoyé, doit rendre soixante-quinze livres de farine, tant blanche que bise, et vingt-cinq de son, y compris le déchet qui va à une livre environ ; si on obtient davantage, le surplus n'est que du son réduit aussi fin que la farine.

*
* *

Toutes sortes d'eaux, pourvu qu'elles soient bonnes à boire, peuvent servir indifféremment à la fabrication du pain ; l'eau de puits, l'eau de rivière, l'eau de citerne, l'eau de source et l'eau de pluie n'ont présenté aucun phénomène différent dans les expériences que j'ai entreprises pour établir cette vérité (Voy. p. 91).

*
* *

Pour rendre les eaux douteuses ou marécageuses également propres à la fabrication du pain, il suffira de les faire bouillir, puis refroidir : on tirera à clair et on passera par un linge ou un tamis.

*
* *

On doit se servir de l'eau telle qu'elle est en été, et la faire tiédir en hiver. On ne doit jamais l'employer bouillante ; en cet état, elle surprendrait la pâte, la rendrait grise, molle et lui enlèverait sa liaison.

**

Le sel n'est pas d'une nécessité absolue dans le pain : les blés des pays chauds récoltés dans des années sèches, ont peu besoin de sel, mais il devient indispensable pour les farines humides dont la pâte n'a point de soutien. La proportion est d'une demi-livre environ par quintal (100 livres) de farine (1). Il est bon de ne l'ajouter qu'au moment du pétrissage, après l'avoir fait fondre dans l'eau et l'avoir passé à travers un linge ou un tamis.

**

Le son en substance, quelque divisé qu'on le suppose, fait du poids et non du pain, il augmente la masse et diminue le volume. Il est prouvé qu'une livre de pain (2) où il n'y a pas de son substante davantage qu'une livre un quart avec du son. Cette observation faite par des entrepreneurs qui avaient beaucoup de monde à nourrir, les a déterminés à distribuer aux ouvriers un pain moins bis et en plus petite quantité : ce changement a singulièrement bien réussi au gré des uns et des autres.

**

La mouture économique ne donne que des sons parfaitement épuisés (3); mais ceux qui proviennent d'autres moutures se trouvent encore chargés d'une excellente farine capable de donner au pain plus de goût et une augmentation

(1) Environ 500 grammes pour 100 kilogrammes de farine. Dans les manutentions militaires, la proportion varie entre 750 grammes et 1100 grammes. Dans la boulangerie civile qui emploie des farines plus blanches, moins sapides, la proportion dépasse 2 kilogrammes.

(2) Il s'agit du pain de ménage *composé de toutes farines* dont il est question plus loin. A poids égal, ce pain est toujours plus nourrissant que le pain bis *comprenant tous les remoulages* lesquels retiennent à la panification beaucoup plus d'eau que les farines.

(3) Avec nos moutures actuelles, à cylindres, les sons renferment encore beaucoup moins de principes nutritifs que ceux dont parle Parmentier.

de poids. Voici de quelle manière : on mettra le soir, la veille
de la cuisson, le son à tremper dans l'eau qui, pendant la
nuit, pénétrera toute l'écorce, détachera insensiblement la
matière farineuse et généralement tout ce qu'elle peut
renfermer d'alimentaire. Le lendemain, on agitera le
son que l'on comprimera avec les mains pour achever
la séparation de la farine et ne laisser que le squelette : on
passera l'eau ainsi chargée à travers une toile forte ou un
tamis de crin et elle pourra servir au pétrissage de la pâte.
Cette méthode ne saurait être comparée à celle tant vantée
encore par les gens à secret et qui consiste à faire bouillir
le son dans l'eau pour en employer la décoction au pétrissage de la pâte. Le pain qui résulte de la première méthode
a meilleur goût, est plus blanc et mieux levé. D'ailleurs, le
son qui a macéré dans l'eau froide, étant mélangé avec du
son gras, peut encore servir pour la nourriture des bestiaux.

Quelque avantageuse que soit ma proposition, elle ne doit
être adoptée que dans une circonstance de cherté où il est
bon de faire servir tout ce qui est alimentaire à la subsistance des hommes ; autrement on trouverait plus de bénéfice
à vendre le son (1).

*
* *

Il n'y a rien de plus assujetti aux vicissitudes des saisons
que la pâte. Dans les grands froids, il faut employer de l'eau
chaude et mettre le levain dans une corbeille bien couverte
auprès du feu ; en été, on a recours à l'eau froide et on met
le levain dans une corbeille que l'on expose dans un lieu
frais.

*
* *

Un levain peut être regardé comme parfait lorsqu'il a
acquis le double de son volume ; qu'il est bombé ; qu'en

(1) C'est ce que l'on ne saurait trop rappeler à ceux qui, de nos jours,
croyant avoir inventé les procédés dont il est ici question et oubliant
que les sons d'aujourd'hui, suivant l'expression de Parmentier, sont
plus épuisés que par le passé, proposent encore de les faire servir à la
fabrication du pain.

appuyant un peu la main à la surface il la repousse légèrement ; qu'en le versant dans le pétrin il conserve sa forme ;
qu'il nage sur l'eau ; qu'en l'ouvrant, il répand une odeur
vineuse agréable.

* *

Dans la supposition où le levain se trouverait passé, on
pourrait le rafraîchir avec moitié de son poids de farine et
l'employer trois heures après.

* *

Il est indifférent de remuer le levain quelques instants après
qu'il a été préparé ; mais une fois placé dans l'endroit où il
doit s'apprêter, il ne faut plus y toucher, sans quoi, il n'acquerra pas le volume qu'on désire.

* *

La quantité de levain à employer varie avec la saison, la
nature des farines et l'espèce de pain. Il doit toujours former le tiers de la pâte en été et la moitié pendant l'hiver ; il
en faut d'autant plus que les blés sont tendres et humides.

* *

On ne saurait trop renoncer à l'antique routine et se pénétrer de cette vérité :

« *Grands levains nouveaux dans presque tous les temps
et pour la farine de presque tous les blés ; levains plus
avancés dans les grands froids et pour les farines tendres
et humides ; jamais levains vieux en aucune saison et
pour quelque espèce de farine que ce puisse être* ».

Ces maximes fondamentales de la boulangerie devraient
être inscrites en gros caractères, au-dessus du pétrin.

* *

On ne saurait être trop attentif à nettoyer le pétrin chaque
fois qu'on s'en sert : la propreté devrait toujours être la
première loi de ceux qui sont chargés de préparer le pain.

***

Il est bon que le pétrin soit placé dans un endroit fort clair situé favorablement pour le pétrisseur et qu'il n'y ait ni égouts, ni matières en putréfaction dans le voisinage.

***

Pour bien pétrir, il faut aller doucement jusqu'à ce que la totalité de la farine et de l'eau soit employée ; ensuite plus vite, en étendant les deux mains ouvertes à côté l'une de l'autre, en les fourrant dans la pâte pour l'empoigner, la soulever, la plier sur elle-même et la changer de place.

***

Plus on se donne de peine pour travailler la pâte (1), plus on obtiendra de pain et meilleur il sera. On n'a rien de bon sans le travail.

***

Dans les temps chauds, la pâte demande à être divisée et façonnée au sortir du pétrin ; quand il fait froid, il faut la laisser en masse une heure environ avant de la tourner.

***

Quoique toutes les matières combustibles puissent également ment servir au chauffage du four, il est essentiel d'éviter d'employer des treillages, à cause du danger dont est pour le pain la couleur qui les recouvre (2). La paille, les feuilles

---

(1) Il existe encore au Conservatoire des Arts et Métiers un pétrin mécanique imaginé par Parmentier pour remplacer le pétrissage à bras.

(2) Model (*Récréations physiques*) cite le cas de neuf personnes qui furent empoisonnées pour avoir mangé du pain cuit dans un four ayant été chauffé avec des boiseries peintes à la céruse.

Par ordonnance du préfet de police en date du 15 septembre 1877, il est formellement interdit de faire usage, pour le chauffage des fours de boulangerie et de pâtisserie, de bois ayant été enduits de peinture ou ayant subi des préparations chimiques quelconques.

mortes des arbres et les tiges des plantes doivent être aussi proscrites, parce que c'est autant de perdu pour l'engrais des terres et que d'ailleurs il en résulte une grande humidité qui, à mesure qu'elle s'exhale, diminue la chaleur du four et répand une odeur désagréable. Il n'y a que le bois qu'on doive destiner à cet usage ; encore faut-il qu'il ne soit ni trop vieux, ni trop sec (Voy. p. 215).

* *

Les paniers ou sébiles qui contiennent la pâte à fermenter doivent être toujours très propres et suffisamment profonds afin qu'elle puisse prendre le maximum de volume sans dépasser les bords.

* *

La pâte qui lève, s'aigrit et s'aplatit quand on attend trop longtemps après le four ; il vaut mieux que ce soit le four qui attende après la pâte que celle-ci après le four.

* *

Quand la pâte est suffisamment levée, il faut l'enfourner sans différer et n'ouvrir le four qu'au moment où l'on croit que le pain approche de sa cuisson.

* *

Si la farine provient de bon grain parfaitement moulu, elle absorbera deux tiers d'eau, et rendra un tiers en sus de pain ; ainsi un quintal (100 livres) de farine prendra soixante-six livres d'eau, et rendra cent trente-trois livres de pain. Dans ce rapport, chaque livre de blé fournit une livre de pain de ménage.

* *

Les pains demeurent plus ou moins longtemps dans le four suivant leur volume ou leur espèce : c'est une heure et demie

environ pour la pâte la plus ferme et trois quarts d'heure
pour la plus légère, la plus blanche.

*
* *

Le pain le mieux cuit se connaît à sa couleur jaune clair
et au son que rend la croûte lorsqu'on la frappe du bout
du doigt; la mie est parsemée d'une multitude de trous, et
lorsqu'on la presse légèrement, elle repousse comme un ressort.

*
* *

On ne doit pas faire usage du pain, immédiatement après
sa sortie du four; il faut le laisser complètement refroidir,
afin qu'il n'incommode point et qu'il profite davantage.

*
* *

Le pain composé de toutes farines est le plus substantiel,
le plus savoureux, le plus économique; c'est le vrai pain de
ménage.

*
* *

En supposant la meilleure méthode de moudre et de boulanger, l'expérience prouve qu'on aura moins d'embarras et
plus de profit en vendant son grain pour acheter de la farine
à la place; l'avantage sera encore plus marqué en prenant
son pain chez le boulanger, qui le fabriquera toujours mieux
et à moins de frais que la ménagère la plus économe et la
plus adroite.

V. — Le Parfait Boulanger (1).

INTRODUCTION.

... Si nous voulons tirer les boulangers de l'état d'infériorité où les préjugés les ont plongés, si nous désirons qu'ils s'instruisent des différents moyens qui peuvent concourir à rectifier leurs procédés défectueux, distinguons la profession, inspirons à ceux qui s'y dévouent une idée plus élevée d'eux-mêmes. S'il arrive un renchérissement dans la denrée de première nécessité ou que les saisons en aient affaibli les qualités, n'en accusons pas le boulanger, ne rejetons pas sur lui les malheurs des temps... Pénétrons-nous bien de cette vérité, qu'il n'existe aucun ingrédient à la faveur duquel il soit possible de restituer aux farines détériorées leur première qualité, de blanchir les farines bises et de leur communiquer la faculté de se convertir en un pain analogue à celui qu'on retire des farines blanches ; qu'il n'y a que la bonne méthode qui puisse opérer en partie un pareil changement...

Nous n'avons connu pendant longtemps que le boulanger

---

(1) Voy. *Bibliographie*, n° 17.

« Parmentier étudia avec soin tout ce qui a rapport au pain et comme les livres auraient peu servi pour l'instruction des meuniers et des boulangers, il engagea le gouvernement à établir une école de boulangerie dont les élèves porteraient plus tôt dans les provinces toutes les bonnes pratiques : il se rendit lui-même avec Cadet de Vaux en Bretagne et en Languedoc pour y prêcher sa doctrine (les États de Bretagne leur donneront, à cette occasion, une médaille d'or).

» Il fit retrancher la plus grande partie du son que l'on mêlait au pain des troupes et, en leur procurant ainsi une nourriture plus saine et plus agréable, il arrêta une multitude d'abus dont ce mélange était la source. En un mot, des hommes habiles ont calculé que les progrès faits de nos jours, en France, dans l'art de la meunerie et dans celui de la boulangerie, sont tels que, abstraction faite des autres végétaux qui pourraient, en partie, être substitués au blé, la quantité de blé nécessaire à la nourriture d'un individu peut être réduite de plus d'un tiers. Comme c'est principalement à Parmentier que l'on doit l'adoption presque générale de ces nouveaux procédés, ce calcul établit ses services mieux que tous les éloges ». (Cuvier.)

et nullement son art. Grâce à M. Malouin (1), les yeux se sont ouverts et c'est à lui que nous avons la première obligation de savoir que la fabrication du pain ne consiste pas dans une opération aussi facile à exécuter qu'on le croirait. L'ouvrage qu'il a publié à ce sujet offre des faits très intéressants non seulement sur l'art du boulanger mais encore sur ceux du meunier et du vermicellier. Il mérite donc à juste titre la reconnaissance des bons patriotes; mais, l'homme qui ouvre la carrière ne saurait tout apercevoir; il lui est même impossible, malgré un zèle bien éclairé, les vues les plus louables et la meilleure intention, d'éviter tous les écueils, principalement lorsqu'étant forcé de se servir des yeux d'autrui pour se conduire, il a besoin continuellement, dans la route qu'il parcourt, de guides qui abusent souvent de la trop grande confiance qu'on est obligé de leur accorder; telle a été, sans doute, la position où s'est trouvé l'auteur de l'ouvrage que nous citons... Il s'en faut bien que je cherche à déprimer ici un ouvrage auquel j'ai déjà rendu souvent hommage.

J'aurais été certainement moins excusable que M. Malouin, si j'eusse donné dans les mêmes écueils; je lui dois peut-être d'avoir suivi une toute autre route. Au lieu de commencer par devenir le rédacteur des artistes que je me proposais d'interroger, j'ai tâché, auparavant, d'en devenir le disciple et j'ai eu l'avantage de rencontrer un des premiers boulangers du royaume qui a bien voulu me seconder avec un zèle qu'on met à peine à un travail qui nous appartient en propre ; je me fais un devoir et un plaisir de le citer ici en lui témoignant publiquement toute ma gratitude : c'est M. Brocq, régisseur de la boulangerie de l'Hôtel royal des Invalides et de l'École Militaire, connu avantageusement par quelques mémoires intéressants sur les grains et le pain.

---

(1) Malouin (1707-1778) membre de l'Académie des sciences et professeur de médecine au Collège de France. Son principal ouvrage *Description des arts du meunier, du vermicellier et du boulanger*, Paris, 1767, a servi de guide à Parmentier.

Puisse mon ouvrage concourir à augmenter la lumière que MM. Malouin et Béguillet (1) ont déjà portée sur la meunerie et la boulangerie, ces deux arts les plus essentiels après l'agriculture.

TABLE DE CE QUI EST CONTENU DANS CET OUVRAGE :

Chapitre premier. — Du Blé.

ARTICLE PREMIER. *De l'origine du blé.* — ART. II. *De la nature du blé.* — ART. III. *Des parties qui constituent le blé. Du son du blé. De la matière glutineuse du blé. Du muqueux du blé. De l'amidon du blé.* — ART. IV. *Des accidents qui arrivent au blé pendant sa végétation.* — ART. V. *Des maladies du blé. Du blé rachitique. Du blé charbonné. Du blé carié.* — ART. VI. *De la conservation du blé. Des effets de l'air sur le blé pour le conserver. Des effets du feu pour conserver le blé.* — ART. VII. *Des animaux qui attaquent le blé. Des essais tentés pour détruire le charançon. Manière de procéder à la destruction des charançons.* — ART. VIII. *Des magasins à blé.* — ART. IX. *Du choix du blé.* — ART. X. *De l'achat du blé.* — ART. XI. *Des transports du blé.* — ART. XII. *Des préparations qui doivent précéder la mouture.*

Chapitre II. — De la Farine.

ARTICLE PREMIER. *De la mouture.* — ART. II. *Des diverses moutures. De la mouture à la grosse. De la mouture de Melun ou en son gras. De la mouture méridionale. De la mouture rustique ou septentrionale. De la mouture à la Lyonnaise. De la mouture économique.* — ART. III. *De*

(1) Béguillet, avocat au Parlement de Dijon, mort en 1786. Parmi ses nombreux écrits, nous relevons : *Mémoire sur les avantages de la mouture économiqne*, 1769. — *Traité de la connaissance générale des grains*, 1775, 3 vol. — *Manuel du meunier et du charpentier des moulins*, 1775 (rédigé d'après les indications de César Bucquet). — *Traité général des subsistances et des grains*, 1782, 6 vol.

Chapitre V. — DE LA CUISSON DU PAIN.

Chapitre VI. — DE QUELQUES CONSIDÉRATIONS RELATIVES AU COMMERCE DU PAIN.

* *

EXTRAIT DES REGISTRES DE L'ACADÉMIE ROYALE DES SCIENCES.
Du 23 mars 1778.

MM. TILLET et BUCQUET ayant rendu compte d'un ouvrage intitulé : *Le Parfait Boulanger*, par M. Parmentier, dans lequel il leur a paru avoir consulté avec choix et discernement les différents auteurs qui ont travaillé sur les sujets qu'il traite dans son ouvrage, y avoir ajouté un grand nombre de réflexions très sages, et avoir fait à l'art du boulanger une heureuse application des connaissances physiques et chimiques, l'Académie a jugé cet ouvrage digne de son approbation. En foi de quoi j'ai signé le présent certificat.

A Paris, ce vingt-trois mars mil sept cent soixante-dix-huit.

Signé : Le marquis de CONDORCET,
Secrétaire perpétuel.

*
* *

L'art du meunier consiste à dérober au grain son écorce, sans la réduire en poudre, sans qu'elle change de couleur; à diviser la farine sans l'échauffer ni trop l'atténuer. On ne parviendra à produire ce double effet qu'en employant des meules dures et piquantes, en les rabattant par rayons, en les allégeant et en modérant leur action, de manière qu'au sortir de la huche, la farine soit froide ou tiède au plus, qu'elle n'ait perdu aucune de ses qualités, que le son se trouve parfaitement évidé et qu'il conserve la même couleur qu'il avait avant d'avoir été séparé du grain. Si les meules fatiguées, usées, montées trop hautes ou tournant trop lentement n'ont fait que concasser le grain, il restera beaucoup de farine dans le son, tandis que ce sera la farine au contraire qui abondera en son si les meules trop rapprochées, trop nouvellement piquées et mues par un courant trop rapide, ont réduit une portion de l'écorce en poudre fine : c'est donc du premier broiement que dépend la perfection du moulage et la quantité du produit; la bluterie la mieux perfectionnée ne pourra pas restituer à la farine les produits et les qualités qu'une mouture défectueuse lui aura fait perdre.

Le boisseau (13 litres) de son qui résulte d'une mouture

trop ronde ou mal faite pourra peser jusqu'à douze livres et quatre livres et demie seulement, s'il a été détaché du grain par une mouture très basse.

Si les méthodes de moudre usitées dans le royaume sont connues sous différentes nominations, il est possible cependant de les réduire à une seule et même espèce : la *mouture méridionale*, la *mouture septentrionale*, la *mouture de Melun*, la *mouture à la Lyonnaise* ne sont que des nuances de la *mouture à la grosse* et approchent plus ou moins de la *mouture économique* que l'on doit regarder comme la perfection de l'art du meunier.

[L'auteur s'étend longuement sur ces divers modes de mouture. Nous ne parlerons que de la mouture économique que Parmentier a tant contribué à propager et qui a été adoptée autrefois par nos établissements militaires.]

La mouture économique, connue d'abord sous le nom de *mouture à blanc*, n'est pas aussi moderne qu'on veut bien le prétendre : elle fut apportée dans la Beauce il y a plus d'un siècle par un particulier nommé Rousseau. Il paraît même, par nos anciennes ordonnances qui défendaient l'usage de remoudre, que cette mouture était connue bien auparavant (1).

Voici le tableau abrégé des produits, tant en son qu'en farine, qu'on retire d'une quantité donnée de blé par le moyen de la mouture économique bien faite.

(1) L'ordonnance de mars 1659, reproduite par M. René de Lespinasse, dans les *Métiers et Corporations de la ville de Paris*, ouvrage publié sous les auspices de la Ville de Paris (imprimerie Nationale, MDCCCLXXXVI), comprend les deux articles suivants :

« 24. Deffences sont aussi faites à tous boulangers, tant maistres que forains, de faire remoudre aucun son, pour par après en faire et fabriquer du pain, attendu qu'il serait indigne d'entrer au corps humain, sous peine de quarante-huict livres parisis d'amande.

» 25. *Item*, deffences sont ausi faites à toutes personnes d'entreprendre sur le dit mestier de boulanger, vendre ou achepter son pour le revendre et regratter, ny non plus d'avoir et tenir fours et moulins à blutter en leurs maisons, si ce n'est pour la nourriture et usage de leur famille seulement, sous peine de saisie et confiscation et de vingt-quatre livres parisis d'amande. »

État des produits retirés par la mouture économique d'un setier de blé, mesure de Paris, du poids de 240 livres (1) :

PRODUITS EN FARINE.

1re farine dite de blé............... 92		
2e — dite 1re de gruau......... 46		
3e — dite 2e de gruau......... 23	} 180 livres.
4e — dite 3e de gruau........ 12		
5e — dite 4e de gruau........ 7		

PRODUITS EN ISSUE OU SON.

Remoulage...................... 13		
Recoupes...................... 15	} 54 livres.
Gros son...................... 26		
Déchet des moutures................... 6 livres.		
Poids égal à celui du blé............. 240 livres (2).		

Nous aurions bien désiré pouvoir offrir ici, en particulier, le tableau des produits de toutes les moutures, afin de les comparer entre eux ; mais comment le faire sans donner lieu à des erreurs préjudiciables, puisque les meuniers blutent différemment.

On ne peut estimer le déchet réel de la mouture qu'autant que le blé sera pur et parfaitement nettoyé, autrement, il peut beaucoup varier en raison de la sécheresse des grains, de leur netteté, de la perfection du criblage, du climat et des magasins dans lesquels ils sont conservés.

Que de soins, que de bonne foi, que de lumière, que de prudence ne doivent pas réunir ceux à qui on confie les

(1) Le setier valant 1hl,56, le poids de l'hectolitre de blé est représenté par 154 livres, soit 75kg,4.

(2) D'après ces données, on voit qu'en 1778, on pouvait retirer de 100 parties de blé autant de farine et de son qu'aujourd'hui, soit :

Farine de blé ou de 1er jet. 38.3		
— du 1er passage des gruaux.......... 19.2		
— 2e — — 9.6	} 75.0
— 3e — — 5.0		
— 4e — — 2.9		
Remoulages.................... 5.4		
Recoupes.................... 6.3	} 22.5
Gros sons.................... 10.8		
Déchets...................... 2.5		
	100.0	

essais (1) qui doivent servir ensuite de règle pour fixer les produits des grains en farine et en pain ! Avant de prononcer, on ne saurait trop examiner le moulin dont on se sert, comment il est monté, quel est le talent de celui qui le dirige, les qualités du blé et des produits qu'on en obtient.

Quand il s'agit d'établir une loi, l'homme impartial doit tout considérer, tout calculer ; le moulin, le meunier, l'atmosphère, les lieux, occasionnent des différences notables. En veut-on la preuve ? Il suffit de faire en plusieurs lieux la même épreuve, avec les mêmes précautions et sur le même blé pour être assuré qu'elle ne peut convenir qu'à un seul endroit, qu'à un seul temps.

Pour que les essais acquièrent la confiance publique, il faut toujours en rendre témoins ceux dont la fortune est intéressée à ce qu'on ne commette aucune erreur. L'intention du magistrat qui consulte est de chercher la vérité, de soulager le peuple, dont il est le protecteur et de ne pas ruiner le fabricant : il serait révoltant, d'exiger que les meuniers et les boulangers rendissent plus de farines et de pain qu'il n'est possible d'en retirer légitimement en employant toutes les ressources de l'art. Écrivains, qui que vous soyez, ne présentez jamais des résultats d'essais faits dans le particulier et arrangés dans le silence du cabinet, puisqu'ils servent ensuite de loi écrite, et qu'ils sont cités par d'autres, souvent moins clairvoyants, comme la preuve de ce qu'on a fait, de ce qu'il est possible de faire.

> *(Des différentes moutures et de la préférence*
> *qu'on doit accorder à la mouture écono-*
> *mique.)*

* *

La meilleure farine est d'un blanc jaunâtre, douce, sèche et pesante ; elle s'attache aux doigts et pressée dans la

---

(1) Il s'agit des essais dont il sera encore question plus loin. qui servaient autrefois de base à la taxe du pain.

main, elle reste en une espèce de pelote ; elle n'a aucune odeur. La saveur qu'elle laisse dans la bouche peut être comparée à celle de la colle fraîche : la très petite quantité de son que les meules détachent et réduisent en poudre fine, n'y est perceptible pour aucun de nos organes.

La farine de moyenne qualité a un œil moins vif ; elle est d'un blanc plus mat ; si on la serre dans la main, elle échappe entièrement, à moins cependant qu'elle ne provienne de blé humide.

Les farines bises ont l'odeur du son, un toucher rude, une couleur rougeâtre : le petit son est plus ou moins abondant.

Les petits blés, parmi lesquels se trouvent beaucoup de semences étrangères, fournissent une farine de couleur, de saveur et d'odeur variables : la *rougeole* rend la farine d'un jaune de rouille, le *pois gras* lui donne un gris blanc, la *cloque* lui communique une odeur de graisse et la *nielle* un goût amer.

Quant aux farines altérées, elles s'annoncent suffisamment par leur odeur et leur aspect : elles sont quelquefois aigres et infectes, d'un blanc terne ou rougeâtre. Dans la bouche elles laissent un goût âcre et piquant, qu'il faut bien distinguer de celui qu'elles doivent au terroir ou aux engrais fétides qui ont fumé le sol sur lequel a été récolté le blé.

Pour juger de la blancheur, de la finesse et de la douceur d'une farine, le boulanger commence par en prendre une poignée qu'il roule entre les doigts et, après l'avoir comprimée dans la main, il traîne le pouce sur la masse afin de voir les points gris ou rouges qui se présentent à la surface. Il vaut mieux se servir, pour cet effet, d'une lame de couteau (1) qui, rendant la surface de la farine plus lisse et plus unie, permet au rayon de lumière qui tombe dessus de

____

(1) On se sert couramment de petites lames d'ivoire : on a aussi imaginé des appareils spéciaux qui permettent d'apprécier plus sûrement la nuance des farines (procédé E. de Pekar, de Budapest).

réfléchir son éclat, sa blancheur, et de laisser voir distinctement le petit son que la farine peut contenir. Le lieu où se fait cette épreuve doit entrer en considération, il est bon de choisir celui où le jour est fort clair et de changer de position.

Passons au second moyen : on prend la quantité de farine que le creux de la main peut renfermer, et, avec de l'eau fraîche, on en fait une boulette d'une consistance qui ne soit pas trop ferme. Si la farine a absorbé beaucoup d'eau, c'est-à-dire environ le tiers de son poids ; si la pâte qui en résulte s'affermit promptement à l'air, en prenant du corps et en s'allongeant sans se séparer, c'est un signe que la farine est bien faite, que le blé est de bonne qualité. Si au contraire la pâte mollit et s'attache aux doigts; si elle est courte et se rompt volontiers, on en conclut que la farine est de moyenne qualité.

Néanmoins, ce moyen d'épreuve peut aisément induire en erreur. Si l'on ne donne pas à l'eau le temps de se combiner avec la farine, si les mains sont malpropres ou trop chaudes, si l'on ne manie pas assez longtemps la masse pour qu'elle devienne flexible et uniforme, la pâte, loin de s'allonger, se cassera et fera soupçonner que la farine manque des qualités requises. On sait, de plus, que la boulette, préparée en été avec de l'eau trop chaude et en hiver avec de l'eau prête à se glacer, est courte, qu'elle se rompt aisément et ne prend pas de corps (1).

Voici un autre moyen qui nous paraît moins équivoque :

Prenez une livre de farine, formez-en une pâte avec suffisante quantité d'eau froide, maniez ensuite cette pâte pendant un demi-quart d'heure pour qu'elle soit sans aucun grumeau, puis tenez-la dans les mains sous un robinet d'où sort un filet d'eau qui, en passant sur la pâte, doit traverser un tamis, afin que s'il se détachait quelque chose de la pâte, ou pût l'y incorporer : faites en sorte, surtout, de contenir

______

(1) J'ai fait connaître, en 1883 (*Mém. sur les farines*), les conditions les plus favorables à l'extraction du gluten.

toujours la pâte dans sa forme, de la retourner, de l'exprimer continuellement sans jamais la désunir. Dès que l'eau aura entraîné toute la matière farineuse et qu'elle cessera d'être blanche, il restera dans les mains une substance collante, incapable de s'attacher aux doigts mouillés et prenant, lorsqu'on l'étire, l'aspect d'une membrane transparente ; on pèsera cette substance, et si l'on en trouve quatre à cinq onces (25 à 31,2 p. 100) on présumera que la farine est très bonne.

Quand bien même le moyen que nous venons d'indiquer paraîtrait superflu à certains boulangers qui s'en tiennent à la boulette, nous ne saurions trop les engager à l'employer au moins une fois, ne fût-ce que pour voir le caractère singulier de cette matière glutineuse, entièrement séparée des principes avec lesquels elle se trouve associée dans la farine.

Combien ne se tromperait-on point si, dans la préoccupation où l'on est que la connaissance physique des farines est inutile aux boulangers, on prétendait encore que celle de la matière glutineuse doit leur être également étrangère ? J'assure ici que rien ne leur est plus utile, et que leurs garçons, dont il faut subjuguer la routine et les préjugés par des démonstrations plus puissantes que tous les raisonnements, renonceraient sans doute à cette fureur qu'ils ont toujours d'employer de l'eau chaude, s'ils voyaient que la matière glutineuse extraite de la farine, acquiert plus de fermeté dans l'eau froide ; qu'elle diminue par la chaleur des mains ; qu'elle se relâche dans l'eau tiède, s'amollit dans l'eau chaude et cesse d'avoir de la consistance dans l'eau prête à bouillir.

Plus la farine fournira de cette manière collante ou glutineuse, plus elle aura de qualité. Je dis la farine, parce que le blé pourrait en contenir beaucoup et la farine très peu. Le meunier, en moulant mal, laisse beaucoup de gruaux dans le son et diminue d'autant la valeur de la farine ainsi que la proportion de cette matière collante qui n'est jamais aussi tenace, aussi élastique, aussi abondante dans les blés auxquels il est arrivé quelques accidents pendant leur végétation, ou qui ont été nourris d'eau à l'approche de la moisson. La substance glutineuse varie en proportion et en qualité, à raison du sol, de la culture, des saisons, de l'espèce et de l'état des blés. C'est une vérité que je crois avoir mise dans le plus grand degré d'évidence.

La matière glutineuse peut encore servir à faire reconnaître le mélange des farines et leur détérioration. Ceux qui ne font le commerce que pour un moment ont quelquefois trompé la bonne foi de l'acheteur en introduisant dans les farines du seigle, de l'orge, des fèves, etc. Or, la matière glutineuse ne se rencontrant que dans la farine de blé, tous les produits qu'on y ajouterait ne serviraient qu'à diminuer la proportion de cette matière.

Si jamais on pouvait se permettre, ainsi qu'on l'a avancé, souvent sans preuves, de mélanger la farine avec des matières qui n'ont aucune analogie avec elle ni même avec l'effet nutritif, comme le plâtre, la craie, la chaux, il suffirait de la délayer à grande eau : ces matières terreuses se précipiteraient, par leur propre poids, au fond des vaisseaux et se présenteraient sous la forme qui leur appartient. Rien d'ailleurs ne décèlerait une faute aussi punissable qu'un essai en pain qui serait lourd, massif, et craquerait sous les dents.

(Des moyens propres à faire connaître la
qualité de la farine.)

*
* *

Il y a des blés qui réunissent toutes les qualités nécessaires à la bonne fabrication du pain. Il y en a, au contraire, qu'on est obligé de mélanger ; mais le blé inférieur n'égalera jamais en qualité celui auquel on l'associera pour le bonifier ; s'il devient plus facile au travail, c'est toujours aux dépens du bon, qui perd autant de ses propriétés.

Le mélange des blés étant sujet à inconvénient, il vaut mieux combiner leurs farines obtenues séparément.

Ces mélanges n'auront de réussite assurée que quand ils seront assortis. Plusieurs circonstances peuvent les déterminer, les rendre même indispensables : tantôt les farines sont *revêches*, c'est-à-dire très abondantes en matière glutineuse, comme celles de la Beauce et de la Brie : alors il convient de leur associer une farine qui ait moins de corps, telle que celles de la Picardie. D'autres fois, les récoltes n'étant pas toujours égales, si les blés de l'année ont été fort humides et ceux de la moisson précédente extrêmement secs, il convient de mêler leurs farines, afin de les mieux conserver et de faciliter leur travail au pétrin.

Souvent enfin une farine, sans être altérée, peut néanmoins avoir perdu, par la vétusté, ses parties savoureuses. Le moyen de les lui restituer consiste à mêler avec elle la farine d'un blé nouveau qui partage le *goût de fruit* dans lequel réside l'agrément du pain. Il est bien essentiel surtout de ne pas attendre, pour mélanger les farines, l'instant où on va les mettre à la fermentation panaire. C'est ainsi que le vin, bu au moment de son mélange avec un autre vin, n'est absolument pas potable, tandis qu'il le devient au bout d'un certain temps.

Avant de quitter l'article des mélanges, je crois qu'il est nécessaire d'observer que les dernières farines bises ne devraient jamais être employées seules à la fabrication du pain, qu'il faudrait toujours leur associer partie égale de farine de seigle ou un tiers de farine blanche.

(Du mélange des farines.)

*
* *

La fermentation du levain ayant été regardée par M. Malouin comme spiritueuse (alcoolique), j'ai voulu m'assurer de son degré de spirituosité ; en conséquence, j'ai mis six livres de levain de tout point, dans le bain-marie d'un alambic, sans aucune addition, et j'ai distillé. Il s'annonça d'abord par un sifflement un principe volatil incoercible et bientôt une liqueur se rassembla dans le récipient ; je la présentai à la flamme d'une bougie et elle ne prit pas feu.

J'ai pris la même quantité du même levain, que j'ai délayée dans suffisante quantité d'eau, et j'ai distillé ensuite à feu nu. Dès que l'ébullition a été établie dans la cucurbite, j'ai séparé les premières quatre onces de liqueur qui avaient passé et j'ai poursuivi la distillation jusqu'à ce que j'eusse encore le double de liqueur ; alors je l'ai arrêtée pour examiner les deux produits. Le premier était un flegme volatil, qui tendait à devenir spiritueux et inflammable, s'il est permis de s'exprimer ainsi ; il n'altérait pas les couleurs bleues des végétaux. Le second produit était manifestement acide et rougissait la teinture de tournesol.

J'ai répété l'expérience avec le même levain en attendant pour distiller qu'il fût très aigre ; j'ai mis à part le premier produit qui a passé, et, l'ayant examiné avec précaution, j'ai observé qu'il était spiritueux et inflammable ; le second produit avait tous les caractères d'un acide.

On dit communément que plus les levains sont aigres, plus ils ont de force et d'activité ; mais il faut bien se garder de jamais les employer en cet état pour la panification. La fermentation n'est nullement avantageuse au pain quand elle est brusquée et rapide ; c'est un mouvement qui doit s'opérer lentement et par degrés, afin que les parties de la farine aient le temps de s'affiner, de s'arranger entre elles, et de se combiner intimement.

Les levains sont-ils trop prêts, ils crevassent, s'affaissent, s'aigrissent et le pain qui en résulte est lourd, sûr et bis. Si, au contraire, les levains ne sont pas suffisament prêts, la pâte lève peu et ne bouffe pas au four ; le pain, quoique plus blanc, est mat, sans yeux, indigeste : il a le goût de pâte.

Les levains sont à leur vrai point quand leur surface est lisse et élastique, leur volume double et qu'ils exhalent, lorsqu'on les entr'ouvre, une odeur vineuse et agréable.

(Des effets du levain.)

La nature de l'eau ne fait pas le pain. En vain on a prétendu que l'eau de pluie était la meilleure pour faire la pâte; les expériences que j'ai faites ne me permettent plus de douter de cette vérité. Je me bornerai à en rapporter les principales.

J'ai pris cinq livres de farine et la même dose de levain pour chacune ; j'ai pétri l'une avec de l'eau de rivière, la seconde avec de l'eau de puits, la troisième avec de l'eau de pluie, la quatrième avec de l'eau de fontaine, la cinquième avec de l'eau distillée. Les pâtes ayant été tournées, apprêtées, enfournées au même moment et retirées en même temps du four, les pains n'ont présenté nulle différence entre eux par rapport au goût, à la blancheur et à la légèreté. Cette même expérience répétée sur de plus grosses masses avec les mêmes précautions, présenta des résultats entièrement semblables, sans qu'il fût possible de discerner, par aucun côté, le pain fait avec de l'eau de pluie, qu'on dit être plus légère, d'avec celui fabriqué avec l'eau de puits qui passe pour la plus pesante.

Une autre expérience qui vient encore confirmer ce que j'avance, c'est qu'après avoir imprégné l'eau distillée d'une surabondance de ce qu'on nomme air fixé (acide carbonique) et l'avoir mise, par conséquent, dans le plus grand degré de légèreté possible, le pain que j'ai obtenu avec une pareille eau (eau de seltz artificielle, eau saturée d'acide carbonique) n'était pas différent de ceux dont il vient d'être question.

Si l'on hésite de se rendre aux expériences dont je viens de rendre compte, je prie du moins qu'on fasse attention à cette remarque qui, à elle seule, vaut toutes celles que je pourrais rassembler ici : les trois quarts du pain qui se consomme à Paris se fabriquent avec de l'eau de puits, c'est-à-dire avec une eau lourde, chargée de matière saline, et contenant peu d'air ; l'autre quart est fait avec de l'eau d'Arcueil et de rivière ; cependant on n'observe point que le pain varie dans les différents quartiers et l'on ne disconviendra pas, sans doute, qu'il ne soit un des meilleurs qu'on mange en Europe.

Toutes sortes d'eaux, pourvu qu'elles soient bonnes à boire, peuvent donc servir indifféremment à la préparation du levain, au pétrissage, à la fermentation de la pâte et donner d'excellent pain, si elles sont employées convenablement.

Il faut, autant que possible, n'employer l'eau que dans l'état le moins chaud, puisque le pain qui a été pétri à l'eau tiède, est constamment meilleur, plus blanc et plus savoureux que le pain fait à l'eau chaude. C'est une vérité qu'on ne saurait trop répéter aux boulangers, surtout à ceux de province, qui ont coutume d'employer de l'eau trop chaude, sans remarquer que c'est à cette fatale habitude que sont dus les défauts qu'on reproche avec raison à leur pain.

Il est difficile, pour ne pas dire impossible, d'évaluer au juste la quantité d'eau qu'il faut employer pour la pâte. Nous allons cependant donner des à peu près. C'est une chose connue, que, plus la farine est sèche, blanche et bien faite, plus elle absorbe d'eau ; la bonne farine, pour produire un pain qui ne soit ni trop lourd, ni trop léger, boit un tiers au moins de son poids ; la farine de qualité médiocre en absorbe un quart, mais la farine provenant d'un blé humide peut n'en prendre qu'un cinquième. En général, une farine absorbe d'autant plus d'eau, que la pâte est plus travaillée. La quantité d'eau augmente encore par rapport à la saison ; la pâte de la même farine, pour faire le même pain, exige plus de mollesse en hiver et plus de consistance en été.

La pâte à laquelle on n'a pas donné suffisamment d'eau, non seulement fatigue au travail et se tourne mal, mais elle lève difficilement. Le pain n'a pas de volume, il sent la farine et ne cuit jamais bien.

(*De l'eau considérée comme partie constituante du pain.*)

La préparation de tous les levains exige beaucoup de précautions, mais le levain dit *de tout point* en demande encore davantage, puisqu'il doit être employé immédiatement au pétrissage et que son degré d'apprêt influe puissamment sur la bonté du pain.

Il est impossible d'établir des règles fixes relativement à la préparation des levains et de déterminer le temps que chacun d'eux exige pour devenir propre à être renouvelé ou employé au pétrissage.

Les farines ne se ressemblent pas toujours et exigent des manipulations différentes ; les farines sèches, les farines revêches étant plus riches en matière glutineuse, demandent un levain pris dans l'état jeune et en grande quantité ; les farines humides provenant des blés tendres nouvellement moulus demandent, au contraire, une plus grande quantité de levain fort, afin que la pâte ne se relâche pas à l'apprêt.

L'effet du levain dépend encore de la nature des farines avec lesquelles on le prépare : plus elles sont blanches, plus la fermentation est lente et complète. Nous sommes donc bien éloigné de conseiller, ainsi que quelques auteurs l'ont fait, de former le levain destiné à la fabrication du pain blanc avec des farines bises, sous le prétexte qu'elles fermentent plus promptement et plus vivement ; en se servant d'un pareil levain, on ferait du pain bis avec des farines blanches. Il serait à souhaiter que tous les boulangers, à l'imitation de quelques-uns de nos plus habiles, n'employassent jamais que des levains de pâte blanche (1) dans la composition du pain bis ; cet aliment serait infiniment meilleur.

Nous n'hésitons pas de l'assurer, il est absolument au pouvoir de l'art de diriger les opérations du levain, de brusquer la fermentation ou de la faire naître à volonté d'une manière douce et insensible, de l'animer lorsqu'elle languit, de l'arrêter quand elle va trop vite, en un mot, de la fixer au terme où elle doit être, suivant les saisons et la qualité des farines. Mais en vain s'attendrait-on à produire constamment dans la matière qui fermente, les modifications et les changements qu'on jugerait à propos, si on ne possède pas une connaissance suffisante de l'influence de la chaleur et de l'air ; connaissance qu'il est aisé d'acquérir avec un peu d'étude et de réflexion. De même que le vigneron peut, quand il lui plaît, faire avec la même espèce de raisin, du vin doux, fermenté et demi-fermenté, déterminer ou suspendre à l'aide d'une chaleur ou d'un froid artificiel, ou bien encore d'une manière particulière (mutage), tout le travail de la cuve, raccommoder moyennant quelques précautions, les vins trop verts ou trop sucrés, corriger ceux qui menacent de tourner à l'aigre, de filer et de se corrompre ; de même aussi le boulanger a la faculté de préparer des levains de différents degrés de force, d'échauffer ou de ralentir leur activité, d'améliorer enfin par les états variés qu'il leur donne, le pain qu'on obtient de farines médiocres, humides ou revêches.

(Des levains.)

* *
* *

Les différentes substances que l'on a recommandé de mêler à la farine pour en former des levains artificiels et les faire servir ensuite à la fabrication du pain sont : la pré-

(1) C'est l'un des points essentiels du procédé de panification proposé par Mége-Mouriès, en 1856.

sure, le blanc d'œuf, l'eau minérale acidule (eau de seltz), la semence de citrouille, le millet, le son, les sucs des fruits récemment exprimés.

Ce n'est cependant pas qu'on ne puisse, avec de la farine seule et de l'eau composer un levain. Pour cet effet, on prend la quantité de farine que l'on veut, on la mêle avec de l'eau chaude, on travaille peu le mélange que l'on tient très mou, on l'expose après cela dans un endroit chaud, afin qu'il s'y aigrisse promptement; c'est ordinairement l'affaire de douze heures. Dès que cette pâte a contracté une odeur assez aigre, on la délaye dans la même quantité d'eau chaude et de farine pour en faire une pâte plus ferme, qu'on place sur le four, et qui n'est plus autant de temps à fermenter. On répète encore une fois cette opération et on obtient un levain propre à être employé. C'est vraisemblablement de cette manière que le premier levain aura été formé et qu'il se sera perfectionné tout naturellement à force d'être renouvelé.

Dans le cas où l'on désirerait avoir un levain artificie sur-le-champ, on peut suivre la pratique des Anglais, adoptée dans plusieurs de nos provinces. Elle consiste à mêler de la levure de bière avec de la farine et de l'eau pour en obtenir une pâte qui lève très rapidement.

La levure est le levain artificiel le plus généralement connu (1); tantôt elle est employée seule pour faire les

(1) « Pline attribue l'honneur de la levure aux Gaulois. Il n'est que plus étonnant que sous Louis XIV et dans la capitale, presque toute la Faculté ait voulu faire regarder comme une espèce de poison l'emploi de la levure dans la boulangerie. Cet emploi avait commencé sous Henri IV. Marie de Médicis ne faisait servir à sa table que du pain fabriqué avec de la levure de bière où il entrait du lait. Les pains que l'on appelle aujourd'hui des *petits pains au lait* se nommaient des *pains à la reine*... En 1668, la Faculté de médecine voulut traiter à fond la grande question de la levure dans le pain; trente docteurs furent d'avis d'en approuver l'usage, quarant-cinq furent d'avis contraire.

» Le 26 juillet 1669, le lieutenant de police La Reynie estime que l'usage de la levure dans le pain doit être défendu. L'arrêt du Parlement du 21 mars 1670 défend aux boulangers d'employer d'autre levure

fonctions du levain ordinaire, et tantôt comme un moyen d'accélérer ce dernier.

On reconnaît que la levure est de bonne qualité lorsque sa couleur est d'un blanc jaunâtre tirant sur le chamois ; cette couleur varie en raison de la qualité de l'orge, de la quantité de houblon employé et de l'espèce de bière qu'on a brassée. La bonne levure se rompt nettement et n'exhale aucune odeur aigre ; la mauvaise est gluante, molle, désagréablement aigre et noirâtre à sa surface.

La levure fraîche peut être comparée au levain jeune. Délayée dans l'eau, elle ne rougit pas le papier bleu de tournesol et n'occasionne aucune effervescence avec les alcalis ; distillée à feu nu, elle fournit une liqueur qui n'est pas inflammable.

La levure ancienne peut être également comparée au levain vieux. Elle change en rouge la teinture bleue ou violette des végétaux, fait effervescence avec les alcalis, exhale l'odeur aigre et donne de l'esprit ardent (alcool) par la distillation. Mais combien les effets de la levure sur la pâte sont différents de ceux du levain !

La levure nouvelle a une action vive, prompte et marquée sur la pâte ; le levain jeune, au contraire, agit doucement et d'une manière presque insensible ; aussi estime-t-on qu'une livre de levure équivaut à environ quatre-vingts livres de levain.

Le levain vieux produit sur la pâte un effet plus considérable que la levure aigre ou passée. Dans le premier cas, la fermentation continue ; dans le second cas, au contraire, elle s'affaiblit, d'où il résulte qu'il faut employer plus de levure : c'est précisément tout le contraire pour le levain.

Le pain fabriqué avec la levure, même dans les meilleures conditions, ne pourra jamais être mis en parallèle avec celui qui a été obtenu avec du levain jeune. S'il est passable

que celle qui se fait à Paris, fraîche et non corrompue. En dépit de la Faculté, de la police et des arrêts, on en a continué l'usage ». (*Note de François de Neufchâteau* in *Théâtre d'agriculture*, édition 1804.)

le premier jour, le lendemain il est sec et gris ; il s'émiette
aisément et il a une saveur amère, désagréable, qui se communique aux potages et aux mets.

La pâte faite avec la levure est moins tenace et moins
longue que celle où il n'y a que du franc levain ; la fermentation s'y établit trop promptement, elle fond et amollit à
l'apprêt ; souvent, au four, elle s'aplatit tout à fait, alors que
la pâte de levain, quand elle serait même un peu trop prête,
bouffe encore au four. Ainsi les levains de levure sont très
infidèles, en sorte que la plupart du temps on ne fait que de
très mauvais pain avec la plus belle farine.

Si les effets de la meilleure levure sont souvent équi-
voques, que peut-on espérer de celle qui sera inférieure ou
altérée ? Nos brasseurs de Paris font assez de bière en été
pour fournir aux boulangers la quantité de levure qu'ils
consomment ; mais pendant l'hiver on la tire de Picardie et
de Flandre. Il est rare, dans les chaleurs, que cette denrée
arrive en bon état dans les différents endroits où on la transporte ; un coup de tonnerre, un vent du sud, quelques exhalaisons fétides suffisent pour la gâter en chemin ; comme
elle est susceptible de tourner aussi rapidement que le poisson de mer, il est bien étonnant qu'on n'use pas pour elle
des mêmes précautions, je veux dire qu'on ne la voiture pas
également en poste, sans mettre de Lille ou de Valenciennes,
par exemple, quatre ou cinq jours pour nous l'apporter.

Rien d'ailleurs n'est plus difficile que de conserver longtemps la levure en bon état : elle passe à l'aigre et même à
la putréfaction avec une vitesse incroyable. Nous ne saurions trop inviter les marchands qui font le commerce de
la levure de la tenir dans un endroit frais et sec, en petites
masses bien renfermées, afin de ne pas être obligés d'en
détacher continuellement des morceaux....

Quel que soit le rapport sous lequel on envisage la levure, il n'est pas permis d'avoir de ses effets sur la pâte

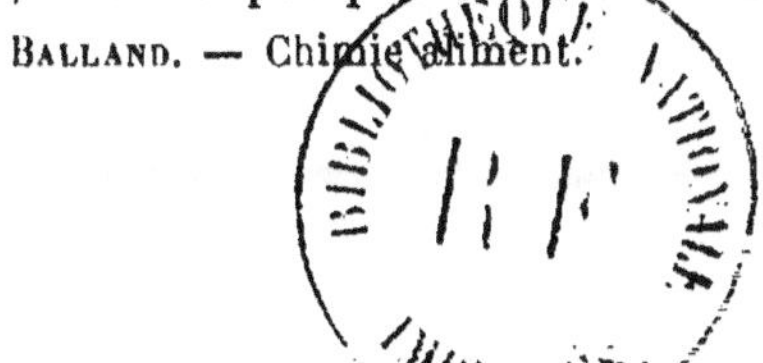

une idée bien favorable. Si elle est nouvelle, elle détermine, souvent trop vite, la fermentation ; quand elle est ancienne, elle ne produit pas suffisamment d'effet, et rien du tout, lorsqu'elle est tournée. Dans tous les cas, elle donne de la couleur au pain et détruit sa saveur naturelle pour lui communiquer la sienne qui est quelquefois très amère.

Si je ne suis pas le premier qui fasse des reproches à la levure, je crois pouvoir assurer que personne n'a plus été à portée que moi d'en apercevoir l'inutilité et l'abus. On sait qu'il s'est élevé des contestations à ce sujet. C'est même ce qui a donné lieu à ce badinage ingénieux que M. de la Condamine (1) a publié dans les dernières années de sa vie sous ce titre : *Le pain mollet.* Ce philosophe estimable met dans la bouche de Guy Patin (2) une harangue plaisante à ses confrères contre Perrault (3) qui était *pain molliste* en ajoutant :

> Il conclut que la mort volait
> Sur les ailes du pain mollet.

Le Parlement, pour terminer la querelle, avait rendu en 1670 un arrêt par lequel il enjoignait aux boulangers de ne se servir de la levure qu'autant qu'ils l'associeraient avec le levain et qu'ils n'emploieraient que celle préparée sur les lieux ; mais j'ose bien assurer que la Cour aurait proscrit la levure de la boulangerie sans réserve si, dans ce temps, la nature des levains de pâte, eût été mieux connue.

Il m'est indifférent de pénétrer les motifs qui ont pu déterminer les boulangers de Gonesse (4) *ennemis nés du pain*

---

(1) Membre de l'Académie française et de l'Académie des sciences, mort en 1774, à soixante-treize ans. Le poème sur le pain mollet a paru en 1768.

(2) Mort en 1672, à soixante et onze ans.

(3) Le médecin-architecte de la colonnade du Louvre, membre de l'Académie des sciences, mort en 1688, à soixante-quinze ans.

(4) Les pains de Gonesse, autrefois si renommés, étaient obtenus avec les gruaux bruts que l'on humectait la veille de la fournée « pour les faire crever et les disposer à l'opération du pétrissage ».

Les pains préparés dans de telles conditions sont très savoureux. Les gruaux qui n'ont subi qu'une mouture ont, en effet, comme l'a observé Parmentier, beaucoup plus de goût après cuisson que les mêmes gruaux remoulus.

mollet, à dénoncer alors au Parlement le pain dans lequel il y avait de la levure comme un aliment dangereux ; il m'importe peu également de connaître les raisons que les médecins eurent pour prononcer en faveur de la levure ; tout ce que je sais, c'est que si elle ne préjudicie pas directement à la santé, elle altère notre nourriture principale.

Mais quoique je me sois appuyé sur l'expérience et la raison pour donner mon avis sur la levure afin d'en circonscrire l'usage, je présume à regret que j'aurai longtemps pour devise : *vox clamantis in deserto* (1).

(De la levure.)

*
* *

Dans les pays où la levure et le sel sont communs et à bon marché, il est rare que la dose n'excède pas de beaucoup celle que l'on pourrait en mettre sans inconvénient, en sorte que la saveur délicate du pain n'est plus sensible, parce que l'amertume de la levure ou l'âcreté du sel y dominent.

Quand il est prouvé qu'avec une bonne farine, un levain jeune, de l'eau tiède, un pétrissage vif, une fermentation graduée, une cuisson ménagée, on peut constamment obtenir un pain supérieur pour le goût et la blancheur à celui dans lequel il serait entré de la levure et du sel, qu'est-il donc nécessaire de proposer ces deux substances dont l'une paraît destinée à tempérer les effets de l'autre et qui, ne pouvant même être employées ensemble, ne devraient jamais être utilisées que séparément, à petite dose et dans des circonstances absolument opposées ?

La levure accélère la fermentation, le sel la retarde ; l'une mollit et fond la pâte, l'autre la resserre et l'affermit ; enfin

---

(1) Malgré les critiques de Parmentier, plus justifiées alors qu'elles ne le seraient aujourd'hui, la levure de bière n'a pas cessé d'être employée par les boulangers : elle est actuellement remplacée par des levures de grains plus ou moins pures provenant des distilleries et fabriquées spécialement pour la boulangerie et la pâtisserie.

la levure porte le pain à se dessécher, le sel au contraire
l'entretient humide. Parce que les Anglais ne se servent
que d'un levain à levure mal fait, et qu'ils mettent force sel
dans leur pain, devons-nous les imiter ? Cette pratique très
défectueuse peut-elle être citée comme un modèle à suivre ;
ne sait-on pas que les habitants de la Grande-Bretagne
mangent fort peu de pain alors que les Français en font leur
aliment principal ; ce goût pour le pain n'a pas encore
passé, ni même diminué, malgré l'attrait que nous avons
pour l'anglomanie.

(Du sel dans la pâte.)

On n'emploie pas en boulangerie le sel uniquement
comme assaisonnement : il sert encore à réprimer les effets
d'une fermentation trop accélérée, à donner du corps à des
farines qui n'en ont pas suffisamment ou qui l'ont perdu, à
permettre que le pain retienne plus d'eau.

Dans les pays où le sel est à bon compte, on pourrait, en
le mêlant avec les farines des blés récoltés humides, prévenir et même arrêter leur altération. Le sel qu'on fait servir
à cet usage doit être séché sur le four et mis en poudre
avant d'être mêlé à la farine à laquelle il n'est plus nécessaire d'en ajouter pour la convertir en pain.

Les farines bises ont ordinairement moins besoin de sel
que les farines blanches, parce qu'elles ont plus de goût ;
mais, ayant une plus grande disposition à fermenter, le sel
y est plus nécessaire.

Le sel en se dissolvant dans l'eau produit toujours un
froid plus ou moins considérable : c'est ce froid, qui, dans
les vives chaleurs ralentit l'apprêt des levains et de la pâte
auxquels on ajoute du sel pour les empêcher de lever trop
vite.

Le pain des farines tendres dans lequel on met du sel, à
cause de la disposition qu'elles ont de relâcher à l'apprêt,

ressemble à celui des farines revêches qui n'en contient
point. Il a de petits yeux, une mie un peu serrée, une croûte
épaisse et dure : cette ressemblance vient de la propriété
qu'a le sel d'augmenter la ténacité et l'élasticité de la matière glutineuse qui, ainsi que nous l'avons dit, est toujours
plus abondante dans les farines revêches.

Les auteurs qui approuvent l'usage modéré du sel dans la
fabrication du pain, conviennent qu'il détruit l'agrément de
cet aliment quand il s'y trouve en excès.

(De l'usage du sel en boulangerie.)

*
* *

Plus les pains sont petits et allongés, plus ils présentent
de surface et plus ils éprouvent de déchet. L'évaporation
est toujours en raison des surfaces. On met, par exemple,
pour les pains ronds de douze livres, une livre et demie de
plus de pâte ; pour les pains de huit livres, une livre ; trois
quarterons pour les pains de six livres et onze onces pour
ceux de quatre livres ; pour les pains longs, on ajoute douze
onces pour un pain de quatre livres, neuf onces pour un de
trois livres, sept onces pour celui de deux livres, un quarteron (quatre onces) pour le pain d'une livre et deux onces
et demi pour celui d'une demi-livre.

(De la pesée de la pâte.)

*
* *

Les pains étaient originairement ronds et d'un volume
considérable. On en fait encore dans quelques provinces qui
pèsent jusqu'à quarante et cinquante livres, mais en général
les plus gros ne dépassent pas douze livres. Il est vrai que
l'on a donné en même temps dans un autre excès en renon-
çant aux pains trop gros ; on les a fait tellement petits,
qu'aujourd'hui, chacun a son pain dans le repas le plus
indifférent

La forme ronde est également abandonnée, on ne l'emploie plus à présent à Paris que pour les pains de pâte ferme et le pain bis-blanc. On a adopté la forme longue parce qu'elle est plus commode au four, que le pain cuit mieux et prend davantage de croûte ; mais on a abusé de cette forme en l'allongeant en flûte, de manière que ce n'est plus que de la croûte au lieu de pain.

On a trop longtemps cru qu'il fallait moins travailler la pâte du pain bis que celle du pain blanc : c'est précisément tout le contraire que l'on doit faire.

Le pain bis ne varie pas dans sa forme et dans son volume comme le pain blanc ; il est presque toujours sous forme ronde et du poids de douze livres.

(De la façon de la pâte.)

**

Suivant l'opinion commune, il n'y a rien de plus aisé à construire qu'un four ; tout le monde se persuade même en connaître la meilleure forme et les justes dimensions ; cependant nous voyons journellement les boulangers avoir une peine infinie pour se procurer un four tel qu'ils le désirent.

[L'auteur s'étend longuement sur le four à âtre ovale avec ouras, dit *de Parmentier*, qui a joui pendant longtemps d'une certaine faveur. Comme il n'est plus employé, nous ne faisons que le mentionner].

(De la construction du four.)

**

Il n'est pas possible de déterminer au juste la quantité de bois qu'on doit mettre au four ; cela tient à la situation, à la grandeur et à la forme du four ; à la nature des matériaux dont il est construit ; à l'épaisseur de la maçonnerie ; au nombre des fournées et à l'espèce de bois employé. L'habitude fait mieux connaître le degré de chauffage du four que tous les moyens qu'on préconise et qu'on étale.

(Du chauffage du four.)

La cuisson du pain est comme la fermentation de la pâte, elle demande un certain temps pour s'opérer convenablement. Un four qui ne serait pas assez chaud dessécherait le pain sans le cuire ; trop chaud, il brûlerait la surface et l'intérieur serait gras. En général, il vaut mieux que le pain soit trop cuit que pas assez. Le boulanger qui ferait saisir trop promptement le pain au four, pour retenir l'eau dans la pâte, serait aussi répréhensible que celui qui vendrait à un poids éloigné du déchet que les circonstances normales peuvent occasionner.

(Du séjour du pain dans le four.)

Lorsqu'on retire le pain du four, il faut prendre garde que, sortant d'un lieu brûlant pour passer dans un milieu moins chaud, il n'éprouve trop subitement le contact de l'air et que sa surface ne se gerce. L'ouvrier qui prend les pains sur la pelle, préviendra toujours cet inconvénient s'il les met, au sortir du four, dans une manne ou grand panier et les range doucement, les uns auprès des autres, debout si ce sont des pains longs, et jamais par le côté de la brisure, si ce sont des pains ronds ; il faut ensuite étendre sur la manne une couverture propre jusqu'à ce que le pain soit tout à fait refroidi.

Si le four avait été vif et que l'on eût retiré le pain plus tôt qu'à l'ordinaire, il faudrait l'exposer à l'air, en sortant du four, pour lui enlever un peu de sa couleur sans appréhender que froid ne le gerce. Lorsque la couleur trop foncée du pain dépend au contraire d'un long séjour au four et d'une cuisson excessive, on doit l'étendre sur des toiles légèrement mouillées et le recouvrir avec soin : dès que le pain est entièrement refroidi, on ôte les couvertures et on remarque qu'il a perdu de sa couleur.

La cuisson du pain est encore plus délicate que l'apprêt de la pâte ; elle ne peut souffrir aucune interruption. Le pain incomplètement cuit remis au four perd sa couleur vive, la croûte se ride et la mie se dessèche. Il est donc important de ne défourner qu'à propos.

Il ne faut guère plus d'un demi-quart d'heure pour ôter trente-cinq pains de huit livres qui composent une fournée et un quart d'heure au plus pour soixante pains de quatre livres.

Le pain, depuis l'instant qu'il est sorti du four jusqu'à celui où il est parfaitement refroidi, éprouve quelques légers changements. Il perd insensiblement l'odeur agréable qu'il répand étant chaud ; sa couleur vive et luisante se ternit un peu et il diminue en même temps de poids : cette déperdition est toujours en raison des surfaces et de la légèreté du pain (1).

(Du défournement.)

On a dit du pain que cet aliment perdait de son prix, parce que sa préparation était coûteuse et pénible ; mais quand on réfléchit, que, dans un même fournil, cinq hommes peuvent en quinze heures apprêter la nourriture principale de trois mille hommes, on se demandera quel est l'aliment pouvant être préparé avec autant de facilité qui serait en état de remplacer le pain, quelque multipliés que soient les soins qu'exige sa préparation ?

(Du pain.)

(1) Par dessication spontanée à l'air, le pain arrive à ne retenir pas plus d'eau que le blé, 12 à 14 p. 100.

Le pain bien fait doit être un peu plus large que haut, d'un beau jaune doré, lisse à sa surface, sans gerçures ni crevasses, à l'exception de celles qu'on y a pratiquées avant l'apprêt ou que la cuisson occasionne, sur les côtés. Mais on ne doit pas s'arrêter à l'extérieur et le juger par sa croûte ; il faut encore le couper par le milieu pour voir si la mie est sèche, longue, spongieuse, élastique, d'un blanc jaunâtre, parsemée de trous plus ou moins grands et d'une forme inégale. La mie doit aussi avoir une légère odeur vineuse de levain jeune ; elle doit être sèche sous la dent, se broyer aisément dans la bouche, se mêler et se dissoudre avec les sucs salivaires.

Autant que l'on peut, on doit manger la croûte avec la mie, l'une est l'assaisonnement de l'autre ; elles produisent ensemble une saveur comparable à celle de la noisette.

Si le pain pèche par un vice de fabrication, il est lourd, plat, dentelé, rempli de baisures : la croûte est rouge obscur et coriace ; la mie est d'un blanc livide, courte, aigre, collante, formée de petits trous égaux entre eux.

Si les grains étaient salis ou altérés, le pain n'aurait pas d'apparence, son odeur serait désagréable, il aurait de plus le goût de poussière, de graisse et presque toujours de l'amertume.

L'expérience prononce tous les jours en faveur du bon pain ; les louanges qu'on lui prodigue de toutes parts le font regarder comme un bienfait accordé à la société : il est le premier de nos aliments. Le goût pour le pain est celui que nous perdons le dernier et son retour est le signe le plus assuré de la convalescence ; il convient à tout âge et à toutes sortes de tempéraments ; il corrige et fait digérer les autres nourritures ; il influe sur nos bonnes et nos mauvaises digestions : on peut le manger avec la viande et les autres comestibles sans qu'il en change la saveur et l'agrément.

On distingue les pains par leur forme, leur volume, leur
légèreté, l'usage auquel on les destine, les noms des pays ou
des auteurs qui leur ont donné la vogue. Il y a des pains
longs, ronds, troués, fendus, cornus, à bourrelets, à couronne ; des pains à café, à mie, à soupe et à potage ; des
pains de Nevers, à la navette, à la Reine et à la Duchesse ;
des pains mollets, demi-mollets, de pâte ferme, de toutes
farines ou de ménage. Enfin, le boulanger doit faire du pain
blanc, bis-blanc et du pain bis. Tous ces pains auront une
bonne qualité, quand, parfaitement cuits, ils absorberont
aisément et sans s'émietter le fluide dans lequel on les trem-
pera, et qu'au lieu de décomposer le bouillon ou de cailler
le lait, ils y mitonneront sans les altérer.

Plus le pain a de volume, mieux il doit sustenter, parce
qu'ayant davantage de surface, les sucs de l'estomac peuvent
en extraire plus aisément et plus abondamment de quoi
former la matière du chyle. Mais il ne suffit pas d'être
nourri, il faut encore être lesté ; il faut que les aliments
rassasient et remplissent. Or, le pain qui a le plus d'étendue
est celui qui produit le mieux cet effet. Quatre livres de farine
par exemple, réduites en pâte ferme et traitées d'après des
procédés défectueux, peuvent fournir cinq livres et demie
de pain dont l'étendue aura un pied carré, alors que, suivant la bonne méthode, la même quantité donnera au moins
six livres de pain qui occuperont le double de volume.

Que l'on ne croie pas qu'en insistant sur le volume du
pain, je prétends insinuer qu'il faudrait donner aux ouvriers
qui sont astreints à un travail pénible, du pain mollet dont
l'excessive légèreté est autant éloigné du pain de pâte
ferme que ce dernier diffère du pain mal fabriqué du cultivateur. Toutes les parties du grain que la mouture confond
et que la bluterie présente à part, sont faites pour aller
ensemble ; les farines blanches et les farines bises ont des
propriétés différentes, et, de leur mélange, résulte un composé qui fournit, sans contredit, l'aliment le plus salubre et

le plus substantiel dont les citoyens de toutes les classes puissent faire usage avec économie.

(*Du choix du pain.*)

* *

Le pain d'avoine est lourd, gris et fort amer. Il vaut donc mieux imiter les Anglais et quelques autres nations, qui utilisent l'avoine sous forme de bouillie. Le panis, le sorgho et le millet, qu'on cultivait davantage autrefois, sont dans le même cas que l'avoine ; le pain qu'on en prépare étant toujours fade, lourd et sec, il est plus avantageux de les accommoder avec de l'eau, du lait, du bouillon ou d'en faire des gâteaux.

Le pain de riz est également mat et insipide ; cette graine doit être cuite simplement dans l'eau, à moitié crevée, et relevée par des assaisonnements...

Le pain d'épeautre, loin d'être noir, ainsi que l'assurent quelques auteurs, est extraordinairement blanc, léger et d'une facile digestion.

Le pain de seigle tient le premier rang après le pain de froment. Il a même l'avantage que n'a pas ce dernier, de rester frais longtemps, sans perdre son agrément, avantage précieux pour les habitants des campagnes qui n'ont pas le temps de cuire souvent. Ce pain savoureux possède un parfum de violette qui plaît à tout le monde ; bien fabriqué, il se digère très aisément.

Le pain de méteil tient le milieu entre le pain de froment et le pain de seigle ; il est bon, savoureux et très nourrissant.

L'orge est, après le froment, le grain dont on fait le plus usage sous forme de pain. Le pain d'orge le mieux fabriqué est toujours rougeâtre ; il est sec, dur et cassant. Sa mie n'est ni flexible, ni spongieuse ; à peine conserve-t-il, peu de temps après sa cuisson, la qualité qui appartient à toute espèce de pain frais, d'être tendre et humide. Quand on le peut, il est avantageux, d'associer l'orge avec le froment ou le seigle.

Le pain de blé de Turquie (maïs) constitue la nourriture la plus commune des habitants de la campagne ; les personnes à leur aise en mangent aussi avec plaisir dans la soupe, où il mitonne fort bien. Ce pain se conserve très longtemps ; tout levain peut servir à l'obtenir, pourvu qu'il soit abondant, nouveau et de bonne qualité.

Le pain de sarrasin se sèche dès le lendemain de sa cuisson ; il se fend, s'émiette et finit par devenir insupportable. Un pareil pain n'est possible que si l'on ne peut s'en procurer d'autre.

(Des différentes espèces de pain.)

***

En présentant le tableau des produits qu'on retire d'un setier de blé, mesure de Paris, pesant deux cent quarante livres et moulu par la mouture économique, nous avons fait mention de cinq espèces de farine et de trois sortes de son (Voy. p. 83).

Nous allons reprendre ici les produits en farine, pour parler de ceux qu'ils fournissent étant convertis en pain ; mais pour simplifier les détails, sans s'écarter de la vérité, nous les réduirons à deux classes, la farine blanche et la farine bise ; l'une composée des trois premières farines qui donnent ensemble cent soixante livres, et l'autre, des deux dernières, pesant vingt livres ; d'où il résulte en tout cent quatre-vingts livres. .

Tableau des produits en pain des cent quatre-vingts livres de farine résultantes d'un setier de blé du poids de deux cent quarante livres moulu par la mouture économique.

Des 160 livres de farine blanche en pain de pâte ferme, du poids de 4 livres.........	204 livres.	} 229 liv. 1/2.
Des 20 livres de farine bise..............	25 liv. 1/2.	
Des 160 livres de farine blanche en pain de pâte molle, du poids de 4 livres.........	208 livres.	} 234 livres.
Des 20 livres de farine bise..............	26 —	
Des 160 livres de farine blanche de la même pâte, en pain d'une livre..............	190 livres.	} 213 liv. 3/4.
Des 20 livres de farine bise..............	23 liv. 3/4.	
Des 160 livres de farine blanche, en pain de demi-livre............................	180 livres.	} 202 liv. (1).
Des 20 livres de farine bise..............	22 —	

Les produits de la farine en pain, varient donc, comme on le voit, à raison de leur volume et de leur espèce.

Ce tableau suffira pour guider ceux qui, dans les essais, se serviraient, pour objet de comparaison, de la mesure et du poids du setier de Paris.

Toutefois, il y a une grande différence entre ce qui se passe quand on fait des essais et le travail habituel du boulanger : dans les essais, je vois d'abord le moulin surveillé de toutes parts par des hommes qui suivent le grain, cacheté et numéroté, depuis son transport chez le meunier jusqu'à la mise à la trémie ; je vois la farine tombant dans la huche, environnée encore de témoins qui ne la perdent pas de vue, que la dernière pincée ne soit ramassée ; je vois qu'on ne rompt le cachet du sac qui la renferme, que quand il s'agit de la vider dans le pétrin pour la convertir en pâte ; qu'on ne la quitte plus qu'elle n'ait été soupesée, tournée, comptée, mise sur couche et au four ; enfin, je vois les pains pesés et comptés de nouveau quand ils sont refroidis. C'est d'après

---

(1) En d'autres termes, 100 kilogrammes de farines mélangées donnent en moyenne :

127k,500 de pains de quatre livres, en pâte ferme.
130k,000 — — en pâte molle.
118k,750 — d'une livre, en pâte molle.
112k,225 — de demi-livre, en pâte molle.

toutes ces précautions, que sont dressés les procès-verbaux qui constatent les essais.

Mais le boulanger envoie son blé au moulin, sans le cacheter ; le voilà livré à la discrétion du meunier qui moud à sa guise, sans être inspecté. La même économie préside-t-elle aux opérations de sa fabrique ? Et, quand elle y présiderait, jamais le boulanger ne pourra obtenir des résultats absolument semblables, parce que, dans les essais bien faits, on ne perd pas un grain, pas une pincée de farine, pas une parcelle de pâte. La crainte et l'honneur sollicitent à la fois le meunier pour remplir le véritable but de son art ; les mêmes motifs peuvent-ils l'animer en faveur des boulangers !

Les auteurs qui ont cherché à établir que le poids du pain pourrait toujours être égal à la livre de blé ont entrevu, dans cette circonstance, la facilité de la taxe et la satisfaction de pouvoir augmenter la somme des produits dans un temps de cherté, en désirant qu'on pût retirer une livre de pain d'une livre de blé. Ce n'est pas que la chose soit physiquement impossible ; mais, pour y parvenir, il faut s'écarter de la méthode du commerçant en farine et du boulanger. L'un et l'autre, pour faire de belles marchandises, se bornent au produit dont nous avons parlé, mais, pour obtenir du blé livre par livre de pain, il faut rapprocher les meules pour en retirer une plus grande quantité de farine, comme cent quatre vingt quinze livres à deux cents, par setier, au lieu de cent quatre-vingts (81,25 à 83,33 p. 100 au lieu de 75 p. 100).

Il est nécessaire, ensuite, de faire des pains au moins de douze livres ; ce n'est qu'à l'aide de ces deux moyens qu'on pourra espérer obtenir la livre de pain pour la livre du blé...

On a fait, dans les années dernières, des essais à Dijon sur plusieurs quintaux de blé convertis en farine par la mouture économique ; on a reporté le son sous les meules pour le convertir en poudre fine, ne laissant au blutage que

deux livres de résidu (1). La farine obtenue était semblable,
à la finesse près, à la farine en rame ; elle donnait bien un
excédent de pain de trente et une livres quatorze onze par
quintal de blé (100 livres) ; mais la qualité de ce pain a forcé
l'auteur des essais d'avouer qu'il ne valait rien. En procédant ainsi, rien n'est plus aisé d'obtenir ces grands résultats
qui étonnent : un apprenti meunier et le dernier garçon boulanger en feront toujours autant.

(Des essais.)

* *
*

On n'est pas dans l'usage de taxer le pain de Paris, ainsi
que dans beaucoup de villes du royaume, parce que là où il
se trouve un très grand nombre de boulangers, la concurrence met nécessairement le prix du pain à sa juste valeur
et toujours en proportion de celui du blé et de la farine.
Quelquefois, cependant, le pain a été taxé à Paris et dans
les environs ; ce n'a été, il est vrai, que pendant les temps
de cherté, dans l'intention d'obliger le boulanger à ne
fabriquer qu'une seule qualité de pain, pour ramener cette
denrée essentielle à un prix plus modique et soulager en
même temps le peuple ; mais il y aurait tout lieu de craindre
que la taxe dans les années d'abondance, ne replongeât dans
l'enfance, la meunerie et la boulangerie, plus perfectionnées
à Paris qu'ailleurs, parce que le boulanger plus instruit et
plus jaloux de faire du beau pain, n'achète que des blés
d'élite. La taxe ne portant que sur ceux du milieu, d'un
prix et d'une qualité inférieurs, il se verrait contraint pour
s'en tirer avec la taxe, d'acheter des grains médiocres, de
faire des moutures basses, d'augmenter les produits en farine
aux dépens du son, de négliger enfin son art. Quand on ne
gagne pas sur son travail, les talents sont en défaut, et rien ne
ressemble davantage à l'ouvrage d'un mauvais ouvrier que
celui d'un homme instruit qui n'est pas suffisamment payé.

(De la taxe du pain.)

(1) Des essais semblables ont été entrepris par l'administration de la
guerre, en 1850, et ont donné des résultats absolument défavorables.

VI. — Manière de faire le pain de pomme de terre (1).

Toutes les fois qu'il a été question d'expériences utiles à l'humanité, les officiers supérieurs de l'Hôtel royal des Invalides se sont prêtés volontiers, avec l'agrément du ministre, à en constater les effets. L'avantage que j'ai de demeurer dans cette célèbre maison, m'a fait profiter des ressources que m'offrait la boulangerie qui, depuis que l'Administration en a fait un objet de régie, est devenue un chef-d'œuvre de propreté, d'ordre, de perfection et d'économie. C'est donc ce lieu que j'ai choisi pour répéter mon expérience avec une sorte d'appareil, et en présence de M. Le Noir (2), de M. Franklin (3), de M. le baron d'Espagnac (4), de M. de la Ponce (5) et de plusieurs officiers de l'état-major.

* * *

Les expériences de boulangerie sont plus délicates qu'on ne pense; leur succès dépend souvent de la plus petite circonstance. Il faut avoir réellement mis la main à la pâte, et être demeuré longtemps auprès du pétrin et à la bouche du four pour se flatter de réussir; c'est là, et non dans le cabinet, que conversant familièrement avec les ouvriers intelligents, et se mettant quelquefois à leur place, on parvient à connaître les finesses du métier, et qu'on apprend qu'il n'y a pas de procédés plus soumis aux intempéries des saisons, que ceux qui convertissent la farine en pain. Si l'on me demandait quels ont été mes résultats, lorsque j'ai opéré sur les grosses masses, je répondrais franchement que la

---

(1) Voy. *Bibliographie*, n° 19.
(2) Lieutenant de police, qui dota Paris d'utiles institutions (École de boulangerie, Mont-de-piété, etc.); mort en 1807 à soixante-quinze ans.
(3) Benjamin Franklin (1706-1790).
(4) Lieutenant général, gouverneur des Invalides, de 1766 à 1783.
(5) Commissaire ordonnateur des guerres, directeur des services administratifs de l'Hôtel des Invalides.

réussite n'a pas toujours été complète ; encore déclarerai-
je que je dois le beau pain que j'ai obtenu aux talents de
M. Brocq.

La pomme de terre qui n'a pu jusqu'à présent être convertie en pain bien levé, sans le mélange d'autre farine,
n'exige cependant aucun secours étranger pour prendre la
forme de cet aliment. Tout l'art consiste à faire subir à ces
tubercules deux opérations particulières, avant de leur appliquer le procédé du boulanger ; la première est l'extraction de l'amidon, la seconde la préparation de la pulpe.

Extraction de l'amidon. — Pour obtenir l'amidon, lavez
à plusieurs reprises des pommes de terre dans l'eau, pour en
détacher la terre ; divisez-les à l'aide d'une râpe de fer-blanc,
montée sur un châssis de bois et posée sur une terrine ou
sur un seau qu'on vide, à mesure qu'il se remplit, dans un
vaisseau plus grand. La pomme de terre râpée offre une
pâte liquide qui se colore à l'air : on étend cette pâte dans
plus ou moins d'eau, on agite avec un bâton ou avec les
mains et on verse le tout dans un tamis placé au-dessus d'un
autre vase. Il reste sur le tamis la matière fibreuse et l'eau
trouble qui passe à travers, entraîne avec elle l'amidon qu'on
trouve déposé au fond du vase : on jette l'eau rougeâtre qui
surnage le précipité et l'on en ajoute de nouvelle, jusqu'à ce
qu'elle cesse d'être teintée. On enlève ensuite le dépôt bien
lavé, on le distribue par morceaux, dans des tamis revêtus
de papier et on l'expose dans un endroit chaud ou à l'air
libre pour lui enlever l'humidité surabondante. A mesure
que l'amidon se sèche, il perd le gris sale qu'il avait pour
passer à l'état blanc et brillant ; finalement on le tamise.

Préparation de la pulpe. — Pour la préparation de la
pulpe, on jette les pommes de terre dans l'eau bouillante,
on les laisse sur le feu environ un quart d'heure, on les
retire, on les pèle et on les écrase sur une table à l'aide d'un
rouleau de bois, jusqu'à ce qu'il n'existe plus de grumeaux.

Dans l'opération de l'amidon, les pommes de terre perdent les deux tiers au moins de leur poids : le déchet qu'elles éprouvent au contraire pour passer à l'état de pulpe se réduit à peu de chose. Il importe que l'amidon soit parfaitement lavé et la pulpe exactement égale et visqueuse, sans quoi le pétrissage le mieux exécuté ne produira qu'un pain gris et mal levé.

On peut se servir de l'amidon dans l'état sec et dans l'état humide, immédiatement ou longtemps après sa préparation, mais la pulpe doit être employée sur-le-champ, vu qu'à mesure qu'on s'éloigne de l'époque de sa préparation, elle perd cette viscosité et cette élasticité si essentielles pour opérer l'effet désiré.

Les proportions de l'amidon et de la pulpe ne varient jamais, soit dans la composition du levain, soit pour celle de la pâte ; c'est toujours parties égales de l'une et de l'autre.

L'eau destinée au pétrissage du levain ou de la pâte ne saurait être trop chaude ; elle forme le cinquième du mélange.

La quantité du levain est déterminée par celle de la pâte : elle en fait la moitié, de manière que pour cent livres de pain, il faut cinquante livres de levain.

L'assaisonnement est essentiel à la pomme de terre, sous quelque forme qu'on en fasse usage ; il lui en faut moins, il est vrai, dans l'état de pain, un demi-gros de sel (environ 2 grammes) par livre suffit.

La pâte, étant bien pétrie et tournée comme il convient, demande un apprêt lent et une cuisson graduée ; il lui faut donc une fermentation soutenue longtemps et un four très doux. Aussi pour fabriquer le pain dont il s'agit, on procédera de la manière suivante :

On prendra un morceau de pâte aigrie d'elle-même, ou mieux, un peu de levain que l'on délayera le soir dans une pinte d'eau chaude ; on y ajoutera deux livres d'amidon et autant de pulpe de pommes de terre. Le mélange une fois achevé, sera couvert et placé dans un endroit chaud jusqu'au lendemain matin ; c'est alors qu'il faudra songer au pétrissage.

On étendra le levain ainsi préparé dans une nouvelle pinte d'eau, où l'on aura fait fondre une demi-once de sel ; et le tout sera incorporé avec la même quantité d'amidon et de pulpe que la veille. La pâte étant bien pétrie sera distribuée en huit parties dans des corbeilles ou dans des sébiles saupoudrées de son, que l'on couvrira et exposera dans un endroit tempéré, l'espace de six heures, plus ou moins, suivant la saison.

Quatre heures après que la pâte sera mise à lever, il faudra commencer à chauffer le four, avec la précaution de n'employer que peu de bois à la fois.

Quand il sera à son vrai point, on enfournera ; mais avant, on mouillera la surface de la pâte. Au bout d'une heure et demie ou deux heures, le pain sera cuit (1).

État de la quantité de pommes de terre nécessaire pour obtenir une livre de pain.

	Livres.	Onces.
Amidon	»	9
Pulpe	»	9
Eau employée au pétrissage	»	4
Pâte résultant du mélange, 22 onces ou	1	6
Ces 22 onces de pâte mises au four évaporent durant la cuisson	»	6
Le pain après le refroidissement pèse	1	»
Poids égal à celui de la pâte	1	6

La pomme de terre donnant trois onces d'amidon par livre et ne souffrant presque aucun déchet, pour être réduite en pulpe, on voit, d'après ce tableau, que, pour avoir neuf onces d'amidon et neuf onces de pulpe, il faut trois livres de pommes de terre pour l'un et dix onces pour l'autre, ce qui forme en tout trois livres dix onces de pommes de terre qui sont réduites à une livre de pain (soit pour 1 kilogramme de pain, 3^{ks},625 de pommes de terre).

(1) Les expériences si variées et si décisives de Parmentier sur la panification de la pomme de terre étaient tellement oubliées, vers 1839, que la *Société d'encouragement pour l'industrie nationale*, qui compte cependant Parmentier parmi ses membres fondateurs, proposait un prix de 6000 francs *pour la panification de la pomme de terre cuite, épluchée et divisée en une pulpe ou poudre farineuse.*

VII. — Discours sur la boulangerie (1).

Si la valeur d'une découverte doit être appréciée par son degré d'utilité, si la considération qu'obtiennent les sciences se mesure sur les avantages qu'en retire la société, de tous les arts que nos besoins ont créés et que l'industrie a perfectionnés, en est-il qui ait le droit d'intéresser davantage les hommes de tous les états, que celui dont le but est la préparation du premier de nos aliments?

L'établissement d'une école publique de boulangerie (2)

_____

(1) Voy. *Bibliographie*, n° 20.

(2) Depuis longtemps, Parmentier demandait la création de cette école. « Pourquoi, écrivait-il, dans l'introduction de son *Traité sur la fabrication du pain*, n'établirait-on pas dans la capitale une école de meunerie et de boulangerie, dont les élèves, munis de certificats authentiques, seraient distribués dans nos villes de province? L'École vétérinaire a perfectionné l'art hippiatrique; la principale nourriture de l'homme vaut bien la santé des animaux. »

L'École de boulangerie eut pour premiers administrateurs Parmentier, Cadet de Vaux, Brocq, Destor et Mouchy.

Cette école prospéra malgré les vives critiques dont elle fut l'objet.

Les élèves qu'elle forma ne tardèrent pas à se répandre dans les divers quartiers de Paris et dans un grand nombre de départements. Les hôpitaux et les prisons s'aperçurent bientôt de l'influence féconde des leçons de Parmentier et de Cadet de Vaux sur le perfectionnement que réclamait à cette époque la panification.

Le gouvernement, en 1789, prit cette école sous sa protection, mais sur 'ordre de Louis XVI, elle fut placée sous la direction de la Société d'agriculture, à la charge par cette compagnie d'acquitter la moitié du loyer que cette école occupait dans la rue de la Grande-Truanderie. Un comité spécial composé de Tillet, Fougeroux de Bondaroy et Cretté-Palluel, membres titulaires, fut chargé de surveiller les expériences que la société et le gouvernement jugeraient utiles d'y faire. (Heuzé, *Éloge de Cadet de Vaux*, in *Bull. de la Soc. nat. d'agriculture*, 1870, 3ᵉ série, t. V, p. 480.)

L'école disparut avec toutes les écoles de l'ancien régime et Cadet de Vaux s'efforça en vain de la faire revivre. Le *Bulletin de la Société d'encouragement pour l'industrie nationale* de mai 1804 mentionne un rapport de lui sur l'institution d'une *École de meunerie* dont les professeurs seraient pris parmi les membres de la société; mais l'école et le moulin qui devaient servir aux expériences sont restés à l'état de projet. En 1891, une nouvelle *École de meunerie et de boulangerie*, due à l'initiative de quelques hommes de progrès a été créée à Paris. Elle fonctionne régulièrement depuis cette époque. L'alimentation générale gane saurait être mieux annoncée que par l'histoire de l'art qu'on se propose d'y traiter et par l'exposé des avantages qui doivent en résulter.

gnerait beaucoup à ce qu'elle fût placée sous le contrôle direct du gouvernement.

Voici, sur cette école, peu connue du public, quelques renseignements que nous empruntons au *Journal de la meunerie* d'avril 1901.

« En 1881, M. Tourlonnias fabricant de meules, à Lyon, fit paraître une brochure sur la nécessité de la création d'une École de meunerie et de boulangerie, à Lyon. Cette brochure fut publiée dans le journal *le Meunier*, puis il n'en fut plus question.

« Cependant l'idée émise n'était pas complètement oubliée et, en 1883, elle fut reprise par la *Chambre syndicale des grains et farines de Paris*. Un projet, élaboré par Jules Schweisch, rapporteur choisi par cette Chambre syndicale, était présenté le 17 décembre 1883, au préfet de la Seine et au ministre du commerce et de l'industrie, en réponse à une lettre adressée à la Chambre syndicale par le directeur de l'enseignement primaire du département de la Seine, et que nous reproduisons ci-dessous :

« *A Monsieur le Président de la Chambre syndicale des grains et farines de Paris.*

« M. le ministre du commerce et de l'industrie m'a chargé de procéder « à une enquête, sur la situation et les nouveaux besoins de l'enseigne- « ment technique proprement dit et de l'enseignement commercial.

« C'est à ce titre, monsieur le Président, que je viens solliciter votre « concours. Je vous prie de vouloir bien me faire connaître votre avis sur « la situation de l'enseignement technique et commercial, de me signaler « les avantages, et s'il y a lieu, les lacunes et les imperfections des pro- « grammes.

« Je vous prie également de vouloir bien me faire savoir si les indus- « tries ou les branches de commerce, dont vous vous occupez plus spécia- « lement, trouvent des établissements et des ressources suffisantes pour « former de bons ouvriers et de bons employés.

« Enfin, je vous serai obligé de me signaler les écoles nouvelles qu'il « vous paraîtrait utile de créer, ainsi que les conditions dans lesquelles « l'État devrait intervenir dans ces créations.

« Veuillez agréer, etc.

« Dans son rapport, M. J. Schweisch fait ressortir que toutes les bran- ches de l'industrie nationale ont des écoles modèles : institut agrono- mique, écoles d'agriculture, école de laiterie et de fromagerie, école d'horlogerie de Cluses, école de céramique de Limoges, école des indus- tries agricoles de Douai, comprenant la brasserie, la sucrerie et la dis- tillerie des alcools.... Seule, la meunerie, la plus importante de toutes les industries alimentaires n'en possède pas. Pourquoi ?...

« Ce rapport resta sans effet, mais, depuis sa publication, la création d'une École professionnelle de meunerie en France avait été, à plusieurs reprises, agitée dans le *Journal de la meunerie*. Toutefois ce n'est qu'au commencement de l'année 1891 qu'on a fait une tentative, du reste, cou-

L'obscurité des anciennes traditions laisse fort peu de ressources pour fixer l'origine de la boulangerie : on sait

ronnée de succès, pour amener cette question sur un terrain pratique et lui donner enfin une solution immédiate. Le 12 mars 1891, l'École de meunerie de Paris fut fondée.

« Bien persuadés qu'il y avait, parmi les représentants de l'industrie meunière et du commerce des grains et farines, bon nombre d'hommes compétents prêts à appuyer et à favoriser une telle institution, et que, d'autre part, le gouvernement de la République, ne se refuserait pas à encourager une entreprise d'intérêt général et à lui prêter son concours, les promoteurs n'avaient plus qu'à aplanir les difficultés du début en présentant un projet immédiatement réalisable.

« Aussi, au lieu de réclamer des locaux, des laboratoires, des ateliers de démonstration et des professeurs réguliers et rétribués, ce qui aurait demandé une mise de fonds relativement importante et aurait eu pour résultat d'éloigner toutes les bonnes volontés, nous avons eu l'idée de commencer par organiser un système de cours imprimés qui, tout en devant donner des résultats appréciables, au point de vue de l'enseignement, ne demandaient que le concours désintéressé de ces bonnes volontés, c'est-à-dire le concours de la presse spéciale et celui des hommes compétents connaissant à fond l'industrie meunière.

« Or ces concours ont été aussitôt acquis.

« D'une part, M. Ch. Bivort, directeur du *Bulletin des Halles* et du *Journal de la meunerie* ; M. Loiseau, directeur de l'*Écho agricole* M. Bouvret, directeur de la *Mercuriale des halles et marchés* s'offrirent gracieusement pour propager, parmi leurs lecteurs, l'idée de la création de l'École de meunerie :

« D'autre part, les promoteurs de l'œuvre recevaient l'appui de : MM. WAY, président de la chambre syndicale des grains et farines, membre de la chambre de commerce de Paris et du conseil supérieur de l'agriculture ; GATELLIER, vice-président de la chambre syndicale des grains et farines, membre de la Société nationale d'agriculture et du conseil supérieur de l'agriculture ; SCHWEISCH, vice-président de la chambre syndicale des grains et farines ; LUCAS, directeur du marché des farines *douze marques* ; PAPILLON-BARDIN, ingénieur-meunier, membre de la Société des agriculteurs de France ; KRÉMER, ingénieur des arts et manufactures ; SCHIELD-TRÉHERNE, ingénieur des arts et manufactures, expert en meunerie ; DESCOURTY, ancien meunier, expert en meunerie ; LOIR, meunier, membre de la chambre syndicale des grains et farines ; REGNAULT-DESROZIERS, meunier, membre de la chambre syndicale des grains et farines ; RENOULT, ancien meunier, membre de la chambre syndicale des grains et farines.

« Dans une première réunion, tenue en février 1891, une assemblée générale de tous ceux qui s'intéressaient à l'œuvre et voulaient prendre une part active aux travaux d'organisation de l'école, fut décidée pour le 12 mars suivant à la Bourse de commerce, dans le local occupé par la chambre syndicale.

« C'est dans cette assemblée générale du 12 mars 1891, que fut effectivement fondée l'École de meunerie, après lecture du rapport élaboré par les promoteurs.

« Approuvant les termes de ce rapport, l'assemblée constitua un comité

seulement que sa découverte et ses progrès sont le fruit des
sociétés policées...

Suivant l'opinion de quelques philosophes de l'antiquité,
on a commencé à manger les grains sans aucun apprêt ; et
si l'on doit juger du passé par ce qui se pratique encore de
nos jours chez plusieurs nations, les hommes arrachaient
les épis encore verts et pleins de sève pour s'en nourrir ;
c'est même de cette manière que beaucoup de sauvages de
l'Amérique font usage aujourd'hui du blé de Turquie (1)...

Le feu une fois connu, on fit cuire les grains dans l'eau
et on les mangea à l'instar du riz et de l'orge mondé. Cet
usage passa dans les Gaules et, selon le témoignage de
Borrichius (2), il pénétra jusqu'aux extrémités du Nord ;
c'est encore ainsi que les Kalmoucks se nourrissent :
les grains simplement crevés dans l'eau sont leur pain journalier.

Plus tard, on imagina de passer les grains au feu avant de
les cuire ; les Romains établirent des fournaises publiques
pour cette torréfaction (3).

On songea ensuite à les piler, puis à les écraser sur des
tables de pierre, à l'aide de rouleaux. Ce dernier moyen

de patronage et un conseil d'administration et l'ouverture des cours
fut décidée pour le 1er avril suivant.

« L'école nouvellement créée, recevait en même temps, l'appui moral
du ministre du commerce et de l'industrie, du ministre de l'agriculture,
du ministre de l'instruction publique et l'appui effectif de la Chambre
de commerce de Paris et des chambres syndicales de la Bourse de
commerce. »

(1) « Vous ne mangerez ni pain, ni grain rôti, ni grain en épi, jusqu'à
ce que vous ayez apporté l'offrande à votre Dieu. » (*Lévitique*, XXIII, 14.)

D'après Saint-Mathieu (*Évangile* XII, 1) les disciples de Jésus-Christ,
un jour de Sabbat, arrachèrent des épis dans un champ de blé et les
mangèrent pour calmer leur faim.

Les derniers explorateurs du centre de l'Afrique rapportent que les
indigènes qui les accompagnent dans leurs voyages mangent encore
soit frais, soit rôtis, les grains qu'ils cueillent chemin faisant.

(2) Borrichius (1626-1690) professa la philologie, la chimie et la botanique à l'Université de Copenhague.

(3) On sait aujourd'hui que la torréfaction des grains était employée
dans les habitations lacustres. Le traitement, appliqué d'abord à l'orge
pour éliminer son enveloppe, le fut ensuite aux autres céréales et même
aux légumineuses.

conduisit aux meules couchées l'une sur l'autre ; la meule supérieure a été d'abord construite en bois dur, armée de têtes de clous dont l'arrangement imitait assez bien celui des meules piquées ; par la suite, on la fit également en pierre, comme la meule inférieure (1).

On n'est pas d'accord sur l'époque des moulins à bras. Les uns prétendent que Myletas, fils de Lelex, roi de Lacédémone, les imagina. Les autres veulent, au contraire, que les Israélites s'en soient servis dans le désert pour écraser la manne. Quelle qu'en soit l'origine, cette découverte, ayant le mérite de diviser les grains d'une manière plus parfaite et moins pénible qu'avec les mortiers, fut généralement adoptée. Chaque famille avait son moulin et c'était un des principaux ustensiles du ménage : on y broyait le grain au moment d'apprêter le repas journalier.

Les moulins furent d'abord actionnés par des hommes que l'on prenait dans la classe de ceux que la loi ou la misère forçaient à ce travail : Samson tourna les meules chez les Philistins ; Plaute, malgré son génie, subit la même humiliation (2).

Les meules, conduites à bras d'hommes ou par des animaux, devenues plus lourdes, furent mises en action par l'eau ; mais les inondations, les gelées, les sécheresses ayant réduit souvent ce moteur à l'impuissance, on chercha à profiter du vent. L'époque de la découverte des moulins à eau n'est pas facile à fixer : on attribue leur invention à Vi-

(1) Des pierres servant à écraser les grains ont été trouvées dans diverses stations lacustres de la Suisse.

Le même procédé de mouture a été suivi par les anciens Égyptiens, bien que leur civilisation fût, à l'époque où ils broyaient leurs grains, incomparablement plus avancée que celle des hommes de l'Europe centrale. Les Grecs ont également connu le procédé de mouture à la pierre plate que l'on retrouve encore de nos jours dans plusieurs contrées de l'Afrique concurremment avec le mortier. (Voir la remarquable étude de M. Lindet sur les *Origines du moulin à grains* publiée dans la *Revue archéologique de* 1899.)

(2) Poursuivi pour dettes, Plaute, d'après Aulu-Gelle, aurait été condamné à tourner la meule, mais seulement pendant un temps limité.

truve ; les moulins à vent semblent venir des Orientaux ; ils ont été apportés par les Croisades...

Les mortiers et les meules, en divisant les grains, ne séparaient pas leurs pellicules dont la présence nuisait à l'agrément de la nourriture ; on songea de bonne heure à en purger la farine. Les paniers d'osier et de jonc ont été les premiers bluteaux connus... Pour obtenir une farine moins grossière, on fit les tamis plus serrés (1) ; le crin des animaux, le fil d'archal, la laine, la soie, le chanvre et le lin furent successivement employés à en former le tissu ; on en varia les figures et les grandeurs. La bluterie s'exécuta d'abord au moulin, puis chez les particuliers : il y avait des hommes connus sous le nom de *tameliers* qui allaient de maison en maison tamiser les farines.

La meunerie, étant la première opération de la boulangerie, ces deux arts, au début, n'en devaient former qu'un seul dirigé par le même homme. Les trois cents boulangers distribués dans les quatorze quartiers de Rome avaient chacun leur moulin ; on y cuisait le pain de ceux qui venaient y moudre. Les farines étaient déjà distinguées suivant leur degré de finesse et de blancheur ; les noms de *fleur de farine*, de *farine grossière*, de *farine blanche* et de *farine bise* se rencontrent assez communément dans nos plus anciens auteurs (2).

(1) Pline (Hist. XVIII, 28) attribue aux Gaulois les tamis de crin, aux Espagnols les bluteaux de lin et aux Égyptiens ceux de papyrus et de jonc : *Cribrorum genera Galli e setis invenere, Hispani e lino excussoria et pollinaria, Ægyptus e papyro atque junco.*

(2) Athénée, dans le curieux traité qu'il a fait de tout ce qui peut être servi dans les repas, compte jusqu'à soixante-douze espèces de pain ou de pâtisserie en usage dans la Grèce. Les Romains ne furent pas moins curieux que les Grecs à diversifier leur pain, selon qu'ils avaient le moyen de le rendre d'un goût plus exquis. Voir Pline, livre XIX, ch. IV. (*Note de Parmentier.*)

Voici, d'après Fée (notes qui accompagnent l'*Histoire naturelle de Pline*, de l'édition Panckoucke de 1831), une liste des principaux pains en usage chez les Romains :

Panis aquaticus seu Parthorum. — Ainsi nommé de la grande quantité d'eau qui entrait dans sa composition. Cf. le texte de Pline.

Panis artopticius. — Pain cuit dans une tourtière ; il était préparé

Que la découverte du levain soit l'ouvrage du hasard ou de la réflexion, peu importe ; on sait que l'existence du pain

avec la fleur de farine. Cf. Athén., III, 113, *artopta*. αρτος, οπταω, cuire.

Panis astrologicus. — Sorte de beignets ou de gâteaux dont le mode de préparation était fort varié.

Panis athletarum. — Pain sans levain, grossier, pesant, pétri avec le fromage mou ; on le nommait *coliphium*, κωλιφιον.

Panis autophirus. — C'était un gros pain de ménage fait avec une farine dont on n'avait pas retiré le son ; c'est le pain bis des modernes.

Panis azymus. — Pain sans levain (α privatif, ζυμη, levain). Celse le disait bon pour l'estomac, c'est-à-dire de facile digestion : *stomacho aptus panis sine fermento*. Les modernes pensent différemment.

Panis cacabaceus. — Ce pain était fait avec de l'eau qui avait bouilli dans du bronze ; de *cacabus*, marmite, chaudron.

Panis civilis ou *panis rotondus vopiscus*. — Il était ainsi nommé parce qu'il était distribué au peuple romain à la place du blé qu'on lui donnait auparavant ; son poids varia de vingt-quatre à vingt-cinq et à trente-six onces.

Panis clibanis. — Comme le *panis artopticius*, ce pain était cuit dans une tourtière. Il n'est pas facile de déterminer la différence qui existait entre le *panis artopticius* et le *panis clibanis*, cuit aussi dans des moules. Ce dernier était nommé Κριβανιτε par les Athéniens.

Panis dejesticium. — Voyez *panis speusticus*.

Panis dispensatorius. — Voyez *panis civilis*.

Panis furnaceus. — Pains cuits au four. Tryphon *apud* Athén. (III, 109) dit que les Grecs les nommaient *hipniles*.

Panis gradilis. — Ce pain est le même que le *panis civilis* ; on le nommait ainsi parce qu'on le distribuait au peuple, rangé ou assis sur les degrés de l'amphithéâtre.

Panis madidus. — Ce n'était point un pain, mais une pâte de farine de blé et de fève ; on l'appliquait sur le visage pour entretenir la fraîcheur du teint, c'est pourquoi Juvénal (*Sat.* VI) l'avait nommé *cutoria*.

> *Tandem aperit vultum et cutoria prima rependit.*

Faciem quotidie pane madido linere consueverat, a dit Suétone en parlant du voluptueux Othon.

Panis militaris. — Pain grossier, fait de grain à peine écrasé à l'aide de meules portatives ou broyé entre deux pierres. Ce pain sans levain était cuit sous la cendre.

Panis ostrearius. — Le texte de Pline nous apprend qu'on le mangeait avec des huîtres ; c'était sans doute un pain de luxe.

Panis parthicus. — Voyez *panis aquaticus*.

Panis secundus. — Pain demi-blanc ; il venait après celui qu'on faisait avec la fleur de froment. Horace en parle :

> *Vivit siliquis et pane secundo.*

C'est le pain de la petite propriété.

Panis siligineus. — Pain blanc fait de fleur de farine, et avec le blé *siligo*.

Panis sordidus. — Pain fait presque entièrement de son ; on le donnait aux chiens.

Panis speusticus. — C'était moins un pain qu'une sorte de galette faite

levé est fort ancienne, puisque Moïse ordonna aux Hébreux
de célébrer la Pâque avec du pain azyme (1). Ce législateur
remarque ailleurs que les Égyptiens avaient tellement pressé
les Israélites de partir qu'ils ne leur avaient pas laissé le
temps de mettre le levain dans la pâte....

Les moyens employés pour opérer la cuisson du pain
étaient dans l'origine fort bornés. L'âtre de la cheminée, un
trou en terre, ou un gril, voilà quels ont été les premiers
fours et quels sont encore ceux des peuples des provinces
méridionales du Mexique, qui mènent une vie errante,
comme autrefois les Scythes. Mais le pain ne cuisait que d'un
côté ; on l'environnait de cendres, dont la chaleur immédiate
brûlait une des surfaces et salissait l'autre. On remédia à
cet inconvénient en mettant entre la pâte et le feu une
feuille de tôle. On imagina ensuite des fours portatifs et des
fours à demeure ; leur étendue n'ayant plus permis d'y
manœuvrer avec les mains, il fallut nécessairement se servir
de tous les instruments usités depuis en boulangerie.

Mais il s'en fallait encore que le meunier connût l'art de
retirer des grains, la totalité de la farine. La portion la plus
dure échappait à la première trituration, et la fleur de
farine, tant vantée, n'en était nullement la plus précieuse,
puisque les gruaux, dans lesquels réside la moitié de la
farine, étaient confondus dans les sons, et qu'il y avait des

et cuite en peu d'instants dans un couvercle de tourtière. Il n'y entrait
point de levain. On pense que c'est le pain *depoticius* de Caton (lib.
LXXIV). *Speusticus* vient du mot grec σπευδα, se hâter. A cause du peu
de temps employé à la cuisson, Pline dit lui-même qu'il est ainsi
nommé *a festinatione*.

(1) « Vous mangerez des pains sans levain pendant sept jours. » *Levi-
tique*, XXIII, 6).

Il est écrit d'autre part :

« Melchisedec, roi de Salem, fit apporter (à Abraham) du *pain* et du
vin ». (*Genèse*, XIV, 18).

« Quand ils (les étrangers) furent entrés dans sa maison, Loth leur
fit un festin et fit cuire des *pains sans levain* ». (*Id.*, XIX, 3).

Il est encore question des pains sans levain aux versets 8, 15, 17, 18,
19, 20, 34 et 39 du chap. xii de l'*Exode* et aux versets 3, 6 et 7 du
chap. xiii.

ordonnances qui défendaient de remoudre les grains et de les introduire dans l'économie animale (Voy. p. 82). Faut-il s'étonner, si les disettes étaient fréquentes: les animaux auxquels on donnait à manger les gruaux, regorgeaient de nourriture, lorsque les hommes n'avaient pas de pain (1).

Sans nous arrêter à discuter si le blé est indigène à la Tartarie (2) nous ferons observer que les pays chauds semblent avoir été la patrie du pain levé. Tous les auteurs conviennent que l'Égypte, où nous avons puisé les lois, les arts, les sciences et les fables, fut aussi le berceau de la boulangerie. On l'y cultiva avec beaucoup de succès; de là, elle passa dans la Grèce, où elle reçut encore un nouveau degré de perfection, puis chez les Romains (3).

Les Grecs protégèrent singulièrement les boulangers et on vanta longtemps le bon pain de la ville d'Athènes. Les Romains traitèrent avec non moins d'égards les boulangers qu'ils firent venir de Grèce, leur donnant accès à toutes les dignités de la République ; ils fondèrent à Rome un collège de boulangers et il y eut même des règlements qui les affranchirent de toutes les charges publiques.

Les écrivains latins nous ont transmis le nom de plu-

(1) On assure qu'il fallait autrefois quatre setiers (6hl,24) de blé, mesure de Paris, c'est-à dire neuf cent soixante livres, pour la subsistance annuelle d'un seul homme ; mais l'art de moudre s'étant perfectionné, ces quatre setiers furent réduits à trois (4hl,68). La mouture économique ayant encore opéré une réduction, deux setiers (3hl,2) suffisent aujourd'hui. (*Note de Parmentier.*)

(2) La culture du froment peut être qualifiée de préhistorique dans l'ancien monde. En Europe, les plus anciens lacustres de la Suisse occidentale cultivaient un blé à petits grains qui s'est maintenu en Suisse, jusqu'à la conquête romaine. L'existence de noms différents pour le blé dans les langues les plus anciennes, confirme la notion d'une très grande antiquité de culture. La région de l'Euphrate était à peu près au milieu de la zone de culture qui s'étendait autrefois de la Chine aux îles Canaries, il est infiniment probable qu'elle a été le point principal de l'habitation du blé dans des temps préhistoriques très anciens. Peut-être cette habitation s'étendait-elle vers la Syrie, vu la ressemblance du climat; mais à l'est et à l'ouest de l'Asie occidentale, le blé n'a probablement jamais été que cultivé, antérieurement, il est vrai, à toute civilisation connue (A. de Candolle, *Origine des plantes cultivées*, 4e édit., Paris, 1896).

(3) Après la guerre de Persée (Pline, *loc. cit.*).

sieurs boulangers de réputation et l'on voit encore à Aix et
dans d'autres villes d'Italie, des monuments élevés à leur
gloire...

Il y a eu des boulangers en France dès le commencement
de la monarchie. Ils furent d'abord connus sous le nom de
Pestores, puis on les appela *Panetiers* et *Talmeliers*. Leur
communauté est une des plus anciennes qui aient été établies
en corps de jurande (1); elle a joui longtemps du privilège

(1) « La communauté des boulangers reçut d'Étienne Boileau des
statuts très complets sous le nom de *talmeliers*. Elle s'y reporta toujours
et ne changea guère son administration intérieure, confiée par privilège spécial à la juridiction particulière du grand panetier, assisté d'un
lieutenant, d'un procureur et de greffiers qui faisaient exécuter en son
nom les règlements et rentrer les droits. Cette situation exceptionnelle
permit aux boulangers d'éviter la réglementation des prévôts et les
confirmations de privilèges. Une rédaction complète des statuts n'appa-
raît qu'à la date extrême de 1719, à l'occasion de la suppression de la
charge de grand panetier et de la réunion des boulangers des faubourgs
à ceux de la ville; la communauté fut alors soumise, comme les
autres, aux prévôts de Paris. Les statuts de 1270 ont 61 articles, ceux
de 1719 en ont 49; l'état des divers membres et le fonctionnement des
jurés n'ont pas subi de notables différences. C'est déjà un beau résultat
qu'une association ouvrière ait pu vivre sous les mêmes règles pendant
cinq cents ans.
» Durant le xive siècle, les documents sur les boulangers n'ont trait
qu'à la taxe du pain, selon le cours des blés. Cette question si grave de
la première nourriture de l'homme a été l'objet constant des plaintes
du public et de la sollicitude du pouvoir. Nous avons transcrit les documents les plus importants : *lettres de 1305; ordonnance du roi Jean,
titre II; règlements de 1367 et de 1372;* et, pour le xve siècle, *règlement
sur les farines du 19 septembre 1439,* emprunté au titre I de la grande
ordonnance de 1416 sur la prévôté des marchands. Ce fut, comme
en 1367, l'occasion d'une mesure de police générale, prise sur l'initiative
du prévôt de Paris, représentant de l'administration royale, affirmant
ainsi la suprématie de l'autorité du roi sur les seigneuries particulières.
Il convoque en assemblée, au Châtelet, les boulangers des faubourgs
privilégiés, ceux de la banlieue, jusqu'à Melun et Corbeil, avec ceux de
Paris, pour arrêter ensemble les conditions de la fourniture du pain et
les moyens d'assurer l'approvisionnement du public. En 1439, le prévôt
de Paris apporte une amélioration sensible dans le commerce de la
boulangerie. Il fallait avoir égard à la variation du prix des blés et
farines; les pains étaient taxés invariablement, quant aux prix, comme
pains de deux deniers, d'un denier et d'une obole; on devait alors,
suivant les cours, augmenter ou diminuer la taille des pains, ce qu'on
obtenait en faisant au Châtelet des essais de rendement de pâte, en
présence des boulangers et des autorités. On en vint ensuite à changer,
non plus la taille, mais le poids. Ces deux moyens étaient encore bien

d'avoir une juridiction spéciale. Le grand panetier de France en était le chef et le protecteur. C'était au nom de ce

primitifs, et, en 1439 seulement, on fixa le poids d'une manière définitive, quelle que soit la valeur du blé et sans changer les poids, on fit varier les prix, ce qui était plus juste et plus rationnel.

» Vers la fin du xve siècle et pendant tout le xvie, la confrérie s'attira une foule de mesures de rigueur; des cabales fréquentes obligèrent l'autorité à dissoudre à diverses reprises la communauté et la confrérie, mais comme, en réalité, le métier devait continuer suivant les règlements, l'association se rétablissait bien vite.

» Ils ne reçurent aucun texte de statuts, ni sous Louis XI, ni à la fin du xvie siècle, avant ou après les grands édits, époque de progrès où les métiers subirent une transformation considérable qui, pour plusieurs, devint une situation nouvelle.

» Comme point de comparaison avec les boulangers de Paris, nous donnons les statuts que le bailly du bourg Saint-Germain rendit en 1659. On y mentionne les pain de chapitre, pain bourgeois ou de brode, fabriqués suivant les prescriptions de qualité, poids, forme et marque du boulanger; les pains de fantaisie s'appelaient pains de Gonesse et pains à la Reine. Les halles Saint-Germain devaient être fournies par les forains en gros pain, d'un poids supérieur à trois livres, le mercredi et le samedi.

» Les prescriptions énoncées dans les statuts de 1719, pour l'intérieur de Paris, sont à peu près les mêmes et règlent tous les détails de l'administration de la communauté. Les boulangers ne pouvaient faire entrer que du lait et du sel dans leurs pains de fantaisie, pour ne pas empiéter sur les pâtissiers. La communauté déclare une dette de 75 000 livres, contractée pour s'acquitter envers le roi du prix des offices; les droits de maîtrise sont fixés jusqu'à nouvel ordre à 400 livres, plus les dons ordinaires. L'apprentissage et le compagnonnage sont de trois ans chacun; la confrérie est dirigée par les jurés. Tous les règlements de comptes et d'administration sont exposés avec grande clarté.

» Il est à remarquer que la communauté des boulangers ne figure pas dans les actes d'union d'offices, depuis 1691 jusqu'à 1710. Elle a échappé à cette mesure générale, soit par la désorganisation qu'elle subit à cette époque, soit par la présence du grand panetier, dont la charge, supprimée par édit d'août 1711, fut prorogée de sept années jusqu'en 1718, à titre d'indemnité en faveur du duc de Cossé-Brissac, dernier grand panetier de France. En 1745, à l'occasion de la création des inspecteurs des jurés, les boulangers rentrent dans le régime commun et s'imposent à une somme de 50 000 livres pour l'union de cet office.

» L'année suivante, ils obtinrent, par lettres patentes de mai 1746, une nouvelle rédaction de statuts, mais sans modifications importantes. Le brevet est laissé comme en 1719, à 15 livres, la maîtrise à 400 livres, tous les autres droits en usage sont maintenus. Les patrons de leur confrérie étaient saint Honoré et saint Lazare, qui sont représentés sur les jetons.

» Après l'abolition des jurandes, les boulangers restèrent en corporation, comme plusieurs autres métiers, mais conformément à des statuts qui n'ont plus de lien avec leur ancien régime. » (René de Lespinasse, *Les métiers et corporations de la ville de Paris.* Paris, imprimerie Nationale, MDCCCLXXXVI, t. I, p. 195.)

grand officier de la couronne, qu'on était admis à l'apprentissage et à la maîtrise ; c'était aussi entre ses mains, qu'on prêtait serment ; mais cette juridiction a été supprimée au commencement du siècle dernier, et les boulangers ont perdu insensiblement leurs privilèges...

Avant de finir l'esquisse du tableau de l'origine et des progrès de la boulangerie, permettez-moi de vous nommer l'auteur qui le premier a éclairé cet art du flambeau de la chimie. Pendant longtemps, nous n'avons connu que le boulanger et nullement ce qu'il faisait ; grâce à M. Malouin, les yeux se sont ouverts et c'est à ce chimiste que nous avons l'obligation de savoir que la fabrication du pain n'est pas aussi facile à exécuter qu'on le croirait d'abord.

Le degré de sécheresse des farines, leurs diverses qualités, la température de l'eau employée au pétrissage, l'apprêt des levains, l'emplacement du fournil, la force et l'adresse des ouvriers, la construction du four et la nature du bois destiné au chauffage sont, en effet, autant de causes qui font varier à l'infini le poids des pains entre eux et même des fournées.

Je ne rappellerai qu'un trait de la vie de M. Malouin, qui suffira pour prouver que le plaisir d'être utile, plaisir si puissant sur un bon cœur, fut la seule gloire capable de le flatter. J'allais lire à l'Académie des sciences le plan d'un nouveau travail dans lequel j'avais été forcé par mes recherches de m'écarter de son opinion et même de la combattre, avec tous les égards que l'on doit aux hommes qui n'ont que l'amour de la vérité pour guide. Quelle fut ma surprise, lorsque voulant me dérober à ses regards, dans le sanctuaire des sciences, ce fut lui qui vint à moi pour me donner le témoignage le plus éclatant de sa satisfaction ! Cette circonstance, qui n'a pas échappé à la plume éloquente du célèbre écrivain (1) chargé de payer à sa mémoire le

(1) Voici le passage de l'*Éloge de Malouin*, par Condorcet, auquel Parmentier fait allusion :

« M. Parmentier vient de donner sur l'art de la boulangerie, un traité

juste tribut d'éloges qui lui était dû, est encore présente à mon âme sensible.

Tous les vœux de M. Malouin auraient été remplis s'il eût pu prévoir qu'un jour l'art qu'il chérissait, serait vengé des reproches injurieux dont on a essayé de le flétrir... Propager par la voie de l'enseignement les lumières d'un art aussi utile que la boulangerie, ce n'est pas seulement travailler pour les générations présentes, c'est songer encore au bonheur des siècles futurs.

auquel l'Académie a accordé son suffrage, du moins sur la partie physique, la seule qui soit de notre ressort; il a combattu dans cet ouvrage quelques opinions de notre académicien en rendant justice au mérite de ses recherches, et il a joint aux travaux de M. Malouin un usage heureux des vérités nouvelles qu'une analyse plus parfaite des substances farineuses a fait découvrir.

» M. Parmentier avait lu, à une séance de l'Académie, cette partie de son ouvrage où quelques idées de M. Malouin sont attaquées; celui-ci était présent à la séance; M. Parmentier craignait ses regards, sachant à quel point l'amour-propre est facile à blesser et ignorant combien M. Malouin était supérieur à ces faiblesses; il fut bientôt rassuré; à peine sa lecture est-elle finie que M. Malouin vient à lui, l'embrasse : *Recevez mon compliment*, dit-il, *vous avez mieux vu que moi.* (*Histoire de l'Académie royale des sciences*, année 1778, p. 64, Imprimerie Royale, MDCCLXXXI). »

VIII. — Traité de la châtaigne (1).

Lorsque j'ai indiqué la manière de faire du pain de pomme de terre, j'offrais aux habitants des campagnes une forme de plus pour rendre l'aliment que ces racines contiennent plus substantiel et plus commode. Je me croyais à l'abri d'une censure amère. Je n'ai pas été surpris de voir M. Linguet (2)

(1) Voy. *Bibliographie*, n° 21.

(2) Avocat-journaliste né en 1736; enfermé à la Bastille (1779-1782); condamné à mort, en 1794, par le tribunal révolutionnaire « pour avoir encensé dans ses écrits les despotes de Vienne et de Londres ».

Voici l'article paradoxal où Linguet attaque le pain de pomme de terre sans toutefois citer le nom de Parmentier :

« C'est une chose étrange que la manie de ne vouloir rien tenir de la nature et d'applaudir à chaque invention qui tend à en défigurer les présents. Si elle nous donnait du vin tout fait, nous dédaignerions d'en boire. Pour piquer notre sensualité, il faudrait trouver l'art de réduire la liqueur en raisins ; et il en serait de même de tout.

» Que ce délire tâtillon tourmente les objets de luxe et de mode, à la bonne heure. Que d'un son jaunâtre, pesant, sec et dur, incapable de servir à la nourriture de l'homme ou de ses agents, on tire, par la putréfaction, l'évaporation, la trituration, etc., une poudre légère, blanche, douce, presque impalpable, inventée pour donner aux cheveux de la jeunesse la couleur anticipée qui ne devrait annoncer que la maturité de l'âge et de la raison, c'est un petit mal. Que des filaments du chanvre, on parvienne après cent procédés, aussi longs que pénibles, à faire ces dentelles déliées, dont la perfection consiste à laisser paraître ce qu'elles semblaient devoir cacher, et où l'industrie s'épuise à pratiquer laborieusement plus de trous pour parer la richesse, que la misère n'en ouvre dans les haillons de l'indigence, il n'y a pas un grand inconvénient.

» Mais que ces recherches, ces raffinements s'étendent jusqu'aux matières propres à la subsistance, que quand la nature donne en secret aux pauvres un aliment qui n'exige ni préparations, ni assaisonnement, qui convient également à l'enfance et à la vieillesse, dont tout est substantiel et agréable, la chimie vienne poser la main sur la bouche affamée qui s'ouvrait pour le recevoir et lui dise : « Attends que j'aie tra» vaillé cette matière, il faut la sécher, la peler, la mouiller, la bouillir, » la moudre, la pétrir, la cuire et alors nous verrons si tu l'avaleras », convenons que c'est un spectacle tout à la fois bien ridicule et bien douloureux.

» Voilà cependant ce qui se passe de nos jours à l'égard des pommes de terre ou patates et à quoi se réduit l'art de faire du pain célébré avec tant d'emphase. Pour aider les lecteurs à apprécier l'obligation que l'humanité peut avoir à ces Triptolèmes modernes, remettons sous leurs yeux ce que j'ai dit autrefois dans un ouvrage étouffé par une honnêteté ministérielle, mais dont j'ai retrouvé quelques fragments dans mes papiers : fixons l'idée que de vrais philosophes doivent avoir

ridiculiser ma proposition, puisque le meilleur des pains n'avait pu trouver grâce auprès de lui ; mais je ne pouvais

du pain en général, et delà il sera facile d'évaluer le mérite de cette modification adaptée aux pommes de terre.

» Dans un petit écrit publié il y a quelques années (*Du blé et du pain*, Londres, in-12, 1774), je me suis avisé de dire que le pain considéré comme la nourriture était une invention très dangereuse et très nuisible. « Nous vivons de pain, disais-je, nous autres Occidentaux, notre » existence dépend de cette drogue, dont la corruption est le premier » élément ; que nous sommes obligés d'altérer par un poison pour la » rendre moins malsaine ; qui, depuis l'instant que la malheureuse » graine qui en fait la base est cachée dans le sein de la terre, jusqu'à » celui où un boulanger l'étale sur sa boutique, exige les plus grands » travaux, ainsi que la plus cruelle dépendance. Elle est plus meurtrière » encore cent fois par les monopoles et les abus qu'elle nécessite, » qu'utile par la propriété qu'elle a de servir d'aliment. »

» Des Morellets de tous les ordres se sont efforcés de rendre ridicule ce peu de mots, et rien n'était moins difficile. Il n'y a point d'idée qui prête plus à la plaisanterie au premier coup d'œil. Il n'y a rien de si aisé que de faire paraître absurde le système d'un homme qui regarde le pain comme un poison, qui félicite le peuple à qui la Providence a caché le fatal secret de moudre et de pétrir le froment.

» Mais quels éclats de rire se sont élevés aussi à la première thèse où l'on a soutenu la circulation du sang! Combien Guy Patin s'est-il permis de mots méchants sur l'émétique et ses inventeurs ? Cependant la découverte d'Harvey est aujourd'hui un axiome en médecine, et l'antimoine modifié est devenu l'une de ses plus puissantes ressources. Je ne sais pas si mon opinion sur le pain fera la même fortune, mais je sais bien qu'elle n'est pas moins solide.

» D'abord nous sommes dans l'idée que c'est le seul aliment convenable à notre nature et que le genre humain périrait s'il en était privé. Cependant il est de fait que le plus grand nombre des hommes n'en connaît pas l'usage, et que chez ceux qui l'ont adopté il ne produit que de pernicieux effets.

» Dans toutes les îles de l'Amérique, et même dans le continent, les nègres, les Indiens, tous les blancs pauvres et même la plupart du temps les riches vivent de cassave, de plantains, de bananes, qui en est une espèce, de maïs, de légumes de toutes sortes.

» C'est la même chose dans toute l'Asie. En Turquie, en Perse, dans toute la Moscovie, à la Chine, au Japon, dans cette immensité de prétendus déserts de la Tartarie, qui sont pourtant remplis d'hommes, on ne vit que de riz habituellement, quelquefois de millet, mais toujours d'une espèce de productions propres à fournir une bouillie mangeable sans apprêt, et non pas de ce composé fatiguant, coûteux, gênant en tout sens, que nous appelons pain.

» En Afrique, j'avoue que l'Égypte et la Barbarie fournissent d'abondantes moissons, mais outre que la dépopulation et l'indigence de ces cantons, si fameux par leur commerce en blé, ne prouvent pas la salubrité de cette production, considérée, soit comme aliment, soit comme denrée négociable, ces deux États, malgré leur étendue ne sont qu'un point sur l'immensité de l'Afrique. Depuis le canal de Mozambique jusqu'aux Canaries, vous ne trouverez pas une charrue, pas un labou-

imaginer qu'en présentant une arme contre le monopole et le meilleur moyen d'écarter la famine de nos foyers, je dusse

reur. La pêche, la nourriture des bestiaux, la chasse, les fruits fournissent la subsistance à toutes ces nations et il y en a de considérables, et elles sont libres et elles sont heureuses. Les esclaves qu'elles nous fournissent ne prouvent que l'indignité de notre avarice et la facilité avec laquelle, dans tous les pays, les petits sont la victime des passions des grands.

» Enfin, entre les deux tropiques, point de blé, ni de pain. Passé le soixantième degré de longitude et avant le vingt-cinquième de latitude, point de blé ni de pain. Pour apercevoir le petit coin de terre où se cultive et se consomme cette plante fatale, il faut passer le tropique du Cancer, il faut venir se confiner dans notre petite Europe.

» C'est là que dans l'espace d'environ 40 degrés, se trouve bornée la culture du blé, que nous croyons fièrement être le seul aliment compatible avec la dignité du genre humain : et encore combien de peuples, combien d'individus qui en sont privés dans cet espace même où il semble si nécessaire !

» En Espagne, combien d'hommes qui ne vivent que de châtaignes, que d'une espèce de glands qui en approchent ! En France, combien de laboureurs qui ne subsistent que de sarrasin bouilli, comme dans la Champagne ! que de millet préparé de même, comme dans le Poitou ! de maïs, aussi simplement apprêté, comme dans les Pyrénées ! de laitage sous toutes sortes de formes, comme dans les Alpes ! En Allemagne, combien qui ne mangent que des pommes de terrre réduites en pâte par la simple ébullition !

» Les Anglais et les Hollandais eux-mêmes, si grands commerçants en blé, s'en défient presque comme d'un poison. Ils ne semblent goûter du pain que pour rendre hommage à la mode.

» Enfin, si l'on avait la patience de faire à ce sujet un calcul bien minutieux et bien exact, de neuf cent millions d'hommes qui, dit-on, peuplent la surface de la terre, on en trouverait peut-être à peine cinquante qui vécussent de pain ; et voilà l'aliment universel ! Voilà l'important objet de subsistance, auquel les gouvernements doivent tout sacrifier, sur lequel toutes les spéculations politiques doivent porter, et dont il faut au moins s'étudier à donner la forme, par des manipulations violentes, à tous les aliments que la nature a prodigués pour nous détourner de celui-là !

» Si vous cherchez maintenant la cause de ce discrédit général auquel le pain est condamné, vous la trouverez dans les fatigues qui précèdent la culture du blé, dans les dangers qui accompagnent la croissance, dans les travaux qui sont attachés à sa préparation.

» Avant de le semer, il faut fumer la terre ; la retourner, lui donner trois façons et quelquefois quatre. A peine est-il germé, que les mulots, les vers, des insectes de toute espèce, l'attaquent et font trembler le laboureur. Les gelées, les inondations le déracinent ou le font périr. La moindre pluie, dans la fleur, le fait couler ; la nielle le consume ; la grêle le coupe. Trop d'abondance le fait verser et le rend stérile.

» A-t-il échappé à ces dangers ? Offre-t-il enfin à l'œil du spectateur des flots ondoyants qui réjouissent le propriétaire ? Il faut le scier, le faire retourner, le faire sécher, le mettre en bottes ; et dans cet état

être taxé par ce célébre écrivain du crime de lèse-humanité...
En parcourant mes Mémoires sur les aliments, nulle part

même une pluie un peu longue peut le gâter, le faire germer dans l'épi.

» Est-il dans la grange ? il faut le soumettre au fléau, l'arracher par des efforts violents de l'asile où la nature l'a caché.

» Est-il battu, vanné, criblé, réuni en monceaux ? vous croyez peut-être qu'il ne s'agit plus que d'y porter la dent pour s'en nourrir? Il est bien loin encore de pouvoir servir d'aliment; il faut le porter au moulin : après lui avoir fait subir l'action des meules, il faut le sasser, le bluter.

» Est-il en farine? Il faut le pétrir, y introduire, sous le nom de levain un mélange de pâte aigre, infecte, sans laquelle il n'aurait, dit-on, point de goût ou serait trop indigeste, et encore faut-il que ce mélange soit gouverné avec la plus parfaite discrétion. Trop faible, il laisse au pain une pesanteur dangereuse. Trop fort, il lui communique une aigreur dégoûtante et non moins nuisible.

» On l'enfourne. Deux bâtons brûlés de trop l'exposent à être converti en cendres, ou du moins en une masse amère qui n'aura ni suc ni substance.

» Je suppose que tous ces inconvénients sont prévus et évités. Enfin le four s'ouvre et vous livre une composition assez agréable au goût, je l'avoue, quand elle est nouvelle, mais qui acquerra bientôt la dureté de la pierre et l'insipidité du sable, si elle est à l'abri de l'humidité; ou que la moisissure va couvrir dans huit jours, dans le cas contraire; les animaux même n'en voudront plus dès que la fermentation ou la séche-resse l'auront réduite à l'un de ces deux états... .

» Voilà l'histoire naturelle de cette admirable denrée que nous avons appelée pain.

» Voulez-vous pousser plus loin celle du blé qui le fournit? Votre dessein est il de le conserver, ou en farine, ou sous l'écorce dont la nature l'a revêtu. Sous l'une ou sous l'autre forme, sans les plus grands soins, sans les mouvements les plus violents, sans une assiduité et des fatigues éternelles, il s'échauffe, il contracte un goût putride, qui annonce ou développe ses qualités malfaisantes : les insectes le dévo-rent : il germe dans le grenier même. Le malheureux propriétaire qui s'est cru riche, voit un matin, avec désespoir, son trésor en poussière, ou converti en une masse corrompue, que la police se hâte avec raison de proscrire, à moins qu'un crédit supérieur ne lui impose silence, et ne condamne cent mille hommes à être empoisonnés, pour épargner une perte de quelques écus à un riche imprudent.

» Ces procédés sont aussi indispensables qu'assujettissants. Ils tien-nent le cultivateur dans des entraves éternelles, le propriétaire dans des craintes non interrompues, le consommateur dans des embarras et une dépendance sans fin. Quels hommes, excepté nous, pourraient être assez fous pour introduire chez eux l'usage d'une pareille subsistance, quand ils sont assez heureux pour s'en être préservés !

« Cependant écoutez nos Docteurs en démence économique; prêtez l'oreille à toutes ces déclamations enfarinées, dont le ridicule commence un peu à nous débarasser : vous entendrez les maîtres prêcher que l'agriculture, c'est-à-dire, dans l'argot économique, l'art de faire venir du blé, pour en tirer du pain, est le seul secret d'avoir beaucoup d'hom-mes; que pour rendre un roi riche et ses sujets heureux, il faut beau-coup de moulins et de boulangers; que jamais une nation ne sera si

M. Linguet ne verra l'emploi de mon temps se diriger vers les recherches de raffinements : le luxe de nos tables n'a rien

puissante ni si fortunée, que quand tout le monde, voulant manger du pain et ne pouvant s'en passer, il sera si cher que la moitié du peuple n'aura pas de quoi le payer.

» Quant au mérite de la cherté, j'y ai répondu ailleurs ; quant à la fécondité du pain, à son influence sur la population humaine, la méprise n'est pas moins évidente. Il n'y a point de pays si peu peuplés que les plaines prostituées au labourage. Il semble que cet art funeste porte avec lui la stérilité, qu'il combat et qu'il tue les hommes, en multipliant cette fatale subsistance.

» Comparez pour la population, la Picardie, la Beauce, toutes couvertes de moissons dorées, à la Normandie, au Poitou qui n'ont presque que des paturages et des vergers ; à la bonne partie de la Champagne qui n'a que des vignobles, à la Franche-Comté, à la Guyenne, au Languedoc, au Lyonnais, à la Lorraine qui ont beaucoup de vignes, de forêts, de prairies et très peu de terres à blé. Dans celles-ci vous trouverez les villages entassés les uns sur les autres ; vous découvrirez de toutes parts une nature riante et animée : vous verrez les richesses et les hommes se multiplier comme les arbres qu'ils taillent et les bestiaux qu'ils régissent.

» Dans les autres, vous vous croyez à chaque instant transplanté au milieu d'un désert. Des espaces arides, des plaines desséchées, des habitations rares et isolées, des bâtiments de boue où tout annonce l'indigence et la faim, sont des signes trop visibles du fléau qui les désole. Quelques meules de grains, dispersées çà et là dans les campagnes, ne paraissent indiquer des marques d'abondance que pour faire un contraste plus frappant avec la misère à laquelle sont en proie les mains qui les ont recueillies...

» Un pays de pâturage est nécessairement plus peuplé qu'une campagne à blé. La terre en pré rend réellement plus en substance que la terre à labour, et tout ce qu'elle rend tourne à la subsistance des hommes. Ils boivent le lait, ils mangent la chair des bestiaux qui ont consumé l'herbe. Ceux-ci sont, pour ainsi dire, des marmites vivantes dans lesquelles leurs maîtres ont fait cuire et préparé, sans fatigue et sans dépense, cet aliment insipide par lui-même.

» C'est là, c'est dans les prairies que les hommes ont du loisir et de la gaieté : c'est là qu'ils font des églogues, qu'ils chantent l'amour et la liberté : c'est là que le nom de paysan n'est point une injure et que leur esprit se fortifie par le repos du corps, au lieu qu'une sombre tristesse couvre les plaines déchirées par le soc. En Europe même, la récolte du foin et la vendange sont signalées par des réjouissances. La moisson ne l'est que par une triste et morne pesanteur. Dans les deux autres, le manouvrier sent qu'il amasse des richesses et dans celles-ci, qu'il fabrique des fers...

» D'après ce qui précède, il est facile d'apprécier le travail chimique auquel on s'applaudit de pouvoir soumettre les pommes de terre. C'est évidemment, s'il devient jamais commun, un crime de lèse-humanité.

» La pomme de terre était, dans sa simplicité, une ressource que la nature avait ménagée à l'indigence : cette cruelle conversion va la lui faire perdre. Avec de l'eau et tout au plus un peu de sel et de beurre, elle fournissait au sortir de la terre un aliment sain, nourrissant, léger ; sans

gagné à mes expériences... La nourriture principale du peuple est ma sollicitude ; mon vœu, c'est d'en améliorer la qualité et d'en diminuer le prix.

Puisse le travail que je soumets aujourd'hui au jugement du public réveiller sur le compte du châtaignier les habitants des cantons où cet arbre peut offrir les plus grandes ressources.

*
* *

TABLE DES ARTICLES.

eau même, laissée un instant sous les charbons, c'était une nourriture agréable à la bouche et substantielle à l'estomac. Le manouvrier ne rougissait pas encore de la trouver bonne sous cette forme, parce qu'il ne soupçonnait pas qu'elle pût en recevoir une autre. La facilité de se la procurer partout, de la conserver, l'habitude de la regarder encore omme un aliment sans conséquence, et plus propre aux bestiaux qu'aux hommes, avait empêché les riches de se l'approprier exclusivement.

» Si une fois votre funeste manipulation s'accrédite, en ennoblissant es patates, vous allez les rendre tout à la fois précieuses et inutiles, ou même nuisibles. En participant aux métamorphoses du blé, elles en prendront les redoutables propriétés. L'homme rustique se croira avili, du moment qu'il ne pourra plus les manger que broyées sous une meule, jetées dans une huche et cuites dans un four. Cette fabrique sera un tribut qu'il faudra payer à l'opulence, tribut qui rendra peu à peu la denrée et les consommateurs esclaves ; il y aura des greniers, des magasins, des monopoles, des famines de pomme de terre, comme il y en a de blé et de pain. Le prétendu service qu'aura rendu votre art aux hommes de nos contrées, sera de leur avoir encore fabriqué une chaîne de plus, avec cette production même que la nature destinait à leur retracer quelques idées de l'indépendance. » (Linguet, *Annales politiques, civiles et littéraires du* xviiie *siècle*, t. V, 1779, p. 429-450.)

*tion usitée dans le Limousin pour cuire la châtaigne. —
Art. XI. Des avantages de la châtaigne préparée à la
limousine. — Art. XII. Détails des questions et des
réponses faites sur le châtaignier et la châtaigne.
— Lettre à M. Cabanis. Réponse de M. Cabanis.*

M. d'Aine, intendant de Limoges, désirant procurer aux
habitants de sa généralité, une ressource capable de suppléer aux disettes de grains, malheureusement très fréquentes dans cette province, a pensé que la châtaigne
réduite sous la forme panaire, pourrait remplir ses vues patriotiques, d'autant mieux qu'il avait appris que c'était ainsi
que les habitants de l'île de Corse se nourrissaient de ce
fruit.

Pour s'assurer plus positivement du fait, M. d'Aine prit le
parti d'écrire à M. de Boucheporn, intendant de l'île de
Corse, le priant de lui envoyer le procédé de fabrication du
pain de pure châtaigne. Aussitôt qu'il l'eut reçu, il s'em-
pressa de le faire imprimer et répandre dans les provinces
soumises à son administration, en mandant à M. le Directeur général, qu'il serait à souhaiter que j'entreprisse une
suite d'expériences, à l'effet de perfectionner, s'il était possible, la manipulation des Corses. Chargé de ce travail par
M. de Montaran, intendant du commerce, je me fais un
devoir d'en présenter le résultat.

On a droit d'être étonné que le châtaignier, qui se plaît
singulièrement en France, n'y soit pas cultivé davantage : il
est à présumer qu'il a été autrefois beaucoup plus commun,
car on trouve dans des endroits fort éloignés des pays à
châtaignes, des poutres et des solives faites avec ce bois
tiré, sans doute, des forêts voisines.

Il faut espérer que l'utilité du châtaignier, mieux sentie, réveillera sa culture et qu'on le rétablira dans tous les cantons qui conviennent à sa végétation. On ne peut se dissimuler que les terrains les plus arides, si l'on se déterminait à les planter en châtaigniers, se changeraient en une source inépuisable de richesse toujours renaissante et rapporteraient presque autant de revenus que les meilleurs fonds. Cet arbre, je le répète, réussit partout en France ; il est très propre à faire du bois taillis : indépendamment de sa bonté pour la charpente et la menuiserie, on en fait encore de bon merrain, des palissades, des treillages et des échalas pour les vignes.

Le châtaignier est d'autant plus précieux pour les pays où on le cultive avec intelligence, que son ombrage n'est pas nuisible aux grains.

(Du châtaignier.)

Comme il n'est pas indifférent de manger la châtaigne verte aussi longtemps qu'on le peut, je ne saurais trop recommander aux épiciers, aux fruitiers et à tous ceux qui vendent ce fruit, de le surveiller davantage, pour leur intérêt et le nôtre. Qu'ils soient bien convaincus que le lieu de leurs magasins le plus humide est contraire à cette marchandise ; qu'en la renfermant dans des tonneaux, dans des sacs entassés près des murs, les uns sur les autres, ils font tout ce qu'il faut pour hâter son dépérissement.

Les châtaignes et les marrons préalablement triés et essuyés, peuvent être conservés dans des sacs de toile, ou des paniers de paille, suspendus et isolés dans un endroit sec.

Ces fruits exposés au grand soleil, pendant sept ou huit jours, sur des claies que l'on retire tous les soirs et que l'on pose les unes sur les autres dans l'endroit le plus chaud de la maison, acquièrent la propriété de se conserver très longtemps et même de supporter de longs trajets, sans rien perdre de leur saveur et de leur faculté reproductive. Mais cette méthode dont la bonté est connue, ne peut être pratiquée par les marchands ; les fruits ainsi séchés ont perdu de leur volume, et leur surface, au lieu d'être lisse, est ridée, ce qui serait un obstacle au débit d'une denrée qui a besoin, comme beaucoup d'autres, du coup d'œil.

On se sert de plusieurs intermèdes pour empêcher que les châtaignes amoncelées ne s'échauffent et ne se gâtent : le son, la fougère, les feuilles de châtaignier séchées, le sable, la cendre, la chaux, le sel, ont été employés dans ce but ; mais il y a bien des réserves à faire.

Le son le plus sec se charge bientôt de l'humidité qui transsude de la châtaigne et passe à la putréfaction ; les cendres attirent l'humidité de l'air et retiennent celle de la châtaigne ; la chaux et le sel ont le même inconvénient, qui est moindre de la part des feuilles séchées ; en sorte que, loin d'être dans un milieu sec, les châtaignes se trouvent ainsi entourées de matières qui ne font que précipiter leur détérioration.

Quoique le sable réunisse le double avantage de se tenir frais et de ne point s'humecter à l'air, il ne peut pas longtemps remplir le but que l'on se propose, par la raison qu'il devient un obstacle à la dissipation de l'humidité propre à la châtaigne. La petite paille, sèche et lisse qui renvoie les rayons du soleil plutôt que de les absorber, devrait avoir la préférence.

Je vais indiquer aux amateurs de châtaignes une recette pour les manger vertes pendant toute l'année : elle consiste à faire bouillir ces fruits environ quinze à vingt minutes dans l'eau, et à les exposer ensuite à la chaleur d'un four, une heure après que le pain en a été tiré. Par cette double opération, les châtaignes acquièrent un degré de cuisson et de dessiccation propre à les conserver très longtemps, pourvu qu'on les tienne dans un lieu sec. On peut s'en servir ensuite en les mettant réchauffer au bain-marie ou de vapeur ; ceux qui préfèrent les manger froides, n'ont besoin que de les laisser renfler à l'humidité l'espace d'un jour ou deux. Mais toutes ces méthodes de conservation ne sont applicables que pour une petite quantité de châtaignes; pour de grandes provisions, il faut avoir recours au séchoir en usage dans les Cévennes.

(Dé la conservation de la châtaigne.)

*
* *

La châtaigne privée de toute enveloppe, divisée par le moyen d'une râpe, et réduite en pâte molle, à la faveur de l'eau froide, ayant été renfermée dans un sac de toile serrée, et portée à la presse, a fourni une liqueur brune, mucilagineuse et trouble, déposant un sédiment qui, lavé et séché, a pris une très grande blancheur.

Le marc restant dans le sac, ayant été frotté entre les mains à diverses reprises et exposé de nouveau à la presse, après que l'eau qui la surnageait ne laissait plus rien précipiter, fut séché, ainsi que la totalité du dépôt formé : les expériences nécessaires pour parvenir à la connaissance de ces deux produits, ont prouvé que l'un était une matière fibreuse et l'autre de l'amidon comparable à celui des grains.

Les liqueurs provenant des différentes décantations ayant été réunies, filtrées et distribuées sur plusieurs assiettes, ont été placées au-dessus d'un four ; à peine le feu se fit-il sentir, que le liquide perdit de sa transparence, et l'on vit une matière grise se rassembler par flocons à la surface. L'évaporation ne fut pas moins continuée, jusqu'à ce que la liqueur eût acquis la consistance d'un extrait. Cet extrait, très susceptible d'attirer l'humidité de l'air, fut mis aussitôt à digérer dans l'esprit-de-vin ; il s'y dissolvit en partie et la dissolution ayant été mise à évaporer, dans un endroit chaud, j'obtins une liqueur sirupeuse qui présentait une infinité de cristaux assez réguliers, pour juger que c'était un vrai sucre : j'en acquis la certitude en le soumettant aux opérations du raffinage...

La matière sucrée se trouvant au nombre des parties constituantes de la châtaigne, je n'ai fait aucun doute que ce fruit ne dût passer à la fermentation spiritueuse (alcoolique) et fournir de l'esprit ardent (alcool) par la distillation. Pour m'en assurer, j'ai donné à la châtaigne une sorte de fluidité en la mêlant avec une certaine quantité d'eau, tantôt crue et râpée, d'autres fois, séchée et pulvérisée, souvent enfin cuite et en pâte. Dans tous ces états, le mélange placé dans un endroit chaud a contracté, au bout de quelque temps, une odeur vineuse agréable, puis aigrelette; alors j'ai procédé à la distillation et j'en ai retiré de l'eau-de-vie.

Si les habitants des pays montagneux qui n'ont ni raisins, ni graines, voulaient tirer parti de cette propriété de leurs châtaignes, ils pourraient appliquer le travail du bouilleur et du brasseur pour obtenir des boissons analogues à la bière et à l'eau-de-vie. Tout ce que je puis leur certifier, c'est qu'ils pourraient en obtenir une très grande quantité, vu l'abondance de la matière sucrée et la présence de l'amidon que je soupçonne avoir grande part à la formation de l'esprit ardent (alcool) : peut-être, seul, est-il en état de jouer le rôle du sucre dans la fermentation ; c'est un problème dont j'espère donner incessamment la solution.

Les deux enveloppes de la châtaigne ayant quelque rapport avec les substances astringentes, on pourrait, au lieu de les brûler, les faire servir aux teintures et dans nos tanneries.

(Analyse de la châtaigne.)

* *

J'ai exposé des châtaignes entières au-dessus des fours de l'Hôtel royal des Invalides, (température 38° à 50° C.). Elles y restèrent plus de douze jours sans pouvoir sécher; elles s'amollissaient et diminuaient de volume ; mais, en les ouvrant, elles exhalaient une odeur désagréable. Pour favoriser leur dessiccation, je les dépouillai de toute écorce. Elles perdirent alors leur humidité plus aisément, mais elles prirent une couleur noire ; je les coupai par la moitié, et j'éprouvai les mêmes difficultés ; enfin, je les divisai par tranches plus minces, et je leur donnai beaucoup de surface en les étendant sur un tamis. Ce ne fut qu'en cet état qu'elles se desséchèrent très bien en vingt-quatre heures, sans changer de couleur ; pelées et passées au tamis de soie, elles donnèrent une farine d'un blanc jaunâtre, sans odeur, douce au toucher, et répandant dans la bouche une saveur sucrée, peu astrictive.

La farine de châtaigne s'approprie une plus ou moins grande quantité d'eau, suivant son état de division et la bonté du fruit, mais elle n'a jamais le degré de sécheresse des autres farines ; cependant, rien n'est plus aisé de la lui procurer, en l'exposant à la chaleur d'une étuve ; et il y a lieu de croire qu'elle pourrait alors se conserver longtemps sans s'altérer, surtout si elle était renfermée dans des barils, comme la farine qu'on transporte dans nos colonies.

Disposé à soumettre la farine de châtaigne à toutes les opérations de la boulangerie, j'ai voulu savoir préalablement si elle contenait la substance glutineuse que Beccari a découverte dans le froment, substance qui joue le rôle le plus important dans la fabrication du pain, puisqu'elle constitue le corps de la pâte et la charpente du pain. Je fis donc les expériences suivantes.

Je formai avec la farine de châtaigne, une pâte d'une consistance solide, avec suffisante quantité d'eau froide et après l'avoir maniée longtemps, sans qu'elle put acquérir de liant, je la traitai dans l'eau, à l'instar de la pâte de froment ; je n'ai rien rencontré de glutineux et d'élastique. Au lieu de me servir de farine, je pris le fruit lui-même que je fis cuire et réduire en pulpe et j'essayai à l'aide d'un rouleau, à reproduire l'espèce de matière glutineuse qu'on obtient avec la pomme de terre cuite et écrasée sur-le-champ

(Voy. p. 113) ; mais la pulpe ne devint ni plus tenace ni plus spongieuse. '

Enfin, dans la crainte que l'exsiccation ou la cuisson n'eussent combiné ou détruit la matière glutineuse, au cas qu'elle s'y trouvât, j'ai pris la châtaigne fraîche, que j'ai râpée dans l'eau pure ; celle-ci s'est d'abord colorée et l'amidon s'étant séparé du parenchyme fibreux, je n'ai aperçu aucun vestige de substance glutineuse.

(De la farine de châtaigne.)

Oubliant, afin d'éviter toutes préventions, les difficultés que j'avais rencontrées autrefois pour faire du pain avec les châtaignes, je commençai mon travail avec le même intérêt que si la substance qui en était l'objet ne m'eût pas encore occupé.

La farine de châtaigne a été mélangée avec la farine de froment dans des proportions différentes, depuis un seizième jusqu'aux deux tiers: les pains avaient tous une couleur lie de vin, d'autant plus foncée que la châtaigne s'y trouvait en plus grande quantité.

Si une très petite quantité de farine de châtaigne est capable d'altérer la blancheur et la légèreté du pain de froment, à plus forte raison le seigle, l'orge, le maïs et le sarrasin se ressentent de cette addition. Comme ces grains sont plus communs dans les pays à châtaignes que le blé, j'ai varié et multiplié les mélanges et les procédés ; il n'est pas de manipulation pratiquée en boulangerie, que je n'aie mise en œuvre, pour parvenir à quelque succès. Tous les résultats ont été défectueux.

Au lieu d'employer la châtaigne en farine, je divisai le fruit sans être sec, à l'aide de la râpe: je pris ensuite d'autres châtaignes également fraîches, que je fis cuire et réduire en pâte, croyant que, dans ces différents états, elles deviendraient plus propres à la panification : mon attente fut trompée et les pains ne présentèrent pas une apparence plus agréable.

Je fis aussi cuire des châtaignes, et, à l'aide d'un rouleau de bois, je les écrasai sur une table lorsqu'elles étaient encore chaudes ; mais, malgré mes efforts et l'eau chaude dont je les arrosai, elle n'ont pu prendre la consistance d'une pâte tenace. Je voulus cependant m'assurer si cette pâte, mélangée avec de la farine de châtaigne et du levain, donnerait un produit plus satisfaisant : le pain était encore plus gras, plus compact et plus coloré.

J'ai remis à M. Brocq le journal de mes expériences, en le priant de les répéter : ses recherches eurent le même sort.

L'habitude de faire des expériences apprend à être circonspect et défiant sur les règles générales ; aussi, quelque infructueux qu'aient été mes efforts, je n'ai garde de prononcer affirmativement qu'on ne parvienne un jour à à faire du pain de châtaigne ; mais j'ose avancer sans crainte d'être jamais démenti, que ce pain aura toujours une couleur désagréable, un état mat et une saveur douceâtre.

Quant à l'aliment que les Corses appellent du pain de châtaigne, c'est une espèce de biscuit mince, ou plutôt une pâte desséchée et molasse, d'un brun roux et d'une saveur sucrée, obtenue en mêlant de l'eau chaude avec de la farine de châtaigne.

(Du mélange de la châtaigne avec d'autres farines et du pain de châtaigne.)

*
* *

Nous ne saurions trop engager ceux qui mangent beaucoup de châtaignes, de ne les préparer qu'à la manière limousine. Cette préparation consiste à dépouiller la châtaigne de son écorce avec un couteau, à dérober la pellicule, à laisser le fruit un moment dans l'eau bouillante et à le mettre ensuite dans un vase bien bouché sans nulle addition d'eau.

Quant aux personnes qui ne font usage des châtaignes qu'en petite quantité et comme un objet de dessert, elles pourraient les faire cuire sous la cendre, mais on doit proscrire la méthode de les faire bouillir à grande eau avec les écorces, ou de les rôtir à la flamme. Dans ce dernier cas, la chaleur attaque et brûle la substance farineuse, ce qui donne à la châtaigne une odeur désagréable de fumée et un goût amer d'empyreume.

Je ne puis que désapprouver l'habitude qu'ont plusieurs personnes de saler la châtaigne, et, en effet, la nature n'a-t-elle pas placé dans ce fruit l'assaisonnement par excellence, le sucre ; il faut l'y conserver et non le détruire par l'addition du sel.

(Préparation usitée dans le Limousin pour cuire la châtaigne.)

*
*
*
*

Lettre de Parmentier à M. Cabanis.

Permettez-moi, Monsieur, de soumettre à vos lumières et à votre examen, les questions ci-jointes. Chargé d'un travail concernant la châtaigne, j'ai besoin, pour le compléter, de quelques renseignements qui ne se trouvent dans aucun des auteurs dont j'ai consulté les ouvrages ; il m'a paru même, en les parcourant, qu'ils s'étaient comme donné le mot pour obscurcir tout ce qui a rapport à ce fruit et à l'arbre qui le produit. Or, si vous n'avez la bonté d'éclaircir les doutes que leur lecture m'a laissés, je préférerai n'en faire aucune mention, plutôt que d'induire en erreur le public trop longtemps trompé sur cet objet.

Vos recherches, vos expériences et vos succès sur la greffe, doivent vous avoir mis à portée, Monsieur, de connaître jusqu'où s'étend le pouvoir de cette opération merveilleuse ; serait-elle en état d'ôter radicalement aux marrons d'Inde leur amertume et de faire porter à l'arbre même, sans changer son espèce, des fruits d'un aussi bon goût que les marrons de Lyon? M. de Francheville vient de proposer à l'Académie de Berlin, de faire de cette question intéressante le sujet d'un prix. Ce savant prétend que la métamorphose est possible ; qu'il s'agit de deux conditions essentielles à observer pour l'accomplir ; la première, de choisir des marronniers d'Inde de cinq à six ans et de les transplanter dans une terre grasse; la seconde, de les greffer d'eux-mêmes et sur eux-mêmes, jusqu'à trois fois, suivant les méthodes usitées...

Réponse de M. Cabanis (1).

Je voudrais fort, Monsieur, pouvoir répondre à votre confiance d'une manière satisfaisante pour vous et pour moi, mais il est bien plus court et plus commode de vous renvoyer à mon *Essai sur la greffe en général*, couronné en 1764 par l'Académie des sciences de Bordeaux, dont un exemplaire imprimé et quelques additions manuscrites sont entre les mains de mon fils, à qui je marque par l'incluse, de vous en donner communication.

. D'après cette lecture, vous jugerez, Monsieur, que M. de Francheville a fait un beau rêve sur l'association ou mariage des arbres d'espèces différentes, ou sur la transmutation de la même espèce. Ce rêve ne m'en impose point, malgré le ton d'assurance avec lequel on l'annonce. Le marronnier d'Inde greffé sur lui-même dix fois l'une après l'autre, ne donnera que des marrons d'Inde, et le marron de Lyon greffé sur le marronnier d'Inde, ou n'y prendra pas, ou sera de courte durée (2).

(1) Avocat au Parlement; s'est occupé d'économie rurale et a contribué à l'introduction du mérinos en France (1723-1786). Son fils fut le célèbre médecin, membre de l'Institut, mort en 1808 à cinquante-deux ans.

(2) Dans une lettre adressée à la Société d'agriculture en décembre 1898, M. Naudin prétend que la greffe du châtaignier sur chêne

Les greffes bizarres et fantasques dont Virgile a égayé et orné ses *Géorgiques*, ne seront jamais réalisées. L'imagination va loin, mais la réussite n'est pas toujours à sa bienséance. L'opération de la greffe ne fait des miracles que dans l'ordre de la nature et celle-ci a des bornes inviolables, si je puis m'exprimer ainsi. Les tentatives économiques et agronomiques sont toujours louables, mais il ne l'est pas moins de s'en désister sur de bons motifs et sur les preuves qu'on appelle négatives...

est non seulement possible, mais même assez facile. M. le professeur Cornu, du Muséum, estime au contraire que cette greffe est une véritable rareté (Voy. *Bulletin de la Société d'agriculture*, t. LVIII, 1898, p. 644).

IX. — Recherches sur les végétaux nourrissants (1).

En présentant cet ouvrage, j'acquitte deux promesses : la première, de donner au *Mémoire sur les végétaux nourrissants*, qui remporta le prix à l'Académie des sciences de Besançon en 1772, plus de développement et de publicité qu'il n'en a eu lorsqu'il parut dans le *Journal d'agriculture* ; la seconde de répondre aux objections qu'on m'a adressées relativement à la culture et à l'usage des pommes de terre. Avant de porter un jugement sur la valeur des ressources que je propose, je supplie qu'on se transporte dans les cantons de nos provinces les plus reculées des grandes villes, près des hommes courbés sous le poids accablant des travaux les plus pénibles, pour goûter le pain dont ils se nourrissent ; on s'assurera qu'ils le préparent dans les temps d'abondance, avec les pois, les petites fèves, les haricots, la vesce et l'avoine et que cet aliment compact et visqueux leur coûte souvent plus que le meilleur pain de froment. Que sera-ce donc, dès qu'il y aura cherté et disette ?

Personne plus que moi, n'a fait une épreuve plus désagréable de l'humeur dénigrante de nos concitoyens dédaigneux. L'ignorance et la prévention ont presque été jusqu'à me faire un crime d'avoir osé montrer qu'il été possible d'utiliser la pomme de terre et d'en fabriquer du pain. Les vues les plus utiles sont longtemps contrariées, empoisonnées par les préjugés : il faut s'y attendre, tel est le sort des nouveautés ; et malgré les cris des cabaleurs dont le siècle abonde, il faut réfuter paisiblement et sans humeur ceux qui sont disposés à tout déprimer ; profiter de leurs observations si elles sont bonnes, ne faire aucun cas de celles qui lancent le sarcasme : s'en fâcher sérieusement, ce serait combler leur espoir ; ils sont assez à plaindre de ne pas savoir sacrifier quelques moments de leur inutile exis-

(1) Voy. *Bibliographie*, n° 22.

tence au bien public.... Quoique les hommes pour qui on
s'occupe le plus utilement ne soient pas toujours les plus
reconnaissants, il faut être assez courageux pour braver
leur injustice et leur ingratitude. Quand on est enflammé
réellement du désir de servir ses semblables, on ne doit pas
être arrêté par la crainte d'encourir leur censure: quiconque
cache à la société une vérité précieuse, lui fait un vrai
larcin.

Pour peu que l'on veuille examiner les différents ouvrages
que j'ai publiés sur les aliments, on verra qu'il n'en est
aucun qui ne soit appuyé de l'expérience et de l'observation.
Chargé de vérifier, par tous les moyens que la chimie
suggère, si les pommes de terre contiennent quelque principe capable de nuire à l'économie animale, j'ai démontré
que s'il existait un remède propre à prévenir les maux dont
on inculpait leur usage, c'était dans ces racines elles-mêmes
qu'il fallait le chercher. Pour conserver aux pauvres une
ressource qui leur fournit à peu de frais une nourriture
salutaire qu'on voulait leur ôter, je me suis attaché à en
augmenter la production, à couvrir de pommes de terre
les terrains incultes que la charrue ne sillonne jamais. Je n'ai
donc pas cherché à établir de système; c'en est un dangereux que j'ai osé attaquer et détruire. Au reste, toutes les
critiques (1) dirigées contre mes travaux n'ont pu tempérer
le désir que j'avais d'en perfectionner l'objet ; si quelque
chose est capable de désoler leurs auteurs, c'est l'impuissance où ils sont de prouver que mes recherches aient eu
d'autre but que les progrès de l'art et le bien général. Quel
autre motif pouvait m'animer? Je ne suis dans aucune

____

(1) Entres autres, une *Réfutation du pain de pomme de terre* insérée
dans le volume de l'*Esprit des journaux* du mois de juillet 1780 et la
brochure suivante : *Jugement impartial et série-comi-critique d'un
Manant, cultivateur et bailli de son village, sur le pain de pomme de
terre pur de MM. Parmentier et Cadet.* Berne, 1780. C'est à tort que
Quérard (*France littéraire*) fait figurer cette brochure anonyme parmi
les travaux de Parmentier.

entreprise et ne fais aucun commerce ; je ne sollicite ni places, ni pensions ; je n'ai point d'hypothèse à établir ou à défendre : ayant entrevu une vérité précieuse, j'ai tâché de l'appliquer à nos premiers besoins ; en un mot, j'ai proposé ce que j'avais fait et ce que je croyais qu'il conviendrait de faire. Ma tâche est remplie ; c'est maintenant au temps et à l'expérience à porter la conviction (1).

*
* *

TABLE DE CE QUI EST CONTENU DANS CET OUVRAGE.

ARTICLE PREMIER. *De l'aliment en général.* — ART. II. *De la composition de l'aliment.* — ART. III. *De la matière nutritive.* — ART. IV. *De l'assaisonnement.* — ART. V. *Du lest fibreux.* — ART. VI. *De la nourriture légère.* — ART. VII. *De la nourriture solide.* — ART. VIII. *De la nourriture grossière.* — ART. IX. *Des farineux.* — ART. X. *De la matière glutineuse du froment.* — ART. XI. *De l'amidon considéré comme la partie principalement nutritive des farineux.* — ART. XII à XVIII. *Des pommes de terre. Du pain de pomme de terre. Du biscuit de mer fait de pommes de terre. Des gruaux, du salep et du sagou de pomme de terre.* — ART. XIX et XX. *Des semences et racines farineuses dont il est nécessaire d'extraire l'amidon. Manière de les rendre comestibles.* — ART. XXI à XXIV. *Des semences et racines farineuses qui peuvent servir en totalité à la nourriture. Des racines mucilagineuses. Observations générales sur les racines.* — ART. XXV et XXVI. *Des substances végétales propres à remplacer les plantes potagères.* — ART. XXVII. *Des tablettes et poudres nutritives.* — ART. XXVIII. *Des avantages de la nourriture végétale sur la nourriture animale.* — ART. XXIX.

(1) Aujourd'hui, la France produit en moyenne 114 millions de quintaux de pommes de terre dont la culture couvre plus de 1 500 000 hectares.

Le farineux sous la forme de pain paraissent être la nourriture la plus analogue à l'espèce humaine. — Art. XXX. De quelques précautions à employer pendant le temps que durent les disettes. — Art. XXXI. Réflexions sur les causes des disettes et sur les moyens de les prévenir. — Art. XXXII. Exposé des objections faites sur la culture et l'usage des pommes de terre apprêtées sous différentes formes. Lettres diverses. Description du moulin-râpe.

*
* *

Les assaisonnements ne sont pas employés seulement pour rendre les mets plus délicats ou pour flatter le palais ; ils servent encore de correctif : ils contribuent à rendre la nourriture plus savoureuse, plus soluble et plus appropriée à notre constitution ; ils raniment les fibres de l'estomac et des autres organes destinés à la digestion. L'aliment, surtout celui qui est farineux, serait lourd et indigeste si on ne l'associait avec une matière sapide, si on ne développait celle qu'il contient, par la panification, par la cuisson ou par la torréfaction. Nous voyons, en effet, que les Indiens, pour relever la fadeur naturelle du riz, leur principale nourriture, ont grand soin de l'assaisonner avec du gingembre. Au Pérou, ne mêle-t-on pas le piment avec le maïs ? Ces pâtes, ces bouillies, ces pastilles, dont les Grecs et les Romains étaient amateurs passionnés, contenaient toutes sortes d'assaisonnements. C'est donc un principe certain que les aliments ne produisent leurs véritables effets, qu'autant qu'ils sont sapides. Une eau fade est pesante à l'estomac, le pain azyme se digère difficilement, et combien de viandes seraient indigestes sans une sauce piquante....

(*De l'assaisonnement.*)

*
* *

Ce n'est pas assez que la matière nutritive soit associée et combinée avec une certaine quantité de substance sapide qui en relève la fadeur ; il est nécessaire encore qu'elle se trouve mêlée et confondue avec une autre substance plus abondante, d'un tissu plus compact et plus solide, qui puisse donner, si j'ose m'exprimer ainsi, du corps et de l'expansion à l'aliment. Il ne suffit pas d'être nourri, il faut encore être lesté ; mais le lest doit être, comme l'assaisonnement, dans des proportions respectives : sa surabondance fatiguerait l'estomac, les entrailles, et loin d'apaiser la faim, elle ne pourrait que concourir à l'augmenter.

La substance destinée à lester (cellulose, ligneux) varie infiniment moins que celle qui sert d'assaisonnement ou de nourriture ; toujours solide et compacte, elle sert de charpente ou d'enveloppe aux substances molles et flexibles que renferment les végétaux. Elle est inattaquable par les différents menstrues. Le lest est privé de toute qualité nutritive ; sa fonction principale consiste à distendre les parois des viscères, à retarder la digestion, plutôt que de l'accélérer, à former enfin la matière des excrétions.

Il est donc bien certain que le lest ne produit dans les aliments que son propre poids ; qu'il passe en entier de la bouche dans l'estomac, et de l'estomac dans le canal intestinal, sans s'atténuer pour former du chyle, et se changer en sang ; que souvent même, il entraîne une portion de la vraie nourriture et augmente la somme des déjections au point que l'on rend presque autant que l'on mange. Aussi M. de Buffon remarque-t-il que, plus les animaux se nourrissent de substances peu alimentaires, plus la quantité de leurs excrétions est copieuse ; or, voilà précisément la position de ceux qui font usage d'aliments dans lesquels il entre beaucoup de lest.

(Du lest fibreux.)

*
* *

Si les hommes dont la constitution est frêle ou délicate et qui languissent dans une sorte d'oisiveté, ont besoin d'une nourriture plus abondante en matière nutritive qu'en substances destinées à lester, c'est le contraire pour ceux qui sont robustes et dont la vie est très active. Les aliments aqueux passeraient trop vite dans les entrailles ; il leur faut une nourriture solide, qui exige plus de travail de l'estomac et y séjourne un certain temps, afin que la grande capacité de ce viscère soit remplie sans être surchargée.

Quelle que soit la nourriture qui résulte de l'aliment composé, elle doit avoir deux qualités essentielles : 1° offrir suffisamment de résistance aux organes digestifs; 2° contenir des sucs propres à réparer les pertes de l'économie. Les hommes livrés à l'étude, qui ne font point assez d'exercice, ne doivent se nourrir que d'aliments légers ; ceux qui se fatiguent par un travail dur et pénible, se trouveront infiniment mieux d'aliments solides.

(De la nourriture solide.)

*
* *

L'expérience et l'observation prouvent journellement que la quantité d'aliments que nous prenons n'est point absolument nécessaire à la nourriture, et que le produit des digestions ne passe pas en totalité dans la masse du sang ; il est bon néanmoins que les aliments soient en proportions suffisantes et assez atténués, de manière à ce qu'ils n'offrent point trop de travail et de fatigue à l'estomac.

L'homme qui n'est pas suffisamment nourri, manque de force pour ses travaux. Lorsque la nourriture est trop grossière, les sucs qui en proviennent ne sont point assez élaborés et produisent des obstructions ; les résidus, étant très abondants, engorgent les viscères, et les excréments qu'ils fournissent fatiguent les reins. L'habitant des campagnes serait moins assujetti aux maladies, qui hâtent le terme de ses jours, en lui donnant de bonne heure les infirmités de la vieillesse, s'il pouvait fortifier son corps avec une nourriture suffisante, sans être trop grossière.

(*De la nourriture grossière.*)

*
* *

Dans la multitude innombrable des végétaux, il n'en est peut-être point qui mérite davantage de fixer l'attention des bons citoyens, que la pomme de terre. Originaire de la Virginie, cette plante s'est naturalisée avec tant de facilité en Europe, qu'on croirait qu'elle appartient à notre hémisphère (1). Les Irlandais la cultivèrent d'abord dans les jar-

(1) « La plupart des botanistes, et Parmentier lui-même, ont écrit d'après Gaspard Bauhin (botaniste, né à Bâle en 1550, mort en 1624) que la pomme de terre nous est venue de Virginie, vers la fin du XVIe siècle, et c'est au malheureux Walther Raleigh qu'ils attribuent communément l'honneur de l'avoir donnée à l'Europe. Je trouve beaucoup plus probable qu'elle a été apportée du Pérou par les Espagnols. Raleigh n'alla en Virginie qu'en 1586 et nous pouvons conclure du témoignage de Clusius (de Lécluse, né à Arras en 1535, mort à Leyde en 1609) que, dès 1587, la pomme de terre devait être commune dans plusieurs parties de l'Italie et qu'on l'y donnait déjà aux bestiaux, ce qui suppose au moins quelques années de culture.

» Ce végétal a d'ailleurs été indiqué, dès la fin du XVe siècle, par les premiers écrivains espagnols, comme cultivé aux environs de Quito, où on l'appelait *papas* et où l'on en préparait plusieurs sortes de mets. Enfin, ce qui semble compléter toutes les preuves désirables, Banister et Clayton (botanistes anglais) qui ont fait de grandes recherches sur les plantes indigènes de Virginie, ne mettent point la pomme de terre de ce nombre et Banister dit même expressément qu'il l'y a cherchée en vain pendant douze années, tandis que Dombey l'a trouvée à l'état sauvage dans toutes les Cordillières où les Indiens en font encore aujourd'hui les mêmes préparations qu'au temps de la découverte, Dombey, médecin botaniste, né à Mâcon en 1742. Chargé, en 1776, par Turgot de rechercher au Pérou les végétaux qu'on pourrait naturaliser en France; envoyé en mission, en octobre 1793, par le comité de Salut public, pour présenter aux États Unis l'étalon des nouvelles mesures et y acheter des grains, Dombey fut pris par des corsaires anglais et jeté dans un cachot où il mourut en mars 1794).

» L'erreur a pu venir de ce que la Virginie produit plusieurs autres plantes à racines tubéreuses, que des descriptions incomplètes ont fait confondre avec la pomme de terre. Bauhin prit, en effet, pour telle la plante nommée *openawk* par Thomas Harriot (né en 1560, mort en 1621 a publié à Londres en 1588 la relation de son voyage dans la Virginie). Il y a aussi, en Virginie des patates ordinaires; mais l'auteur anonyme de l'histoire de ce pays dit positivement qu'elles n'ont rien de commun

dins par pure curiosité et ce ne fut guère qu'au commencement du xviie siècle qu'ils essayèrent d'en faire usage. Sa cul-

avec le *potatoe* d'Irlande et d'Angleterre, qui est notre pomme de terre.

» Quoi qu'il en soit, cet admirable végétal fut accueilli fort diversement
par les peuples de l'Europe. Il paraît que les Irlandais en tirèrent parti
les premiers, car nous voyons de bonne heure les pommes de terre désignées sous le nom de *patates d'Irlande*; mais en France, on commença par les proscrire. Bauhin rapporte que de son temps, l'usage en
avait été défendu en Bourgogne, parce que l'on s'était imaginé qu'elles
devaient donner la lèpre.

» On ne se persuaderait jamais qu'un végétal si sain, si agréable, si
productif, qui exige si peu de manipulation pour servir à la nourriture;
qu'une racine si bien garantie contre l'intempérie des saisons; qu'une
plante, en un mot, qui, par son privilège unique, réunit manifestement
tous les genres d'avantages sans autre inconvénient que celui de ne
pas durer toute l'année, mais qui doit à ce défaut même un avantage
de plus, celui de ne point donner de prise à l'avidité des accapareurs,
ont pu avoir besoin de deux siècles pour vaincre des préventions pué-
riles. Les Anglais avaient rapporté la pomme de terre en Flandre pendant les guerres de Louis XIV, elle s'était propagée ensuite, mais faiblement, dans quelques parties de la France : la Suisse l'avait mieux
accueillie, et s'en trouvait très bien ; plusieurs de nos provinces méridionales en avaient planté, d'après son exemple, à l'époque de ces
disettes qui se répétèrent plusieurs fois dans les dernières années du
règne de Louis XV. Turgot surtout la multipliait dans le Limousin et
dans l'Angoumois, dont il était intendant; et l'on pouvait espérer que
bientôt le royaume jouirait pleinement de cette nouvelle branche de
subsistances lorsque quelques vieux médecins renouvelèrent contre
elle les inculpations du xvie siècle. Il ne s'agissait plus de lèpre, mais
de fièvres. Les disettes avaient produit dans le midi quelques épidémies, qu'on s'avisa d'attribuer au seul moyen qui existât de les prévenir. Le contrôleur général se vit obligé de provoquer, en 1771, un
avis de la Faculté de médecine, propre à rassurer les esprits.

» M. Parmentier qui avait appris à connaître la pomme de terre dans
les prisons d'Allemagne, où il n'avait eu souvent que cette nourriture,
seconda les vues du ministre, par un examen chimique de cette racine
où il montrait qu'aucun de ses principes n'est nuisible. Il fit mieux
encore : pour apprendre au peuple à y prendre goût, il en cultiva en
plein champ, dans les lieux très fréquentés, les faisant garder avec
appareil pendant le jour seulement, heureux quand il apprenait qu'il
avait excité ainsi à ce qu'on lui en volât quelques-unes pendant la nuit.
Il aurait voulu que le roi, comme on le rapporte des empereurs de Chine,
eut tracé le premier sillon de son champ, il en obtint du moins de
porter en pleine cour, dans un jour de fête solennelle, un bouquet de
fleurs de pomme de terre, et il n'en fallut pas davantage pour engager
plusieurs grands seigneurs à en faire planter. Il n'est pas jusqu'à l'art
de la cuisine raffinée, que M. Parmentier voulut aussi contraindre à
venir au secours des pauvres, en s'exerçant sur la pomme de terre ;
car il prévoyait bien que les pauvres n'auraient partout des pommes de
terre en abondance que lorsque les riches sauraient qu'elles peuvent
aussi leur fournir des mets agréables. Il assurait avoir donné un jour
un dîner entièrement composé de pommes de terre, à vingt sauces

ture passa bientôt en Angleterre, puis en Flandre, en Allemagne, en Suisse et en France : elle se plaît en effet dans tous ces climats. Toutes les expositions et la plupart des terrains lui sont propres ; trois ou quatre mois suffisent pour qu'elle acquière son accroissement : la récolte peut s'en faire plusieurs fois l'année et elle ne manque presque jamais. Le règne végétal n'offre rien de plus utile, de plus sain, de plus commode et de moins dispendieux que la pomme de terre : il n'existe pas de plante aussi féconde et qui se multiplie par autant de moyens. On sait de quelle

différentes, où l'appétit se soutint à tous les services (Voy. p. 50).

» Mais les ennemis de la pomme de terre, hors d'état de prouver qu'elle fait du mal aux hommes, ne se tinrent pas pour battus ; ils prétendirent qu'elle en ferait aux champs et les rendrait stériles.

» Il n'y avait nulle apparence qu'une culture, qui aide à nourrir plus de bestiaux et à multiplier les engrais, pût jamais en résultat effriter le sol ; néanmoins il fallut encore répondre à cette objection et considérer la pomme de terre sous le point de vue agricole.

» M. Parmentier reproduisit donc, sous diverses formes, tout ce qui regardait sa culture et ses usages, même pour la fertilisation des terres : il ne se lassait point d'en parler dans des ouvrages savants, dans des instructions populaires, dans des journaux, dans des dictionnaires de tout genre.

» Pendant quarante ans, il n'a manqué aucune occasion de la recommander ; chaque mauvaise année était même pour lui une sorte d'auxiliaire, dont il profitait avec soin pour rappeler l'attention sur la plante chérie. C'est ainsi que le nom de ce végétal bienfaisant et le sien sont devenus presque inséparables dans la mémoire des amis des hommes ; le peuple même les avait unis et ce n'était pas toujours avec reconnaissance.

» A une certaine époque de la Révolution, l'on proposait de porter M. Parmentier à quelque place municipale ; un des votants s'y opposait avec fureur : *Il ne nous fera manger que des pommes de terre,* disait-il, *c'est lui qui les a inventées.*

» Mais M. Parmentier ne demandait point les suffrages du peuple : il savait bien que ce sera toujours un devoir de le servir ; mais il savait également que tant que son éducation restera où elle en est, c'en sera souvent une aussi de ne pas le consulter. Il ne doutait point d'ailleurs qu'à la longue, le bien ne finît par être apprécié ; et, en effet, l'un des bonheurs de sa vieillesse a été le succès presque complet de sa persévérance. *La pomme de terre n'a plus que des amis,* s'écrie-t-il dans un de ses derniers ouvrages, *même dans les cantons d'où l'esprit de système et de contradiction semblait la vouloir bannir pour jamais* (Cuvier). »

On lira d'autre part, avec intérêt, la *Notice sur l'introduction et la propagation de la pomme de terre en Europe et en France* publiée par M. Heuzé, in *Mémoire de la Soc. nat. d'agriculture* de 1886, t. CXXX, p. 141-166.

ressource elle fut en 1740 aux Irlandais ; beaucoup de familles auraient été moissonnées sans ce secours. Dans la dernière guerre d'Allemagne (guerre de Sept ans) beaucoup de soldats séparés du gros de l'armée auraient succombé s'ils n'eussent trouvé des pommes de terre qu'ils ont mangées, cuites dans l'eau et assaisonnées seulement par l'appétit ; plusieurs en ont rapporté par reconnaissance dans leur patrie où elles étaient inconnues : ils les ont cultivées avec intelligence et leur exemple a eu bientôt des imitateurs. Quand on réfléchit que les années les moins riches en grains sont souvent abondantes en pommes de terre, on est scandalisé de voir l'indifférence que montrent encore certains peuples pour cette espèce de dédommagement dont il ne tiendrait qu'à eux de profiter.

Quoique l'expérience et l'observation se prononcent journellement depuis un siècle en faveur des pommes de terre, je n'ai point la présomption de croire que je parviendrai à faire revenir sur leur compte ceux qui ont lancé un arrêt de proscription contre elles, sans en avoir goûté, sans même en avoir vu. Je sais que quand on est prévenu contre un individu, il est rare qu'on ne lui trouve pas plus de mauvaises qualités que de bonnes ; tel sera, peut-être longtemps, le sort de la pomme de terre.

Mais faut-il, à cause des obstacles qu'on rencontre à chaque instant, lorsque l'on veut soumettre les habitants des campagnes à une pratique avec laquelle ils ne sont point familiarisés, faut-il, dis-je, renoncer à les éclairer, et négliger d'employer auprès d'eux l'exemple, ce moyen toujours plus puissant que les meilleurs traités ? Faut-il enfin se dispenser de crier à ces laboureurs qui nous font vivre et qui ont tant de peine à subsister :

« Il n'y a point de pays au monde à l'abri des disettes ; les pommes de terre peuvent remplacer tous les grains destinés à la nourriture des hommes et des bestiaux : infiniment moins assujetties aux accidents qui anéantissent le

produit de vos moissons, elles deviennent, sans aucun ap-
prêt une nourriture aussi simple et commode, que saine
et abondante; pourquoi n'en profiteriez-vous point ? Pour-
quoi dédaigneriez-vous la culture du végétal qui rend le
plus à l'industrie humaine et sur lequel on dirait que la
main bienfaisante du Créateur a rassemblé tout ce qu'il
est possible de désirer, pour trouver l'abondance et l'éco-
nomie au sein même de la cherté et de la stérilité ? »

De quels sentiments ne devons-nous pas être pénétrés
pour la mémoire de l'amiral Walter Raleigh (1) qui le premier apporta dans sa patrie une plante aussi productive? Il
faudrait lui ériger une statue.

(Des pommes de terre.)

*
* *

Pour préparer le biscuit de pomme de terre, on mêle un
peu de levure de bière avec une livre d'amidon de pomme
de terre et autant de leur pulpe ; quand le mélange est parfait, on le porte dans un lieu tempéré où on le laisse pendant six heures environ. On étend le levain ainsi préparé
dans une suffisante quantité d'eau chaude ; on le mêle avec
six livres de pulpe de pomme de terre et pareille quantité
d'amidon ; on forme du tout une pâte que l'on pétrit longtemps ; on en détache ensuite des morceaux pesant trois
quarterons (trois quarts de livre) que l'on aplatit, de manière
à leur donner vingt-quatre pouces ($0^m,650$) de circonférence et
quinze à seize lignes ($0^m,034$ à $0^m,036$) d'épaisseur.

Quand la pâte est divisée et façonnée, on la distribue sur
des tablettes et une heure après, on la met au four, en la
piquant avec un fer armé de plusieurs dents, pour empêcher
le boursouflement et favoriser l'évaporation de tous les
points. Comme cette pâte a peu d'eau, la cuisson en devient
plus difficile ; il faut la laisser au four plus longtemps que

(1) Amiral anglais exécuté en 1618.

le pain ; c'est au moins deux heures, car cette cuisson doit être poussée très loin.

Le biscuit, au sortir du four, doit être disposé dans un endroit chaud, afin qu'il puisse se refroidir insensiblement et perdre l'humidité qui s'en exhale, tant que la chaleur subsiste. Il est bien essentiel de ne le renfermer que cinq à six jours après sa fabrication et de le tenir, autant que la chose est possible, dans un endroit très sec.

Le biscuit ordinaire de froment perd un quart de son poids au four, en sorte qu'il faut toujours employer trois quarterons de pâte la plus ferme, pour en obtenir une demi-livre. Le biscuit de pomme de terre éprouve, à peu près, un déchet semblable. Réuni avec M. Cadet le jeune (1) pour abréger la manipulation du pain de pomme de terre, nous avons aussi multiplié concurremment les expériences, en vue de perfectionner le biscuit dont il s'agit ; et après nous être assurés, qu'il avait les caractères généraux du biscuit ordinaire, qu'il se cassait net, qu'il était sonore, qu'il trempait très bien dans l'eau, sans s'émietter, nous nous sommes fait un devoir de le soumettre à l'examen de plusieurs négociants, qu'on peut citer comme autant d'autorités : leur opinion a été extrêmement favorable à ce biscuit. Le ministre de la marine a daigné l'accueillir et le protéger, en observant que le seul moyen de constater s'il était possible de le conserver aussi aisément que le biscuit de froment, était d'en faire embarquer à Brest quelques quintaux sur un ou plusieurs bâtiments. Ses intentions ont été remplies ; mais on a tout lieu de craindre que ce biscuit n'ait été la proie de corsaires ennemis (2). Sans vouloir prétendre le comparer

(1) Cadet de Vaux (Antoine-Alexis), mort en 1828, membre de l'Académie de médecine, fut pendant quelque temps, comme son frère dont il est question plus loin, pharmacien aux Invalides (1758-1764).

Il a professé la chimie à l'École vétérinaire d'Alfort et a publié de nombreux écrits sur l'hygiène et l'économie domestique. Il fonda le *Journal de Paris* en 1777, le dirigea jusqu'en 1789 et y écrivit jusqu'en 1820. Il a eu l'initiative des premiers comices agricoles.

(2) Au moment où écrivait Parmentier, on était en guerre avec l'Angleterre.

au biscuit ordinaire, il a un mérite sur ce dernier ; la pomme de terre n'ayant ni matière sucrée, ni substance glutineuse, le biscuit qui en résulte doit être moins susceptible d'attirer l'humidité de l'air et de se corrompre.

(Du biscuit de mer fait de pomme de terre.)

* *

Les pommes de terre peuvent remplacer le *salep* et le *sagou*, deux substances qu'on nous apporte de loin et que cette circonstance seule peut laisser soupçonner de mélanges infidèles. Leur prix exorbitant empêche les malheureux d'en profiter ; les substituts que je propose ne coûteraient presque rien : il faut quatre livres de pommes de terre pour obtenir une livre de salep et six livres fournissent une livre de sagou. Les préparations pour amener les pommes de terre à l'état de salep et de sagou ne sauraient entraîner de grandes dépenses : dans le premier cas, il faut cuire, sécher et moudre ces tubercules; dans le second, au contraire, il est nécessaire de les râper crues, de les passer à travers un tamis et de les laver. Faudra-t-il donc toujours mettre à contribution les deux Indes, pour satisfaire nos principaux besoins, et n'attacher de prix qu'aux choses qu'on nous apporte, de loin, à grands frais? (1).

(Des gruaux, du salep et du sagou de pomme de terre.)

* *

On a cru pendant longtemps que les semences des graminées étaient le seul réceptacle de l'amidon ; mais il n'est plus permis de douter, aujourd'hui, qu'il ne se rencontre également dans les légumineuses et dans une infinité de

---

(1) L'industrie française, s'inspirant des travaux de Parmentier, prépare depuis longtemps avec la fécule de pomme de terre, du tapioca, du sagou et de l'arrow-root indigènes. Les produits obtenus se chiffrent par millions de francs.

semences ou racines d'autres plantes. J'oserai presque avancer qu'il n'y a point de parties de la fructification des plantes où on ne le trouve.

J'ai déjà dit que je croyais que les fruits à baies, à grains et à noyaux ne pouvaient pas contenir d'amidon, vu que leur pulpe était trop mollasse. Je n'avais pas la même conjecture à l'égard des fruits à pépins dont la chair est plus ferme; il est vrai que mes recherches à ce sujet avaient été infructueuses. Pendant mon séjour à Rennes (1780), j'en fis part à M. Duval, apothicaire et chimiste fort instruit, qui soupçonnait déjà, d'après quelques expériences plus heureuses que les miennes, que les fruits de cette classe renfermaient de l'amidon. Nous vérifiâmes ensemble si ses soupçons étaient fondés et nous trouvâmes effectivement de l'amidon dans certaines pommes acides douceâtres, tandis que d'autres, d'une saveur aigre, n'en donnaient pas un atome... Je n'assurerais pas qu'on ne parvînt un jour à le découvrir dans les feuilles et les fleurs, d'autant plus que plusieurs d'entre elles m'ont déjà fourni un mucilage qui s'en rapproche beaucoup.

[L'auteur revient sur les tentatives faites pour utiliser les marrons d'Inde et les glands (Voy. p. 25) et il s'étend longuement sur différentes plantes dont les racines pourraient fournir de l'amidon. En voici la liste sommaire :]

Liste des plantes incultes dont la racine contient de l'amidon qu'il faut extraire pour en faire de la bouillie ou du pain :

Aristoloche ronde (*Aristolochia rotunda*). — Dans les champs, dans les haies du Languedoc et de la Provence.

Astragale grimpante (*Astragalus scandens*). — Croît partout dans les pays méridionaux.

Bardane cotonneuse (*Lappa major*). — Sur les bords des chemins, dans les cours et aux environs des marais.

Belladone (*Solanum lethale*). — Dans les forêts, le long des haies ombragées, auprès des murs ; on ne connaît guère d'ouvrages de médecine dans lesquels il ne soit question des effets pernicieux de la belladone.

Bistorte Grande) (*Bistorta major*). — Dans les prés, dans les pàturages montagneux.

Bistorte moyenne (*Bistorta minor*). — Sur le sommet des plus hautes montagnes du Dauphiné et de la Provence.

Bryone blanche (*Bryona alba*). — Se plaît partout, dans les haies, dans les vignes, dans les bois. Racine à odeur très fétide, contenant un suc très âcre qui purge violemment.

Colchique des montagnes (*Colchicum montanum*). — En Alsace, dans les montagnes.

Colchique ordinaire ou **Tue-chien** (*Colchicum commune*). — Dans les prés et sur les bords des petites rivières, aux environs de Paris. Sa racine, mêlée aux aliments, tue les chiens, d'où lui vient son nom.

Concombre sauvage (*Cucumis sylvestris*). — Le long des chemins, dans les décombres et les lieux pierreux du Languedoc et de la Provence.

Filipendule (*Filipendula vulgaris*). — Dans les bois, dans les prés couverts de toutes les provinces.

Fumeterre bulbeuse (*Fumaria bulbosa*). — Très commune dans les environs de Paris.

Glayeul (*Gladiolus major*). — Dans les champs des provinces méridionales.

Hellébore noir (*Helleborus niger*). — Très commune aux environs de Paris et dans les endroits couverts des montagnes de la Provence. Racine à saveur âcre et mordicante, purgative.

Impératoire (*Imperatoria major*). — Se rencontre ordinairement sur les Alpes, les Pyrénées et les montagnes du Mont-Dore. Racine à saveur très âcre et amère.

Iris sauvage ou **Flambe** (*Iris Germanica*). — Dans les lieux arides et incultes, sur les vieux murs.

Iris jaune (*Iris lutea*). — Sur les bords des étangs et des fossés aquatiques.

Iris-puante (*Iris fœtidissima*). — Dans les bois taillis, le long des chemins du Dauphiné et de la Provence.

Jusquiame (*Hyoscyamus vulgaris*). — Dans les campagnes, auprès des villes, dans les fossés et dans les fumiers. On ne saurait employer trop de prudence dans son usage.

Mandragore femelle (*Mandragora*). — Au bord des rivières, dans les champs des provinces méridionales. Racine à odeur très fétide, purge violemment.

Œnanthe (*Œnanthe apii folio*). — Fort abondante dans les endroits humides de toute la Bretagne (1).

Patience sauvage (*Lapathum aquaticum*). — Sur les bords des étangs, des fossés aquatiques et des rivières.

Patience des Alpes (*Lapathum alpinum*). — Sur les montagnes du Dauphiné et de la Provence.

Persil des montagnes (*Oreoselinum minus*). — Très abondant dans les endroits montagneux et sablonneux.

Pied de veau commun (*Arum vulgare*). — Dans les bois, dans les haies et les lieux couverts.

Pied de veau courbe (*Arum incurvatum*). — Dans les lieux pierreux et couverts de la Provence.

Pied de veau serpentaire (*Arum dracunculus*). — Dans les lieux ombragés et incultes des provinces méridionales.

Pied de veau des marais (*Calla palustris*). — En Alsace, dans les marais et les lieux humides.

Pivoine femelle (*Pæonia fœmina*). — Dans les pâturages des montagnes du Dauphiné et de la Provence.

Renoncule bulbeuse (*Ranunculus bulbosus*). — Dans les haies des jardins et sur les chemins.

Saxifrage des prés (*Saxifraga ombellifera*). — Dans les prés et tous les terrains humides.

Scrophulaire noueuse (*Scrophularia nodosa*). — Croît

---

(1) Il y a une autre œnanthe à feuilles de cerfeuil très commune en Angleterre, qui est un poison très violent ; dix-sept de nos prisonniers, dans la guerre de 1744, ayant pris cette plante pour du céleri sauvage, en moururent ou furent à l'extrémité. La même plante a été funeste, il y a quelques années, à plusieurs de nos soldats en Corse. (*Note de Parmentier.*)

fréquemment aux lieux ombragés, dans les haies et dans
les bois taillis.

Sureau (Grand) (*Sambucus major*). — Les haies et les jardins.

Sureau (Petit) ou **Yèble** (*Sambucus minor*). — Partout
dans les endroits incultes et humides.

Les racines des plantes indiquées dans cette liste doivent
être cueillies de préférence en automne, mondées de leurs
filaments chevelus, nettoyées et lavées au point que l'eau
qui en sort soit transparente. Ce premier soin rempli exactement, il est nécessaire de les diviser par le moyen du
moulin-râpe (1) et de ne pas épargner l'eau destinée à débarrasser l'amidon de ses entraves fibreuses; dès qu'on est
bien assuré par des lotions réitérées qu'il en est entièrement
dépouillé, on le décante et on le sèche à la plus douce
chaleur.

Nous avons employé indistinctement tous ces amidons
sous différentes formes et il ne nous a pas été possible de
distinguer le végétal qui leur avait servi de berceau et d'enveloppe ; dans le cas même où ils présenteraient une légère
variété dans leur saveur, leur odeur et leur couleur, il faudrait l'attribuer aux lavages plus ou moins nombreux,
plutôt qu'à une différence essentielle dans leur nature.

Les plantes vénéneuses peuvent donc sans danger prêter
leur secours aux hommes dans une circonstance de disette,
mais la méthode proposée suffit-elle pour faire d'un médicament actif et souvent destructeur, un aliment salubre?
Quoique l'expérience et l'observation ne laissent aucun
doute à ce sujet, rappelons que les insulaires du nouveau
monde n'emploient pas d'autres pratiques pour enlever
aux racines du *manioc* et de l'*yucca*, les sucs vénéneux
qu'elles renferment et obtenir du marc exprimé et cuit, la
cassave dont ils se nourrissent; rappelons que l'amidon

(1) La description de ce moulin-râpe, imaginé par Parmentier, est
donnée avec beaucoup de détails à la fin du volume.

étant indissoluble à froid dans tous les fluides, peut flotter au milieu de véhicules colorés, odorants et sapides, sans participer en aucune manière à leur nature et à leurs propriétés ; rappelons enfin que tous ces remèdes désignés par les pharmacologistes, sous le nom impropre de *fécule* auquel on attribuait la propriété des plantes d'où on les retirait, sont abandonnés maintenant, parce qu'on a remarqué qu'ils étaient absolument dénués de toute vertu médicinale. On ne peut donc se dispenser de considérer l'amidon comme un principe particulier, à part, dans les plantes.

Il s'en faut bien que j'aie l'intention d'offrir le tableau de toutes les plantes dont on pourrait retirer l'amidon ; il y en a beaucoup que j'ai examinées et dont je ne fais aucune mention, parce qu'elles ne sont pas assez communes, qu'elles contiennent trop peu d'amidon ou bien qu'elles passent trop rapidement à l'état ligneux ; tels sont la cynoglosse, la petite chélidoine, le chardon-roland, la bardane, l'*enula campana* (aunée), le fenouil, etc. On pourra ajouter à ma liste une foule d'autres plantes reconnaissables à ce caractère : toutes les fois qu'une substance végétale divisée, délayée dans l'eau et passée à travers un linge serré, donnera une liqueur déposant plus ou moins vite un sédiment blanc qui, mis dans une cuiller sur le feu prendra la consistance d'une gelée, on pourra en conclure avec certitude que cette substance contient de l'amidon...

(Manière de rendre comestibles les semences
et racines farineuses.)

* *

Personne ne doute des avantages que l'économie retire de nos racines potagères, telles que les carottes, les navets, les radis, les panais. Ce n'est qu'en automne, qu'elles sont douées de toute leur vertu. Au printemps, elles ne fournissent pas d'amidon ; celui-ci concourt à l'augmentation de la substance fibreuse, d'où il suit que les racines dans cette saison sont dures, filandreuses, plus difficiles à cuire et n'ont point autant de qualité. En même temps que l'amidon diminue, la racine devient plus douce, ce qui ferait soupçonner que la matière sucrée augmente aux dépens de l'amidon (1), mais ensuite le sucre disparaît à son tour...

En général, toutes les graminées dont les feuilles, les tiges et les semences ont quelque analogie avec celles du froment, peuvent servir de nourriture à l'homme et aux animaux... Les légumineuses sont les plus intéressantes après les graminées ; les plus usitées sont les fèves, les vesces, les lentilles, les pois, les haricots, les lupins, les orobes... Tous les trèfles et certaines luzernes peuvent donner aussi des semences nourrissantes ; quant aux genêts, quoique la plupart aient le goût de pois, il faut s'en défier, car les uns sont émétiques et les autres de violents purgatifs. Les cytises, qui ont beaucoup de rapport avec les genêts, doivent inspirer le même doute.

Liste des plantes incultes dont la semence ou la racine peuvent servir en totalité à la nourriture.

Averon ou **Folle avoine** (*Avena fatua*). — On en trouve partout dans les champs de blé ; sa semence est farineuse.

Blé de vache (*Melampyrum*). — Dans les champs ; sa semence rend noir le pain, mais elle n'est pas malfaisante.

(1) On a pu voir précédemment (Voy. p. 139) que la transformation de l'amidon en sucre préoccupait Parmentier depuis plusieurs années.

Dans une lettre à M. Tschiffely, secrétaire de la Société économique de Berne, reproduite à la fin de l'ouvrage, il écrit encore : « J'avais toujours douté qu'il fût possible de faire de l'eau-de-vie de pomme de terre, mais depuis votre lettre je suis un peu plus croyant... Je soupçonne que le produit de l'esprit ardent (alcool) qu'on obtient des graminées, n'est pas en raison de la quantité de sucre qui s'y trouve et que les autres principes constitutifs ont quelque part à sa formation... Il s'agirait d'examiner si l'amidon pur réduit à l'état d'empois ne fournirait pas aussi de l'eau-de-vie ; l'amidon jeté sur les charbons ardents exhale une odeur qui rapproche du caramel et donne par l'analyse à la cornue les mêmes produits que le sucre... »

Carotte sauvage (*Daucus vulgaris*). — Dans les forêts, dans les prés.

Châtaigne d'eau ou **Macre** (*Trapa natans*). — Dans les étangs, les fossés aquatiques et les rivières marécageuses.

Crête de coq (*Crista galli*). — Les prairies, les champs ; sa semence se trouve souvent mêlée avec le seigle, dont elle rend le pain brun et amer.

Droue ou **Faux seigle** (*Bromus secalinus*). — Dans tous les champs de blé ; il faut exposer sa semence à la chaleur d'un four avant de s'en servir.

Espargoutte ou **Spergule** (*Spergula arvensis*). Sur les terrains sablonneux de la Flandre où elle sert aux prairies artificielles ; on peut faire entrer sa graine dans le pain.

Féverole (*Vicia faba*). — Dans les champs ; peut se manger à la manière des graines légumineuses.

Fromental (*Avena elatior*). — Les prés, les friches.

Jacinthe des bois (*Hyacinthus vulgaris*). — Très commune en Picardie et en Artois.

Manne de Prusse (*Festuca fluitans*). — Les prairies marécageuses, les eaux dormantes ; sa semence peut être mangée en semoule.

Marcuson, Gland de terre ou **Gesse tubéreuse** (*Lathyrus tuberosus*). — Dans les champs de la Lorraine ; sa racine, dont le goût est comparable à celui de la châtaigne, est une excellente nourriture.

Narcisse sauvage (*Narcissus albus*). — Dans les bois, dans les prés. On peut former avec sa racine un comestible et s'en servir de la même manière que de celle de la tulipe sauvage et de la jacinthe des bois.

Nielle des blés (*Lychnis segetum*). — Dans les champs, parmi les blés ; sa semence peut entrer dans le pain qu'elle rend noir, mais elle n'est pas nuisible, Il faut éviter de confondre, comme on l'a fait, la nielle des blés avec la *nielle* (*nigella*), dont la semence est fort âcre et n'est point farineuse.

Orobe tubéreux (*Orobus tuberosus*). — Dans les bois; les semences et les racines peuvent devenir de bons comestibles; celles-ci ont une saveur parfaitement semblable à celle du persil.

Panais sauvage (*Pastinaca sylvestris*). — Dans les prés secs, sur les collines et autres endroits incultes. L'eau qui a servi à sa cuisson doit être rejetée, parce qu'elle est ordinairement fort âcre; on peut le manger ensuite comme on mange les navets avec un peu de sel, du beurre et du lard.

Pied de lièvre ou **Rougeole** (*Trifolium arvense*). — Les champs, partout; cette légumineuse se trouve quelquefois en grande quantité dans les blés; elle rend le pain rougeâtre, mais elle n'est nullement dangereuse.

Pois des champs (*Pisum arvense*). — Dans les bois, en Provence, ils sont comestibles à la manière des semences légumineuses.

Renouée centinode (*Polygonum aviculare*). — Partout, sur les bords des chemins; sa semence est souvent mêlée avec celle du sarrasin.

Sanguinelle (*Panicum sanguinale*). — Les champs sablonneux, les vignes et les collines pierreuses; on peut en faire de la semoule.

Sarrasin grimpant (*Polygonum convolvulus*). — Les champs; la semence est comestible.

Souchet rond (*Cyperus rotundus*). — En Provence, dans les endroits humides et incultes. On peut faire sécher cette racine et la réduire en farine.

Terre-noix ou **Châtaigne de terre** (*Bunium bulbocastanum*. — Dans les champs cultivés. On mange dans plusieurs provinces sa racine crue ou cuite sous la cendre.

Trèfle ailé (*Lotus siliquosus*). — Dans les prairies; sa semence est farineuse.

Tulipe sauvage (*Tulipa lutea*). — Dans les prés montagneux du Languedoc et de la Provence.

(Des semences et racines farineuses qui peuvent servir en totalité à la nourriture.)

* *

Les racines dont il va être question ne renferment point d'amidon ; elles passent plus rapidement à l'état fibreux que celles indiquées précédemment. Il faut, pour en tirer parti, saisir le moment où elles sont les plus succulentes : ce n'est pas l'automne pour toutes ; plusieurs ne sont molles et flexibles qu'au printemps et ce n'est guère que dans cette saison qu'elles abondent en suc mucilagineux, parfois plus ou moins sucré.

Liste des plantes incultes dont la racine sans être farineuse peut servir en totalité à la nourriture.

Ache des marais (*Apium palustre*). — Dans tous les lieux couverts et humides.

Ache des montagnes ou **Livèche** (*Levisticum vulgare*). — Très commun en Provence ; la racine, dans quelques cantons remplace le céleri en salade.

Le persil est une espèce d'ache : sa racine devrait être préférée aux feuilles employées ordinairement à assaisonner les ragoûts, car elle contient de l'amidon.

Argentine (*Potentilla anserina*). — Partout aux bord des chemins et des fossés. .

Asphodèle blanc .(*Asphodelus albus*). — Dans les montagnes de la Provence, dans les lieux pierreux et humides de la Bretagne ; les racines ont servi dans un temps de famine.

Asphodèle fistuleux (*Asphodelus fistulosus*). — Très commun dans les provinces méridionales.   —

Campanule gantelée (*Campanula vulgatior*). — Dans les prés, le long des vallées et aux lieux ombragés ; on mange les campanules sur l'arrière-saison, en salade.

Chardon argentin ou **Chardon Marie** (*Carduus marianus*). Fort commun aux environs de Paris, dans les lieux champêtres et incultes.

Chardon commun (*Carduus tomentusus*). — Partout, dans les fossés, dans les champs.

Le chardon commun et le chardon Marie, que l'on désigne vulgairement sous le nom d'artichauts sauvages, peuvent remplacer l'artichaut cultivé.

Chervi (*Sisarum germanorum*). — Dans les prés, dans les champs. Sa racine, accommodée au lait ou au bouillon, paraissait autrefois sur les meilleures tables.

Chicorée sauvage (*Cichorium sylvestre*). — Dans tous les champs, les prés ; la racine a été indiquée dans quelques contrées d'Allemagne, comme propre à faire une boisson caféiforme, en la séchant et la torréfiant.

Cirse des marais (*Cirsium palustre*). — Dans les lieux les plus couverts et les plus aquatiques.

Consoude (**Grande**) (*Symphitum majus*). — Dans les prés, dans les lieux humides ; on peut faire usage de la racine, comme du salsifis.

Laurier rose (**Petit**) ou **Herbe de Saint-Antoine** (*Chamœnerion vulgare*). — Sur les montagnes, et les rochers des bois.

Maceron (*Smyrnium*). — Dans les lieux ombrageux et sur les rochers, près de la mer. On ne le cultive plus depuis que le céleri est en vogue.

Nénuphar blanc (*Nymphœa alba*). — Dans les marais, dans les étangs et sur les bords des rivières. Les racines peuvent servir de nourriture (1) moyennant les assaisonnements appropriés.

Onagra ou **Herbe aux ânes** (*Onagra latifolia*). — Dans les bois, le long des chemins. La racine peut se manger assaisonnée avec du sel, un peu de beurre ou du lait.

Orchis femelle (*Orchis morio fœmina*). — Dans les marais, dans les pâturages

---

(1) D'après quelques lettres du commandant Baratier, reproduites dans le *Bulletin du Comité de l'Afrique française* de décembre 1898, on sait que la mission Marchand traversant les marais du Bahr-el-Ghazal pour gagner Fachoda, ne vécut pendant plusieurs jours que de racines de nénuphar.

Orchis mâle (*Orchis morio mas*). — Dans les champs, dans les prés, dans les bois.

Orchis militaire (*Orchis militaris*).

Orchis palmé (*Orchis palmata*).

Orchis pyramidal (*Orchis pyramidalis*).

Orchis satyrion (*Satyrium majus*). — Partout, sur les collines, sur les montagnes, aux lieux ombragés ou exposés au soleil, secs ou humides. On ne fait plus de doute que le salep, qui nous vient de Perse, ne puisse être remplacé par les bulbes d'orchis.

Ornithogale jaune (*Ornithogalum luteum*). — Croît aux lieux ombragés, dans les environs de Paris.

Ornithogale ordinaire (*Ornithogalum graminœum*). — Dans tous les champs secs ou arides. Plusieurs ornythogales ont la racine bulbeuse aussi grosse que la tête d'un enfant, mais celles-ci ont un effet trop actif pour qu'on s'en serve comme aliment ; telle est la scille blanche et la scille rouge.

Pimprenelle (*Pimpinella sanguisorba*). — Celle que l'on rencontre sur les montagnes et dans les prés ne diffère guère de la pimprenelle de nos potagers.

Sceau de Salomon ou **Genouillet** (*Polygonatum latifolium vulgare*). — Très commune aux environs de Paris et dans toutes les provinces ; aux lieux ombragés, le long des haies, dans les bois et dans les forêts. Les racines se trouvent à la surface de la terre, sont grosses comme le doigt et de saveur douceâtre.

Scorsonère des prés (*Scorsonera humilis*). — Dans les prés, dans les champs.

Trèfle aquatique (*Trifolium februcum*). — Sur le bord des petites rivières, dans tous les endroits aquatiques. La racine cuite peut se manger à l'instar des carottes, des cercifis (salsifis), etc.

Les tiges herbacées, les feuilles, les fleurs et les fruits n'ayant pas d'amidon, sont hors d'état de suppléer les grains sous la forme de bouillie ou de pain.

C'est à tort que l'on a prétendu que les fleurs de trèfle blanc et de trèfle des prés, séchées et moulues, pouvaient remplacer le pain ; que les rejetons de vigne, les feuilles de choux, les fruits des cucurbitacées augmentaient la valeur de cet aliment.... On aura beau faire ; les fruits de l'*uva ursi*, du néflier, du sorbier des oiseaux, indiqués dans plusieurs ouvrages comme pouvant entrer dans la masse du pain n'en diminueraient pas moins la qualité de cet aliment; seulement il serait possible, par la fermentation et la distillation, d'en préparer des boissons spiritueuses, ce qui épargnerait sur la consommation des grains destinés à cet emploi. On rencontre dans les bois, les haies et les friches, des genévriers, des ronces, des alisiers, des prunelliers, des aubépines, des cerisiers, des cornouillers, des églantiers, des framboisiers, des groseilliers, des putiers, des obiers, des vinetiers, des viornes et des sorbiers, dont les fruits agrestes pourraient être utilisés dans le même but.

Quant aux écorces d'arbres, dont on veut encore que certains peuples fassent leur nourriture, je me suis déjà expliqué à l'égard de leur véritable effet dans le pain. La substance corticale est trop dure, trop ligneuse pour se laisser pénétrer par l'eau ; quelque divisée qu'on la suppose, il ne peut jamais en résulter une pâte tenace, flexible et homogène. L'eau qu'on y ajoute ne se trouve que juxtaposée ; elle ne forme aucune liaison entre les parties et dès qu'elle s'évapore, le résidu demeure sans continuité. Or, s'il est vrai que les Lapons font du pain d'écorce de pin sauvage, c'est sans doute, à l'aide de quelque farineux, et peut-être même, n'y ont-ils recours, que dans des moments de détresse. Il est arrivé en 1709 à quelques habitants de l'Auvergne de

faire entrer dans leur pain la racine de fougère desséchée
et pulvérisée ; s'ensuit-il que les habitants de cette province
ne se nourrissent que de pain de fougère et que cette racine
soit propre à la panification?

Écoutons encore ces compilateurs de profession nous
assurer, avec la même confiance, qu'en Islande on fait habituellement de bon pain avec une espèce de *lichen* bouilli
d'abord dans l'eau, puis séché et réduit en poudre. Je sais
que les peuples qui habitent un sol aride, sur lequel il ne
vient que très peu de grains, de fruits et de racines, sont
bientôt au dépourvu et contraints de faire servir à leur
nourriture tout ce qui se présente à eux ; que ceux qui n'ont
d'autres ressources que dans les produits de la pêche,
sèchent et coupent par morceaux des poissons qu'ils pilent
et réduisent en poudre avec laquelle ils forment une espèce
de pâte qu'ils font sécher au soleil: mais ce pain fait avec
des poissons et des écorces d'arbre, des feuilles, des fleurs,
des fruits ou des racines, mérite-t-il réellement d'être
qualifié de ce nom ? Assurément non ; ce ne peut et ne doit
être qu'une masse lourde, serrée, désagréable, à laquelle il
manque les qualités les plus essentielles du pain.

Si nous réfléchissons à l'usage que nous faisons tous les
jours des plantes cultivées dans les potagers, nous verrons
qu'elles ne servent effectivement qu'à relever la fadeur des aliments. Les plantes douces et mucilagineuses se trouvant dans
toutes les familles, il n'en est point qui ne puissent remplacer
les plantes potagères proprement dites ; la blette verdâtre
rampante, les campanules à feuilles d'ortie et de pêcher, les
sommités de la grande consoude et de la livèche, le
maceron, la petite pâquerette, la patte-d'oie blanche, les
différents plantins, les pulmonaires, la morgeline, sans
oublier la grande et la petite mauve si renommée
autrefois (1), attendrissent nos viandes. Nous pensons que

(1)   ..... *Me pascunt olivæ,*
         Me chicorea, levesque malvæ.
                 Horace. Ode XXVII, l. 1, v. 15-16.

les feuilles de renoncùle, de mercuriale, de violier, de chélidoine et de rapette proposées encore à cet effet, ne devraient
servir que comme les épinards, les oseilles et les chicorées
qui, après avoir subi une longue cuisson à grande eau, sont
fortement exprimés et n'offrent plus que le squelette, le
parenchyme fibreux : on peut encore utiliser dans le même
but l'oseille des prés, l'alleluia, le bon-henri, les laiterons,
la buglose, la lampsane, les lamions, la patience-violon,
l'ortie-grièche, etc. Toutes ces feuilles et ces tiges ne sont
alimentaires que par les accessoires qui les accompagnent.

Mais il existe des plantes potagères également très usitées
dans nos cuisines et qu'on ne saurait remplacer avec
autant de facilité, à cause de l'épaisseur de leur feuillage
et de la matière nutritive qui s'y trouve renfermée :
ce sont les choux. La buglose, la roquette, le rapistre, le
chardon des prés et celui des marais peuvent leur être
substitués à certains égards; nous observerons seulement
qu'il est nécessaire de faire bouillir ces végétaux dans l'eau
et de rejeter la première eau qui est fort àcre et désagréable.

Les plantes, avant le développement de leurs feuilles, et le
disque charnu des fleurs, avant leur épanouissement, offrent
tantôt des ressources alimentaires et tantôt des assaisonnements. Les jeunes pousses du genouillet, du petit houx, du
sceau de Notre-Dame, du houblon, de la bardane, du
chardon des marais, de l'arrête-bœuf, de la barbe de bouc,
de la scorsonère, de la fougère mâle peuvent remplacer les
asperges et il est possible de trouver l'analogue de l'artichaut
dans les têtes de l'onoporde, du chardon cotonneux et de la
carline.

Pour remplacer les salades composées assez souvent de
tiges, de feuilles et de racines servies telle que la nature les
présente, l'expérience a déjà prononcé en faveur des jeunes
feuilles de chicorée sauvage, de l'ormin, de beccabunga, de
la berle, de pied de chèvre et de corneille, de galega, de
l'armoise, de béhen blanc, de l'erysimon, de saxifrage

tridactyle, du sceau de Notre-Dame, de trique-madame (orpin blanc) de thlaspi, de la cardamine (cresson des prés). Les tendrons de la racine du genouillet et de celle de la lunaire annuelle, les jeunes tiges du maceron et de l'ache des montagnes seront les substituts de la raiponce, du céleri, etc.

Indépendamment des ingrédients dont on assaisonne ordinairement les salades et qui diffèrent suivant les cantons, on y ajoute encore d'autres herbes plus ou moins sapides qu'on nomme *la fourniture* : la grande et la petite pimprenelle des champs, le cerfeuil bulbeux, le pourpier sauvage, la cataire, l'alliaire, la mélisse, la coronope (*cochlearia coronopifolia*). On peut également décorer les salades avec d'autres fleurs que la capucine : celles de primevère, de bourrache, de buglosse et de vipérine peuvent les remplacer.

On emploie encore dans nos cuisines des assaisonnements qui n'ayant point de détermination particulière, peuvent néanmoins accompagner presque tous les mets : ce sont d'abord la moutarde et les cornichons. Nous avons diverses racines capables de les remplacer ; celles du raifort râpées, par exemple, font la moutarde des Allemands ; la racine de passerage, les pousses vernales de l'arrête-bœuf et du genêt feraient l'office des cornichons : il suffirait de les faire blanchir dans l'eau avant de les confire au vinaigre. Les cornichons sans cette précaution perdent de leur fermeté et de leur couleur qu'on devrait défendre de rétablir par le moyen du cuivre (1). L'ail des vignes pourrait suppléer l'ail cultivé ; le *calamus aroma-*

(1) Ces moyens sont aujourd'hui absolument prohibés :
« Il est interdit aux fabricants et commerçants d'employer des vases et des sels de cuivre dans la préparations des conserves de fruits et de légumes destinés à l'alimentation ». (*Ordonnance du préfet de police* du 1er février 1861.)
« Il est interdit à tout débitant et marchand quelconque, de vendre et de mettre en vente des conserves préparées dans des vases de cuivre ou avec des sels de cuivre ». (*Id.* du 18 juillet 1882.)

ticus, les épices; les semences de la terre-noix, de la nielle cornue et du curage, le poivre; le persil des marais, le gingembre; les boutons de fleurs de genêt, de souci d'eau et d'aubépine, les câpres; enfin le mélilot, l'origan et la tanaisie produiraient à peu près le même effet que la sariette, la sauge, le thym, le laurier et le basilic.

Qu'on ne soit pas étonné, si dans le nombre des assaisonnements que les végétaux incultes peuvent offrir, je ne fasse mention d'aucune espèce de champignons, quoique toutes croissent spontanément sur les montagnes, dans les bois et dans les prairies. Ces plantes singulières renferment la plupart des poisons très actifs, et malheureusement nous manquons de moyens chimiques et botaniques pour établir entre elles un signe qui puissent servir à caractériser leurs effets, et prévenir en même temps les méprises fatales du mauvais choix qu'on en fait tous les jours. Les meilleures espèces, celles que l'on fait entrer ordinairement dans nos ragoûts, peuvent devenir elles-mêmes très dangereuses, soit parce qu'on les aura cueillies dans une mauvaise saison, soit parce qu'elles auront été longtemps exposées aux brouillards, au serein ou à la vapeur de quelques corps en putréfaction, soit encore par l'abus qu'on en aura fait.

Inutilement, on se flatterait, en retraçant le tableau effrayant, mais trop vrai, des victimes que les champignons immolent tous les jours, d'en faire abandonner l'usage; la gourmandise prévaudra toujours et, quoique des exemples frappants nous avertissent, à chaque instant, du principe mortel que portent avec eux ces végétaux, ils n'ont rien perdu de leur réputation et nous continuons de les manger avec autant de plaisir que de sécurité.

Pour prévenir ou diminuer les accidents dus aux champignons, il faudrait toujours, avant de s'en servir, les laisser mariner un certain temps dans l'eau froide, les faire blanchir ensuite dans de nouvelle eau, puis mêler dans les ragoûts où ils entrent, du vin ou du vinaigre, du jus de citron ou des plantes acidules ; enfin il serait surtout important de les bien mâcher, car, en morceaux non divisés, ils sont indigestes.

Le champignon, je le répète, n'est pas un aliment ; il ne contient qu'une substance savoureuse dont il serait possible de se passer et, puisqu'il n'existe pas de moyens de distinguer le champignon pernicieux de celui qui peut le devenir, ne balançons point de le proscrire de la classe des assaisonnements, en y substituant les culs d'artichaut (1) le céleri, la racine de persil et tant d'autres plantes potagères dans lesquelles il serait facile, moyennant quelques recherches, de découvrir le goût si séduisant du perfide champignon (2).

(Des substances végétales propres à remplacer les plantes potagères.)

(1) Parmentier a indiqué ailleurs (Notes du *Théâtre d'agric.*, éd. 1804) le procédé employé à Laon pour conserver ces produits :

« Il consiste à faire cuire à demi les artichauts, séparer les feuilles et ne réserver que la partie charnue qu'on appelle le *cul d'artichaut* ; à le jeter encore chaud dans de l'eau froide, pour lui faire prendre du corps, ce qu'on appelle *blanchir*. On arrange ensuite les culs d'artichaut sur des claies pour les exposer jusqu'à quatre fois, au four dès que le pain en a été retiré ; ils deviennent minces, durs, transparents, comme la corne, et ne reprennent leur première forme que dans l'eau chaude. Quarante artichauts de grosseur commune donnent un demi-kilogramme de culs d'artichaut ».

(2) « Toutes les expériences de chimie que j'ai faites sur les bons champignons, je les ai répétées sur les champignons pernicieux ; il est impossible de les distinguer les uns des autres par aucun moyen chimique.

» Je sais bien qu'il y a des champignons dont l'odeur, la couleur et la saveur suffisent pour éloigner ceux qui voudraient en faire usage. Je sais bien encore que la plupart des bons champignons ont, au-dessous du chapiteau, un signe caractéristique que les botanistes ont appelé le *collet* ; mais ces distinctions ne sont pas encore capables de prévenir les méprises fatales et le mauvais choix qu'on en fait tous les jours. En 1749 aux environs de Saint-Germain, le champignon connu des botanistes sous le nom de *fungus mediæ magnitudinis totus albus* n'a-t-il pas été trouvé d'une odeur et d'une saveur excellentes par une famille entière qui en fut empoisonnée et en serait morte sans les secours efficaces de M. Le Monnier [Le Monnier (1717-1799), médecin, membre de l'Académie des sciences, professeur de botanique au Jardin des plantes]. Un de mes amis vient me mander d'Anjou que quatre personnes d'un village situé sur la Loire avaient expiré dans les douleurs les plus

*
* *

Je sais que les hommes nageant dans l'abondance ne sauraient s'imaginer que, tandis qu'ils regorgent d'aliments de toute espèce, leurs concitoyens sont quelquefois au dépourvu des choses les plus indispensables à la vie : ils ne voudront jamais croire que la plupart des plantes que j'ai décrites ont été souvent, dans leur état grossier et sans aucune préparation ultérieure, la base de leur repas. Cependant il suffit, pour s'en convaincre, de parcourir les annales de la nation ; on y verra avec effroi le tableau des tentatives essayées en 1709 (1) dans presque toute

aiguës, peu de temps après avoir mangé une espèce de champignon à collet dont on fait usage ordinairement dans le pays.

» Plusieurs de nos chirurgiens d'armée ayant été se promener dans une prairie située aux environs de la capitale de l'Électorat de Hanovre, aperçurent une quantité étonnante de champignons de la bonne espèce, dont la couleur les charma au point qu'ils en ramassèrent une bonne provision et les firent fricasser pour leur dîner. Comme ils étaient prêts de les manger, l'un d'eux raconta l'histoire de quelques malheurs arrivés à des gens qui avaient usé de champignons en trop grande dose ; cela fut suffisant pour donner des préjugés sur cet aliment et personne n'osa y toucher. Trois domestiques profitèrent du dégoût de leurs maîtres et, alléchés par l'odeur des mets, mangèrent avidement ce qui était destiné à régaler huit jeunes gens de bon appétit. Ces imprudents eurent bientôt lieu de se repentir de leur gourmandise ; l'un mourut un quart d'heure après, l'autre se traîna vers la pharmacie où l'apothicaire-major lui fit avaler de l'émétique, ce qui le sauva ; le troisième enfin qui en avait moins mangé sans doute, n'éprouva que tous les effets d'une forte indigestion...

» M. de Jussieu le neveu [Antoine-Laurent de Jussieu (1848-1836) neveu de Antoine (1686-1758) et de Bernard (1699-1777)], de l'Académie royale des sciences, me disait, il y a quelque temps, qu'il était persuadé que tous les champignons étaient nuisibles. » (Note de Parmentier extraite des *Récréations physiques* de Model.)

(1) C'est vers cette époque que Vauban écrivait dans sa *Dîme royale* :

« Par toutes les recherches que j'ai pu faire, depuis plusieurs années que je m'y applique, j'ai fort bien remarqué que, dans ces derniers temps, près de la dixième partie du peuple est réduite à la mendicité et mendie effectivement ; que des neuf autres parties, il y en a cinq qui ne sont pas en état de faire l'aumône à celle-là, parce que eux-mêmes sont réduits, à très peu de chose près, à cette malheureuse condition ; que des quatre autres parties qui restent, les trois sont fort malaisées et embarrassées de dettes et de procès ; et que dans la dixième, où je mets tous les gens d'épée, de robe, ecclésiastiques et laïques, toute la noblesse haute, la noblesse distinguée et les gens en charge militaire

l'Europe et, sans se donner la peine de remonter si haut, on apprendra ce qui s'est passé en 1770 dans quelques cantons de nos provinces, et notamment en Franche-Comté, où des laboureurs et des vignerons ont été surpris broutant l'herbe.

Nous ne ferons qu'une citation pour appuyer ce que nous avançons ; elle est tirée d'un article des *Remontrances du Parlement de Dijon au Roi*, du 14 août 1770 (page 8) : « Tous les raisonnements des spéculatifs échoueront contre les faits ; votre Parlement ne craint pas d'affirmer à Votre Majesté que la famine a été si pressante pendant près de deux mois avant les récoltes, qu'une partie des habitants des villes et des villages de notre ressort ont été obligés de dérober aux animaux leur nourriture ordinaire ; plusieurs ont été réduits à vivre d'herbes et de fruits sauvages... » Mais il est inutile de rappeler le souvenir des temps malheureux déjà loin de nous, et qui ne paraîtront plus avec autant de violence si l'on daigne prendre en considération les moyens que nous indiquerons.

Non seulement on devrait toujours mettre en réserve le superflu des bonnes années pour subvenir aux besoins que les mauvaises occasionnent, mais il serait encore très prudent de pourvoir à peu de frais à une provision économique préparée en vue des disettes. Pour composer cette provision économique, on pourrait y faire servir les végétaux que je propose ; l'amidon retiré des racines qui en contiennent, étant mêlé avec partie égale de pulpe de pomme de terre et converti en biscuit suivant le procédé que nous avons décrit, serait une nourriture toute prête à être employée au besoin.

---

et civile, les bons marchands, les bourgeois rentés et les plus accommodés, on ne peut pas compter sur cent mille familles ; et je ne croirais pas mentir quand je dirais qu'il n'y en a pas dix mille, petites ou grandes, qu'on puisse dire être fort à leur aise ; et, qui en ôterait les gens d'affaires, leurs alliés et adhérents, couverts et découverts, et ceux que le roi soutient par ses bienfaits, quelques marchands, etc., je m'assure que le reste serait en petit nombre ».

Les voyageurs rapportent que plusieurs peuples sauvages prennent des précautions contre les malheurs de la guerre et de la famine en faisant sécher ou torréfier des poissons, des viandes et des grains ; pourquoi, dans les pays civilisés, serions-nous privés de tels avantages ?

Indépendamment des temps de disette et de cherté où notre biscuit serait une ressource essentielle, il deviendrait quelquefois très utile à la guerre : par exemple, lorsqu'un corps de troupe doit s'éloigner du gros de l'armée et que forcé de doubler sa marche, il ne peut être suivi par les vivres. Au lieu de charger le soldat d'une provision pour plusieurs jours, provision sujette à se gâter, on lui distribuerait ce biscuit, dont il ferait une panade, à laquelle il ajouterait les substances alimentaires qu'il trouverait sur sa route : tantôt ce seraient des graines légumineuses, tantôt des racines ou des plantes potagères, quelquefois du lait. Le soldat soutiendrait la fatigue avec plus de courage et il n'aurait pas continuellement soif, parce que la panade est une nourriture humectante ; il ne courrait pas les risques de se désaltérer avec des fruits non mûrs ou des eaux bourbeuses et malsaines.

Dans la préoccupation où sont quelques nations, que la partie la plus substantielle de la nourriture réside dans le règne animal, on y a eu recours pour les circonstances que nous rapportons. Les Orientaux avaient même imaginé des poudres de viande, et M. de Louvois, à leur exemple, avait voulu en faire distribuer aux soldats ; mais cette poudre, qui ne donnait qu'un fort mauvais potage, a été presque aussitôt abandonnée (1). Les végétaux ont partout la préférence.

Lorsque Thamasp-Kouli-Khan (2) voulait tenter quelques expéditions extraordinaires, il ordonnait de rôtir du blé ou

(1) Depuis Louvois, les poudres de viande ont été à diverses reprises, notamment pendant la guerre de Crimée, mises à l'essai dans l'armée, mais sans succès.
(2) Kouli-Khan, Nadir-Kouli ou Nadir-Schah (1688-1747).

du millet, ce qu'on exécutait au four dans des pots de terre ;
chaque soldat en remplissait un petit sac, qu'il fixait à la
selle de son cheval. Les soldats romains, dont la frugalité a
été si essentielle à l'entretien et au succès de leurs armées,
emportaient de la farine. De nos jours, le roi de Prusse et,
plus tard, le maréchal de Saxe, essayèrent de remettre cette
pratique en usage, mais infructueusement.

Désirant me mettre au courant de tout ce qui avait été
proposé pour se nourrir dans des circonstances fâcheuses,
je me suis procuré une poudre alimentaire, dont l'essai avait
été fait avec quelque succès à Lille, en Flandre, et répété à
l'Hôtel royal des Invalides sur six soldats astreints à cette
nourriture pendant quinze jours, à la dose de six onces par
jour ; j'ai reconnu que cette poudre, que l'on avait dit être
du blé de Turquie (maïs) desséché et un peu torréfié, était
bien en effet cette substance, mais associée à d'autres farineux. Le mélange avait été converti en biscuit et celui-ci
divisé grossièrement, puis séché à nouveau.

Quelques années après mon examen, le gouvernement,
instruit que les pauvres de certains cantons étaient menacés
d'une disette prochaine et voulant venir à leur secours, crut
que la poudre alimentaire dont nous venons de parler pouvait remplir ses vues de bienfaisance. En conséquence,
M. Bayen, dont les travaux feront époque en chimie, fut chargé
de vérifier si cette poudre, qui était en dépôt à Saint-Denis,
pouvait être encore employée sans danger. Il répondit à la
confiance dont on l'honorait, avec l'exactitude scrupuleuse
qu'on lui connaît et son rapport fut que la poudre en question
était encore bonne à manger, quoique composée depuis
vingt-deux ans, pourvu qu'on l'employât sous forme de panade et en relevant sa fadeur avec un peu de beurre et de
sel.

Au nombre des ressources imaginées par les temps de
disette, nous placerons encore une espèce de galette désignée

sous le nom de *pain-biscuit des armées*. Chargé par le ministère de l'examen de ce produit, avec M. Cadet (1), de l'Académie royale des sciences, nous avons reconnu que c'était un mélange de viande avec une matière farineuse, assaisonné avec du sel et du girofle.

Si l'homme, d'après plusieurs auteurs de réputation, a besoin de trouver, dans la nourriture, du volume qui remplisse son estomac, de quel œil doit-on envisager ces poudres alimentaires, achetées à des sommes exorbitantes par le gouvernement et vantées avec excès par leurs auteurs comme des ressources assurées dans tous les cas? Il en est de ces poudres, comme de la plupart des spécifiques que nous voyons renouveler de temps en temps par des gens à secret : ils sont consignés dans nos plus anciens livres, et délaissés, parce que l'expérience les a appréciés à leur juste valeur... Le principal mérite de ces poudres, je le répète, consiste à renfermer beaucoup de matière nutritive, sous le plus petit volume possible; mais elles ne sont nullement propres à remplir les grands effets qu'on en attend : elles peuvent convenir aux estomacs faibles, aux hommes qui vivent dans une sorte d'inaction ou qui voyagent dans une chaise de poste sans faire aucun exercice; mais elles ne soutiendront pas longtemps en vigueur et en santé l'ouvrier, le cultivateur et le soldat.

A l'égard des tablettes et des poudres nutritives proposées pour remplacer le bouillon des malades, on en trouve plusieurs recettes dans les ouvrages de pharmacie et d'économie; c'est toujours du bœuf, du veau, de la volaille, avec des

(1) Cadet de Gassicourt (Louis-Claude), frère aîné de Cadet de Vaux, pharmacien aux Invalides (1752-1758), puis à l'armée d'Espagne (1761) avant d'être directeur des travaux chimiques de la manufacture de Sèvres, mort à Paris en 1799. Suivant l'usage, les frères de la même famille, pour se distinguer les uns des autres, ajoutaient alors à leur nom celui d'une terre ou d'un village. C'est ainsi que quatre autres frères de Cadet de Gassicourt ont porté les noms de Cadet de Sainneville, Cadet de Limay, Cadet de Chambine, Cadet de Fontenay.

issues, qui contiennent beaucoup de gelée, ou de la corne de cerf qui en augmente la consistance. On divise la viande par petits morceaux, que l'on met sur le feu avec de l'eau ; celle-ci, suffisamment chargée de matière extractive, est ôtée et remplacée ainsi plusieurs fois, par de la nouvelle eau. On réunit ensuite les liqueurs qu'on laisse refroidir, pour en séparer la graisse qui s'est figée. On passe à travers un linge serré, on fait évaporer à une douce chaleur, jusqu'à consistance très épaisse ; on verse l'extrait dans un moule pour l'avoir en tablettes, que l'on expose dans une étuve jusqu'à ce qu'elles soient parfaitement sèches et cassantes.

Ces tablettes peuvent se garder plusieurs années, pourvu qu'on les tienne renfermées dans des boîtes de fer-blanc ; chaque livre de viande en fournit à peu près deux onces et cette quantité suffit pour deux bouillons. Non seulement la marine peut en tirer parti, mais encore les hôpitaux ambulants à la suite de l'armée, où il est quelquefois si difficile et souvent si nécessaire d'administrer sur-le-champ aux blessés, un liquide approprié à leur état.

Si on faisait entrer dans la préparation de ces tablettes, des plantes et des racines potagères pour en relever la saveur, l'extrait qu'elles fourniraient, concourrait à rendre ces tablettes plus accessibles à l'humidité de l'air. Il en serait de même du sel, qui, en petite quantité, accélère la putréfaction, loin de la prévenir.

(Des tablettes et poudres nutritives.)

* * *

Les végétaux conviennent particulièrement aux enfants, aux vieillards et aux convalescents ; on a même observé que les paysannes, qui mangent moins de viande que les femmes de nos villes, ont davantage de lait. Il est constant que si on examine, sans préoccupation, le lait des mères dont la nourriture consiste principalement en végétaux, non seulement il est plus abondant, mais il a une saveur plus douce et plus agréable que celui qui provient des femelles carnivores. Les différents principes qui résultent du premier régime sont plus propres à se changer en un véritable sucre, car la végétation n'est pas le seul laboratoire où la nature fabrique ce sel essentiel : le système animal a aussi la faculté de le produire ; peut-être qu'un jour l'art imitera ces deux grands moyens...

Peut-on douter que le bouillon, regardé depuis longtemps comme la nourriture la plus salutaire pour le soutien des malades ne soit presque toujours préjudiciable à leur état ? Combien de fois la nature ne réclame-t-elle point contre cette boisson, par l'horreur qu'elle inspire à ceux à qui on la présente, tandis qu'ils semblent appeler, comme par instinct, une nourriture végétale, des décoctions de fruits, de semences et de racines.

Les partisans du régime animal auront beau objecter que le carnivore a plus de force et de courage que celui qui ne vit que de végétaux ; que l'usage de la viande rend robuste, actif et belliqueux : on pourra leur répondre, que vraisemblablement ils confondent la férocité avec le courage, l'ivresse avec la force, et la fureur avec l'activité, puisque les Romains ne se nourrissaient que de grains et de légumes, et les Gaulois, de fruits et de racines. D'ailleurs, l'orge, ce grain si renommé dans l'antiquité, n'était-il pas la seule nourriture des gladiateurs? Et si nous voulons étendre nos exemples aux animaux, ne voyons-nous pas le taureau qui broute l'herbe, être aussi furieux que le lion, auquel les animaux, qui tombent sous sa griffe, servent de nourriture ?

L'usage de la viande procure sans doute une nourriture qui anime et échauffe davantage que celle que fournissent les végétaux ; mais ces derniers donnent une force qui paraît plus naturelle et plus durable. Il est aisé de s'en convaincre par la comparaison qu'on peut faire des habitants de nos campagnes un peu à l'aise avec les citadins.

N'oublions point de faire encore remarquer, à l'avantage des végétaux, que leur altération se manifeste à la première inspection ; ils ont un goût et une odeur particulières que rien ne saurait masquer. Les animaux peuvent être morts de maladies pestilentielles ou pour avoir brouté des plantes vénéneuses sans montrer des marques extérieures d'altération.

En comparant les organes de l'homme destinés à préparer l'aliment, pour la nutrition, avec ceux des animaux voués manifestement au carnage, on s'aperçoit facilement qu'il s'en faut bien que la viande soit l'aliment naturel de l'homme, et que si le Créateur l'avait destiné à se nourrir de chair, il lui aurait donné des dents pointues et isolées pour la déchirer, un goût invincible pour le sang et des armes offensives comme aux carnivores ; mais il semble qu'il lui ait refusé tous ces moyens en lui accordant des dents molaires pour broyer, des incisives pour couper, des canines pour casser les fruits et noyaux, enfin un penchant décidé pour les semences, les fruits et les racines.

Dans les pays où le sol est susceptible de produire des récoltes abondantes, les végétaux devraient toujours former la base de la nourriture et les substances animales en constituer la plus faible partie.

(Des avantages de la nourriture végétale
sur la nourriture animale.)

*
* *

Si la bouillie de froment, telle qu'on la prépare ordinairement, est lourde et indigeste, si elle fatigue l'estomac des hommes formés, de quels inconvénients ne doit-elle pas être susceptible pour les enfants dont les organes sont encore si faibles et si délicats ?... Les médecins ne cessent d'élever la voix contre ce genre de nourriture et je ne puis songer à un aliment aussi fatigant, sans rappeler aux mères qui allaitent

leurs enfants, les dangers auxquels elles exposent leurs nour-
rissons et les engager à substituer à la bouillie le pain fermenté délayé dans l'eau, dans le lait ou dans le bouillon,
sous la forme de panade, nourriture qui réussit merveilleu-
sement bien au premier âge et à la décrépitude. Si on ne veut
pas renoncer à l'usage de la bouillie pour les enfants,
qu'elle soit au moins préparée avec l'orge, le maïs, le sarrasin, la farine de riz ou l'amidon, toutes substances dans
lesquelles on ne trouve point cette glutinosité si essentielle
à la fabrication du pain, mais si préjudiciable à l'effet de
la bouillie. Ainsi la farine qui fournit le meilleur pain sera
celle dont on préparera la plus mauvaise bouillie...

La première attention que demande l'École de Salerne,
c'est que le pain ne soit pas mangé au sortir du four, car, en
cet état, il est collant, pâteux et on l'a vu produire des indi-
gestions, des maux d'estomac, des gonflements et autres
affections ; rien n'est même plus préjudiciable pour les
dents que le pain chaud. Les *Éphémérides des Curieux de
la Nature* font mention de quatre jeunes gens qui, ayant été
quelques jours sans rien prendre, mangèrent de bon appétit
une très grande quantité de pain qu'on venait de retirer du
four ; trois périrent en une demi-heure et le quatrième suivit
peu après.

*(Les farineux, sous la forme de pain, paraissent
être la nourriture de l'espèce humaine.)*

*
* *

En général, il faut moins de nourriture à l'homme qu'on
ne le croit communément; on serait même surpris de
voir la masse énorme d'aliments qu'il prend et la petite
quantité de sucs nourriciers qu'il en retire pour la nutrition... L'habitude, l'oisiveté et d'autres causes ont souvent
plus de part à l'appétit que les besoins de réparer les
pertes...

La nourriture a tant d'influence sur la santé, la vigueur et la population, qu'on ne saurait trop veiller à ce qu'elle soit toujours en quantité suffisante, composée de choses saines et préparées convenablement.

(De quelques précautions à employer pendant le temps que durent les disettes.)

* *
*

Si la nature semble attacher souvent un trop haut prix à ses présents, que de maux imaginaires ne lui prêtons-nous point, qui ne sont que le fruit de notre ignorance et de nos préjugés ?...

La nature nous livre presque toujours ses présents dans le meilleur état ; c'est à nous à mettre en usage ce que l'expérience et l'observation nous ont dévoilé de plus essentiel pour en tirer le parti le plus avantageux.

Les moutures défectueuses sont des fléaux dans les temps où les grains ne sont pas abondants.

(Réflexions sur les causes des disettes.)

X. — Moyen proposé pour perfectionner la meunerie et la boulangerie (1).

Pendant le séjour que le quartier général de l'armée du roi (2), aux ordres de M. le comte de Vaux (3), fit à Rennes, en 1780, M. Caze de la Bove m'engagea à examiner les causes de la mauvaise qualité du pain préparé dans sa généralité... Je fus bientôt convaincu que la source du mal dépendait d'un vice de mouture.

Je me détermine à publier aujourd'hui le mémoire que je rédigeai alors, les observations faites à Rennes intéressant d'autres provinces.

*
* *

TABLE DE CE QUI EST CONTENU DANS CE MÉMOIRE.

Causes générales de l'imperfection du pain. — Le libre commerce des farines remédiera aux causes générales de l'imperfection du pain. — Précis des différentes méthodes de moudre usitées dans le royaume. — De la préférence que l'on doit accorder à la mouture économique. — Les moutures vicieuses sont une des causes principales de la cherté du pain. — Le libre commerce des farines est utile au consommateur, aux marchands, aux meuniers, aux boulangers et au gouvernement. — Conclusions.

*
* *

Nous ne donnons que le commencement et la fin de ce travail, tout ce qui est relatif aux moutures ayant déjà paru dans les ouvrages cités précédemment.

(1) Voy. *Bibliographie*, n° 24.

(2) Parmentier était alors pharmacien en chef de cette armée, rassemblée en 1779 sur les côtes de la Normandie et de la Bretagne, après la déclaration de guerre de la France contre l'Angleterre.

(3) Maréchal de France en 1783. Décédé à Grenoble en 1788, à l'âge de quatre-vingt-trois ans.

CAUSES QUI CONCOURENT A L'IMPERFECTION DU PAIN.

Les laboureurs, dans beaucoup de cantons, ne semblent
point assez s'attacher au choix des semences et à leur préparation. Souvent ils négligent le sarclage, battent sur
l'aire, vannent et criblent à moitié, d'où il suit que les
grains, malgré leur qualité supérieure, ne coulent pas dans
la main et sont mêlés de petites pierres et de semences
étrangères.

Les meuniers, de leur côté, ne pratiquent que la mouture à
la grosse; encore l'exécutent-ils fort mal. Ils ne connaissent
ni le mécanisme, ni l'effet de leurs moulins ; les meules ne
sont pas montées et rhabillées convenablement; la pierre en
est si tendre que le moulage trop accéléré en fait détacher
une fine poussière, qui rend la farine sableuse et colorée.

Enfin, les boulangers, oubliant que le nettoiement des
grains doit toujours précéder la mouture, envoient au moulin les blés aussi sales qu'il les ont achetés; ils conservent
trop longtemps la farine brute et n'attendent pas les circonstances favorables pour bluter. Ils emploient de l'eau trop
chaude et des levains trop aigres. Les fournils sont malpropres, les dimensions du four mal réglées ; aussi on consomme un excès de bois pour n'obtenir qu'une cuisson
imparfaite...

CONCLUSIONS.

Le commerce intérieur et extérieur des farines sera favorisé par des établissements de mouture économique. Cette
mouture, substituée à toutes les autres, fera évanouir les
nuances légères qui distinguent les blés entre eux, en donnant la certitude constante des produits, tant en farine
qu'en son, d'un poids et d'une mesure connus ; elle mettra
les magistrats à portée d'asseoir la taxe du pain toujours
en proportion du prix des grains, sans fouler ni le public,

ni le fabricant ; elle procurera cette égalité si désirée entre le propriétaire et le consommateur, en donnant à l'un le débouché du superflu de ses récoltes et en assurant à l'autre la nourriture dans tous les temps.

Le libre commerce des farines sera un moyen facile d'empêcher les spéculations des monopoleurs et des capitalistes ; il ouvrira une nouvelle branche à l'industrie, en faisant valoir nos manufactures, et en laissant, dans l'intérieur de chaque province, des farines bises pour la nourriture du pauvre, et des issues pour engraisser les bestiaux. Il permettra d'avoir toujours en avance des provisions considérables de farines, pour mettre à l'abri des événements qui peuvent suspendre les moutures, ou rendre le transport impraticable ; enfin il donnera la faculté de préparer, d'une extrémité à l'autre du royaume, un pain plus blanc, plus substantiel, plus constamment égal et à meilleur compte.

Ainsi, les ressources naîtront des ressources et nos provinces augmentant leurs revenus en enrichissant les habitants, les nourriront mieux et à moins de frais.

Tous ces avantages inappréciables seront le fruit du libre commerce des farines et de la mouture économique ; ce n'est que par leur moyen qu'on parviendra à mettre le pain, pour la qualité et pour le prix, en relation avec les grains (1).

(1) Les vœux de Parmentier ont été réalisés quelques années plus tard. Dans des lettres patentes de 1787, Louis XVI s'exprime comme il suit : « Il n'est pas rare que les vérités politiques aient besoin du temps et de la discussion pour acquérir une sorte de maturité ; ce n'est qu'insensiblement que les préjugés s'affaiblissent, que les fausses lumières se dissipent... Il est maintenant reconnu que les mêmes principes qui règlent la liberté de la circulation des grains dans l'intérieur de notre royaume, sollicitent aussi celle de leur commerce avec l'étranger ; que la défense de les exporter, quand leur prix s'élève au-dessus d'un certain taux est inutile, puisqu'ils restent d'eux-mêmes partout où ils deviennent trop chers ; qu'elle est même nuisible.

» A ces causes, à compter du jour de la publication de la présente déclaration : Ordonnons qu'il soit libre pour toujours et à toutes personnes de quelque état et condition qu'elles soient de faire le commerce des grains et des farines, de province à province, dans tout l'intérieur

Alors les écoles gratuites de meunerie et de boulangerie formées à Paris et à Amiens (1) pour préparer l'enseignement de ces deux arts de première nécessité, rempliront tout ce qu'on peut en attendre.

de notre Royaume; permettons pareillement à tous nos sujets de faire ledit commerce avec l'étranger par tous nos ports et par tous les passages de nos frontières où il y a bureau de nos droits de traite... »

(1) L'école de boulangerie d'Amiens fut créée, à l'instigation de Parmentier, quelque temps après celle de Paris. L'un des principaux professeurs, Lapostolle, « apothicaire du roi, membre de l'Académie des sciences, belles-lettres et arts d'Amiens, professeur de chimie au Jardin du roi » a publié : *Traité de la carie*. Amiens, Caron. MDCCLXXXVII.

XI. — Méthode pour conserver à peu de frais les grains et les farines (1).

J'avais tout lieu de croire que mes recherches sur les aliments de premier besoin jouissaient de la faveur d'être utiles, puisque le public avait daigné les accueillir ; mais l'envie, la prévention et l'ignorance s'étant réunies sous le voile de l'anonyme, pour lancer leurs traits contre moi (2) il ne m'est plus permis d'en douter.... J'ai pensé que le temps, trop court pour être perdu en disputes et en répliques, serait mieux employé à confirmer, par de nouvelles observations et des expériences décisives, la vérité de quelques principes que j'ai établis concernant une des branches les plus importantes de l'économie rurale et domestique.

* *

TABLE DE CE QUI EST CONTENU DANS CE MÉMOIRE.

Des grains et des farines en couches, en rame, en garennes, en sacs empilés. — Des effets de l'air sur les farines. Ex-

(1) Voy. *Bibliographie,* n° 27.

(2) A ajouter aux critiques dont il a été question précédemment (p. 147) : *Observations sur la boulangerie, à MM. Parmentier et Cadet.* Paris, imprimerie Lambert et Baudoin, rue de la Harpe, 1783. In-8° de 148 pages. — Ces observations critiques ont été rédigées par Béguillet, d'après des notes communiquées par César Buquet, ancien meunier de l'Hôpital général de Paris. « Cette maison située sur les *Boulevards neufs* a été établie par Édit de 1656 : elle est composée de la *Pitié,* de la *Salpêtrière,* de *Bicêtre,* du *Saint-Esprit* et de *Scipion* ; la *Pitié* est le chef-lieu. Ce sont des sœurs qui desservent cette maison. Il y a toujours de 7 000 à 8 000 personnes. On y enferme les filles débauchées ; on y reçoit les personnes des deux sexes au-dessus de cinquante-neuf ans, à qui on donne une chambre et la nourriture. Ceux qui sont en état de donner trois, six et neuf livres par mois, y sont très bien et boivent du vin, on y reçoit encore toutes les jeunes filles que l'on y présente, avec un certificat du curé de la paroisse et leur extrait baptistaire ; elles y sont élevées, on leur apprend à lire, à écrire et à travailler. On a uni à ces maisons les deux maisons des *Enfants trouvés,* celle des *Enfants rouges* et celle de *Sainte-Pélagie.* Les officiers de santé sont les mêmes que ceux de la Salpêtrière. » (*États de médecine pour 1776,* p. 192).

périences. — Observations concernant les effets de l'air sur les farines. — Des grains et des farines étuvés. — Défauts et utilités de l'étuve. — Des effets du feu sur les farines. Expériences et observations. — Conservation des grains et des farines en sacs isolés. — Réponses aux objections contre cette méthode. Ses avantages. — Des effets des meules sur les farines. — Du grenier. — Résumé.

* *

DES EFFETS DE L'AIR SUR LES FARINES.

Avant de rendre compte des expériences que j'ai entreprises, je dois prévenir que pendant qu'elles ont duré, le thermomètre s'est maintenu entre douze et quinze degrés (15° et 18°,75 C.) et que l'air a été constamment sec.

Première expérience. — Pour mieux connaître les effets de l'air sur les farines, j'ai cru devoir commencer par m'assurer de leur pesanteur spécifique. J'ai pris les trois sortes de farines provenant du même grain : une mesure qui contenait six livres douze onces (3^{kg},304) de *farine de gruau*, ne renfermait que six livres neuf onces et demie (3^{kg},227) de *farine de blé* et six livres sept onces (3^{kg},151) de *farine bise*.

Deuxième expérience. — J'ai abandonné à l'air pendant huit jours dans un grenier élevé, fort sec, douze livres (5^{kg},874) des différentes farines d'un bon blé vieux. La farine dite *de blé* a diminué d'une once un gros (34^{gr},41), la farine de gruau de cinq gros (19^{gr},12) et la farine bise d'une demi-once (15^{gr},30) (1).

Troisième expérience. — Les mêmes farines, provenant d'un blé nouveau, ayant été mises comparativement en expérience, leur diminution en poids a été un peu plus forte.

(1) En d'autres termes, la première farine a perdu 0,59 p. 100 ; la seconde 0,33 p. 100 et la troisième 0,26 p. 100.

Quatrième expérience. — Ces mêmes farines, qui avaient diminué de poids dans le grenier, ayant été exposées pendant huit jours dans un rez-de-chaussée humide, ont repris plus de poids qu'elles n'en avaient au début : la farine de blé a repris trois gros (11^{gr},47) en plus du poids primitif; celle de gruau, deux gros (7^{gr},65) et la farine bise une demi-once (15^{gr},30) (1).

Cinquième expérience. — Pour rendre plus sensible l'effet d'un local humide, j'ai répété l'expérience précédente dans une cave peu profonde; l'augmentation, en suivant toujours les mêmes proportions, a été près de moitié plus considérable.

Sixième expérience. — Craignant que l'augmentation de poids ne vînt du carreau ou du sol, je mis les farines dans des corbeilles d'osier sur un endroit assez élevé pendant le même espace de temps; j'ai obtenu des résultats à peu près semblables.

Septième expérience. — Au lieu d'abandonner les farines à l'air, je les ai renfermées dans de petits sacs d'une toile assez serrée, dont je connaissais le poids ; toutes choses égales d'ailleurs, le déchet a été, à peu de chose près, aussi considérable et l'augmentation moindre.

Huitième expérience. — Cinq cents livres (244^{kg},753) de blé nouveau ayant été moulués à la grosse, j'en ai formé deux parts égales. L'une a été abandonnée à l'air et l'autre est restée dans un sac fermé ; le tout a été déposé dans le même endroit pendant un mois sans être remué; il s'est trouvé que la première part avait perdu huit onces (244^{gr},75) et la seconde sept onces et demie (229^{gr},46) (2).

---

(1) Soit pour les trois farines, une perte d'eau totale de 0,78 — 0,45 — 0,52 p. 100, supérieure, par conséquent, au poids primitif de 0,19 — 0,13 — 0,26 p. 100.

(2) Soit une perte, pour la première farine de 0,20 p. 100 ; et, pour la seconde de 0,19 p. 100.

Neuvième expérience. — Les farines de l'expérience précédente ayant été blutées séparément, le même jour, dans le même endroit et avec les mêmes bluteaux, celle qui avait été abandonnée à l'air s'est tamisée plus aisément et a donné une plus grande quantité de farine dite *de blé*; cette dernière était plus terne et plus piquée que la farine retirée du sac dans les mêmes conditions.

Dixième expérience. — Le temps ayant passé tout à coup de l'extrême sécheresse à une très grande humidité, j'ai porté les différentes farines dans les endroits où je les avais d'abord exposées, et huit jours après j'ai observé qu'elles avaient toutes gagné du poids à raison de leur nature et de l'humidité du local.

Onzième expérience. — J'ai pris six livres de gruau brut et autant de la farine blutée qui en provenait; je les ai mises dans un endroit sec et ensuite dans un endroit humide. Dans le premier cas, le gruau a perdu plus de poids que la farine ; dans le second cas, il en a pris moins que la farine.

Douzième expérience. — J'ai mis sous l'auvent d'une cour, pendant deux jours de pluie, la farine qui sortait de la cave. Elle n'a pas absorbé plus d'humidité ; elle en paraissait saturée.

Treizième expérience. — Pour constater plus en grand l'effet de l'air libre sur les farines, j'ai mis en tas dans un grenier, pendant quatre mois, sept cent soixante-quinze livres ($379^{kg},367$) de gruau, et pareille quantité en trois sacs isolés ; j'ai opéré de même pour la farine bise. Le temps ayant été en général très froid et fort sec, il s'est trouvé que la farine de gruau a perdu trois livres et demie ($1^{kg},713$) à l'air et quatre livres ($1^{kg},958$) dans les sacs ; la farine bise n'a perdu que trois livres ($1^{kg},468$) à l'air et autant en sacs (1).

---

(1) Soit pour la farine de gruau en tas une perte de 0,45 p. 100 et pour la même farine en sacs 0,51 p. 100. La farine bise en tas ou en sacs, n'a perdu que 0,38 p. 100.

Quatorzième expérience. — Curieux de connaître l'action de l'air froid sur les farines, j'ai profité de la saison rigoureuse que nous venons d'éprouver (1) pour tenter quelques expériences ; j'ai eu occasion de remarquer que les farines abandonnées à elles-mêmes ont perdu à peu près autant, lorsque le thermomètre était au-dessous de zéro, que quand il avait 12° au-dessus (15° C.) et qu'il régnait la même sécheresse.

Quinzième expérience. — En comparant de la farine abandonnée à l'air pendant six mois dans un grenier bien plafonné et exactement fermé, avec la même farine sortie du sac au moment de l'examen, j'ai vu aisément que la première était plus terne et avait moins d'éclat que la seconde.

Seizième expérience. — La farine abandonnée à l'air, et celle qui a été renfermée dans le sac, ayant été converties l'une et l'autre en pain, n'ont présenté aucune différence dans le travail, mais celle du sac a donné un pain d'une nuance plus blanche et d'un goût plus savoureux.

Dix-septième expérience. — Douze boisseaux (un setier ou $1^{hl},56$) de son, pesant soixante-treize livres quatre onces ($35^{kg},856$) ont été mis en sacs, et pareille quantité a été vidée sur le plancher. Après quatre mois, le temps étant sec et froid, il s'est trouvé que le son en sacs n'a perdu que quatre onces ($122^{gr},38$), tandis que l'autre a diminué de quatre livres ($1^{kg},958$) et d'un demi-boisseau (7 lit. 1/2) à la mesure.

CONCLUSIONS. — D'après ces expériences, qu'on peut varier et multiplier à l'infini, on voit que la farine est un véritable hygromètre, puisqu'en l'abandonnant à l'air, elle acquiert ou perd du poids, à raison de l'état de l'atmosphère. On voit aussi que l'action de l'air est moins sensible quand la farine est en sacs... Il serait superflu d'insister sur les expé-

(1) Pendant l'hiver de 1783, la Seine fut couverte de glaçons durant deux mois : le thermomètre atteignit 19° C. au-dessous de zéro.

riences qui prouvent combien l'air humide influe sur les farines les plus sèches.

Le son, en séjournant dans les farines, nuit directement à leur beauté et à leur conservation, en sorte qu'on peut assurer d'une manière positive, que, quelle que soit la méthode de mouture, il sera toujours plus avantageux de bluter peu de temps après la mouture, que de laisser la farine et les issues ensemble et que l'unique moyen de les conserver très longtemps en bon état, c'est de renfermer les unes et les autres dans des sacs convenablement disposés et arrangés.

*
* *

DES GRAINS ET DES FARINES ÉTUVÉS.

Toute l'Europe a applaudi aux opérations de M. Duhamel, sur la conservation des grains à l'aide de l'étuve (1) ; mais, malgré ma vénération pour ce laborieux académicien, je n'ai pu me dispenser de faire de son vivant quelques objections contre l'étuve. Elle préjudicie toujours au commerce, soit par le déchet prodigieux qu'elle occasionne au poids et à la mesure, soit par les frais de construction, de chauffage et de main d'œuvre qu'elle entraîne. Elle enlève, en outre, au blé cet état lisse et coulant qu'on nomme *la main* ; elle le rougit et elle efface les signes d'après lesquels on décide du terroir qui l'a produit. Enfin, la farine d'un grain étuvé est toujours terne et le pain manque de ce *goût de fruit* qui caractérise les bons blés. Les célèbres manufactures de Nérac et de Moissac qui, depuis longtemps, sont en position d'approvisionner en partie nos colonies, n'étuvent pas leurs farines.

(1) Ces opérations sont exposées en détail dans l'ouvrage suivant : *Traité de la conservation des grains et en particulier du froment*, par M. Duhamel du Monceau, de l'Académie royale des sciences, de la Société royale de Londres, inspecteur de la marine dans tous les ports et havres de France. A Paris, chez Guérin et Delatour. MDCCLIII. In-12 de 294 pages.

Les recherches de M. de Joyeuse, commissaire de la marine, ont prouvé que le blé étuvé, contrairement à ce qu'on a avancé, est susceptible de devenir la proie des insectes. D'autre part, les expériences en grand, entreprises au parc de Vaugirard par les ordres de M. Duverney, alors intendant de l'École militaire, nous apprennent que pour faire mourir la totalité des insectes qui se trouvent dans le blé, il faut pousser la chaleur jusqu'au quatre-vingt-dixième degré (112°,5 C.) ce qui dessèche trop le grain et le torréfie, pour ainsi dire. Enfin, M. le président de Meslay a démontré que du blé dépouillé de son humidité par l'étuve, ne tardait pas à la reprendre et qu'abandonné en couche dans un grenier, il n'en était pas moins propre à s'échauffer et à fermenter.

Il serait injuste cependant de contester à l'étuve certains avantages. Il y a des blés provenant d'années pluvieuses qui menacent ruine dès qu'ils sont au grenier : l'air sec serait insuffisant pour enlever leur humidité surabondante ; le feu, dans cette circonstance, comme le montrent les expériences suivantes, est le moyen le plus efficace.

Première expérience. — J'ai exposé pendant vingt-quatre heures, au-dessus des fours de l'École de boulangerie, dont la chaleur est de 40 à 50° (50 à 62°,5 C.), quatre livres de chacune des trois espèces de farine du meilleur blé. Pesées au bout de ce temps, la farine dite *de blé* avait perdu quatre onces, celle de gruau trois onces et demie, et la farine bise quatre onces (1).

Deuxième expérience. — Ces farines portées dans un grenier sec, dont la température était de 15° au-dessus de zéro (18°,75 C.), ont repris, après leur entier refroidissement, environ la moitié du poids qu'elles avaient perdu.

(1) Soit 5.47 p. 100 pour la farine de gruau, et 6,25 p. 100 pour les deux autres.

En les laissant dans le même endroit pendant quinze jours, elles sont revenues, à peu de chose près, à leur poids primitif.

Troisième expérience. — En comparant les farines étuvées avec les farines de même espèce qui n'étaient pas sorties du sac, j'ai remarqué que les premières avaient moins de blancheur, et qu'elles exhalaient une odeur semblable à celle du savon.

Quatrième expérience. — J'ai formé avec une livre de farine de gruau étuvée et suffisante quantité d'eau, une pâte ferme. Cette pâte, comparée à celle d'une même farine non étuvée, a présenté des différences sensibles : elle avait moins de blancheur et une odeur de savon manifeste. Elle ne s'allongeait pas autant, elle était plus courte, pour parler le langage de la boulangerie.

Cinquième expérience. — Pour mieux connaître le principe du froment sur lequel se portait l'action de la chaleur, j'ai retiré la matière glutineuse d'une livre de farine de gruau étuvée. Elle était d'un tiers moins pesante que celle obtenue de la même quantité de farine non étuvée ; elle avait de plus l'aspect terne et manquait un peu de cette élasticité qui la caractérise, lorsqu'elle n'a éprouvé aucune altération (1).

Sixième expérience. — Dans l'espérance que la matière glutineuse des farines étuvées reprendrait son premier état au bout d'un certain temps, j'ai attendu, pour la retirer, que les farines eussent acquis à peu près le poids qu'elles avaient

____

(1) Au sujet des défectuosités signalées par Parmentier dans les farines étuvées, il convient de remarquer que les farines sur lesquelles il a opéré ont été tenues, au-dessus d'un four, pendant vingt-quatre heures, à une température qui, au début, a pu dépasser de beaucoup 50°. En ne laissant les farines que quelques heures dans des étuves bien réglées (Voy. mon *Mémoire sur les farines*), leurs qualités, ainsi que le poids et l'élasticité des glutens, ne sont pas sensiblement modifiés.

auparavant et même au delà, en les exposant dans un lieu
très humide. La substance glutineuse a toujours paru
altérée.

Septième expérience. — J'ai pris quatre onces de farine
étuvée, que j'ai délayées dans une pinte de lait. J'ai fait cuire
jusqu'à consistance de bouillie ; celle-ci, comparée avec une
autre bouillie préparée avec une farine non étuvée, a paru
à tous ceux qui l'ont goûtée, meilleure et moins collante.

Huitième expérience. — Il ne restait plus qu'à soumettre
les farines étuvées au travail de la boulangerie, en procédant
de la même manière avec les farines du même blé non
étuvées. Le pain des farines étuvées s'est trouvé moins blanc
que celui des farines non étuvées et il a conservé un peu de
ce goût de savon que nous avons déjà remarqué pour les
farines.

Neuvième expérience. — En prolongeant le séjour des
farines au-dessus du four plus de vingt-quatre heures et en
leur faisant subir les mêmes épreuves, je me suis aperçu que
les effets dont il a été question précédemment, étaient
encore plus marqués.

Dixième expérience. — Les farines, au sortir du dessus
du four, mises dans de petits sacs et portées dans un grenier, n'ont repris, au bout de quinze jours, et quoique le
temps fût très humide, que les trois quarts du poids qu'elles
avaient perdu.

Onzième expérience. — Je me suis procuré des farines
d'un blé excessivement humide, que j'ai laissées pendant le
même espace de temps au-dessus du four. Le déchet a été
plus considérable, mais au toucher, elles avaient plus de
corps. La pâte n'était plus aussi grasse ; elle a gonflé davantage à l'apprêt. Le pain a paru mieux levé et plus savoureux
que celui de la même farine non étuvée.

CONSERVATION DES GRAINS ET DES FARINES EN SACS ISOLÉS.

Après avoir reconnu l'imperfection de toutes les méthodes
de conserver les grains et les farines, M. Brocq a pris le
parti de les renfermer dans des sacs isolés et de les garder
ainsi, jusqu'au moment de leur emploi. S'il règne des chaleurs vives accompagnées d'orages, on déplace les sacs et
on les retourne *cul sur gueule*. L'air qui ne peut pénétrer
dans des masses de farines répandues en tas ou en couches,
circule librement autour du sac, et on évite ainsi les déchets
occasionnés, soit par les animaux, soit par les manœuvres
du grenier.

Pour prouver l'efficacité de sa méthode, M. Brocq a divisé
en trois parties égales, une certaine quantité de farine provenant d'un blé humide. Celle qui a été conservée suivant
le moyen indiqué, a bravé seule les chaleurs de l'été.

L'Hôtel des Invalides et plus tard, l'administration des
hôpitaux ont adopté la méthode des sacs isolés. Lorsque
les troupes françaises se réunirent en 1782 aux portes de
Genève (1), l'hôpital ambulant vint s'établir dans le château
de Vernier, distant de la République d'une lieue environ ; (2)
bientôt les appartements furent remplis de malades, et il ne
restait, pour serrer les provisions, que des endroits au rez-de-
chaussée, assez humides. Il s'agissait de savoir où placer
l'approvisionnement de farines et l'embarras était d'autant
plus grand qu'il faisait chaud et que les orages étaient fré-
quents. Je proposai à M. de la Fleurie, administrateur général des hôpitaux militaires du royaume, de le mettre dans
une grange, en sacs écartés les uns des autres et placés sur

(1) L'armée de Genève (6 000 hommes), à laquelle Parmentier fut attaché en qualité de pharmacien en chef, avait été rassemblée, à la demande
de Berne, pour rétablir l'ordre dans Genève à la suite d'une révolution
survenue dans cette ville en 1781.

(2) Vernier, qui est à égale distance de Ferney et de Genève, appartient à la Suisse depuis 1815.

des planches. Ma proposition fut exécutée et les farines déjà fatiguées par le transport, ont bravé impunément un été brûlant et orageux dans un endroit peu favorable à leur conservation.

DES EFFETS DES MEULES SUR LES FARINES.

Pour savoir si la chaleur que les meules communiquent aux farines peuvent les altérer, j'ai tenté les expériences suivantes :

Première expérience. — Dans un moulin à eau bien monté, j'ai plongé un thermomètre dans une farine au sortir des meules : la chaleur a été supérieure de 10° (12°,5 C.), à celle du local, qui était ce jour-là de 12° (15° C.).

Deuxième expérience. — La même farine, examinée à la huche, n'a plus présenté au thermomètre qu'un écart de 8° (10° C.) avec la température du local.

Troisième expérience. — La farine, dite *de blé*, séparée par le dodinage, a fait monter le thermomètre de 5° (6°,25 C.).

Quatrième expérience. — Le son gras, c'est-à-dire les gruaux confondus avec les sons, examiné à l'extrémité du bluteau, n'avait que 4° d'écart (5° C.) avec la température du local.

Cinquième expérience. — La farine renfermée dans un sac, au sortir des meules et examinée douze heures après la mouture, n'a fait monter le thermomètre que de deux degrés (2°,5 C.).

Sixième expérience. — Une farine moulue à la grosse dans le même moulin, reçue dans un sac au sortir de l'anche et transportée chez le boulanger, n'avait plus, trente-six heures après la mouture, que la température du local, qui était ce jour-là de 14° (17°,5 C.).

Septième expérience. — La farine d'un blé sec, examinée à l'anche et moulue dans le moulin à eau du sieur Buot, n'a fait monter le thermomètre que de 6° (7°,5 C.). Elle était froide après la bluterie et n'avait plus que la température de l'atmosphère, qui était de 15° (18°75 C.).

Huitième expérience. — Le farine du même grain, moulue dans un des plus forts moulins à bateau situés sur la Seine, a acquis sous les meules une chaleur telle que quinze heures après la mouture, elle avait encore à son arrivée dans les magasins de l'Hôtel des Invalides où elle fut transportée, 29° de chaleur (36°,25 C.), c'est-à-dire quatorze de plus (17°,5 C.) que celle de l'atmosphère. Cette farine mit quatre jours pour se refroidir entièrement dans des sacs isolés et six jours dans des sacs posés les uns sur les autres.

Neuvième expérience. — J'ai examiné en différents temps et dans beaucoup de moulins, à eau et à vent, la farine à l'anche et j'ai constamment observé, que, quand le blé était sec, les meules bien montées et le moteur tempéré, la chaleur était de 10° au plus supérieure à celle de l'atmosphère (12°,5 C.).

Dixième expérience. — Après m'être bien convaincu que la chaleur communiquée aux farines par les meules se perdait assez promptement dans les sacs isolés, il me restait à en connaître les effets. En conséquence, j'ai fait examiner comparativement, par des connaisseurs sans prévention, la farine du sieur Buot et celle du moulin à bateau obtenue avec le même blé ; il a été décidé que la première était plus claire, plus blanche, plus allongée que la seconde et qu'elle valait un écu de plus par sac (1).

(1) La comparaison établie par Parmentier entre les deux farines n'est pas absolument justifiée : si l'on a employé les mêmes blés, le

Onzième expérience. — Les mêmes farines ayant été mises en pâte, j'en ai retiré la substance glutineuse. Celle de Buot, qui était sortie froide des meules, en a fourni quatre onces par livre (25 p. 100); l'autre, qui a été violemment échauffée, n'en a donné que trois onces (18,7 p. 100).

Douzième expérience. — Ces farines traitées en boulangerie, ont présenté des différences assez sensibles pour faire croire qu'elles ne venaient pas des mêmes grains. Le pain provenant de la mouture basse était bis et avait moins de goût que celui qui provenait de la mouture légère.

Treizième expérience. — J'ai examiné souvent des farines dans les moulins qui échauffaient le plus. La quantité de substance glutineuse a toujours diminué en raison du nombre de fois que les farines passaient sous les meules et en raison de la chaleur que celles-ci produisaient.

CONCLUSIONS. — La chaleur que le poids énorme des meules et leur rotation font contracter aux farines, dépend de la nature des grains, comme de la manière dont le moulin est monté, conduit et rhabillé. Cette chaleur est d'autant plus considérable, que les blés sont plus humides et que le courant d'eau est plus rapide. Comme elle se trouve réduite de moitié dès que les farines sont séparées du son et qu'elle est à peine sensible quarante-huit heures après la mouture, la précaution tant recommandée de répandre les farines sur le plancher du magasin, pour qu'elles refroidissent, n'est ni utile ni nécessaire.

Une farine trop échauffée sous les meules, même gardée

mode de mouture a été, en réalité, différent, mouture haute dans le premier cas et mouture basse dans le second. Or, on sait que la mouture basse ou mouture à la grosse, dans laquelle les meules sont plus rapprochées que dans la mouture haute, produit des farines qui renferment plus de son et dans lesquelles le gluten se rassemble plus difficilement (Voy. *Comptes rendus de l'Acad. des sciences* du 13 j.uillet 1896). C'est moins à la chaleur développée par les meules qu'au changement du mode de mouture que l'on doit rattacher les divergences observées par Parmentier, dans cette dixième expérience et dans les suivantes.

en sacs isolés, suivant les bons principes, sera toujours d'un mauvais travail au pétrin.

Au lieu de chercher à augmenter le nombre des moutures dans la mouture économique, il serait à désirer que l'on pût les restreindre, car il est aussi désavantageux de ne moudre qu'une seule fois, que de trop multiplier les remoutures. Avec trois remoutures au plus, on rendra un service important à l'art, quand bien même il resterait dans le son une livre ou deux de farine bise par setier de froment (1^{hl},56).

Dans les moulins ordinaires, le meunier qui retire le plus de gruaux est très certainement celui qui échauffe le moins les farines. Cette observation ne doit pas échapper à ceux qui perfectionnent l'art de moudre ; peut-être parviendra-t-on, sans produire plus de chaleur, à retirer plus de farine de la première mouture en changeant la manière de rhabiller et de monter les meules.

Il est de la dernière conséquence, dans la crainte que les principes ne soient altérés, et surtout la matière glutineuse, que la farine ne soit pas ce qu'on nomme *brûlée*. Dès qu'une farine, examinée à l'anche, se trouve avoir une chaleur supérieure de 10° (12°,5 C.), le moulin va trop vite, il expédie trop de grains. Il faut alléger les meules, leur donner moins de blé et diminuer le moteur.

XII. — Mémoires sur les grains (1).

On doit réduire à deux le très grand nombre des espèces de blé qu'on a subdivisé à l'infini ; les blés *fins* ou *tendres* et les blés *durs* ou *glacés*. Les premiers appartiennent plus spécialement aux pays froids et aux sols humides, les seconds aux climats chauds et aux terres légères ; les uns et les autres se rencontrent néanmoins dans presque tous les cantons.

* *
*

Il ne faut jamais rien épargner pour le choix des semences.

Choisissez pour vos semences le grain le plus nouveau, le plus mûr et le mieux nourri.

Changez la semence de temps en temps, car elle s'abâtardit dans le meilleur fond.

Les semailles enterrées font les riches moissons.

* *
*

Le blé moucheté, plus ou moins recouvert d'une poussière noire, engrappe les meules, graisse les bluteaux, ralentit le moulage et donne une farine d'un blanc sale qui exhale l'odeur de graisse rance. Le pain qui en provient est d'un noir violet, exige plus de frais de cuisson et fait peu de profit.

De tous les moyens proposés pour remédier à ces inconvénients, aucun n'a plus de succès que le lavage à grande eau et le dessèchement au soleil, à l'étuve ou au four. Cette opération, contre laquelle on a fait beaucoup d'objections, mérite néanmoins la préférence sur les autres.

(1) Voy. *Bibliographie*, n⁰ˢ 35, 38 et 57.

« Le blé a été l'objet de longues études de la part de Parmentier et, peut-être n'a-t-il pas rendu moins de services en répandant les meilleurs procédés de mouture et de boulangerie, qu'en propageant la culture de la pomme de terre. » (Cuvier.)

Le lavage à grande eau rend le blé carié ou moucheté, propre au commerce, mais il ne devient bon pour les semailles qu'en faisant succéder à cette première opération une lessive de chaux obtenue en répandant 15 livres de chaux dans 30 pintes (litres) d'eau ; mettez-y tremper un setier de blé (1^{hl},56) et séparez les grains légers qui surnagent ; vingt-quatre heures après, faites sécher le blé jusqu'à ce qu'il puisse glisser entre les mains du semeur. Ajoutez, si vous le pouvez, à la préparation de la chaux, des eaux de mare, de fumier, des fientes d'animaux détrempées et des lessives de cendre : ce moyen préservatif devient encore un engrais.

Lavez les sacs où il y a eu du blé moucheté.

*
* *

Le blé germé est très difficile à conserver. Les insectes l'attaquent de préférence, parce qu'il est plus tendre et que la germination lui donne un goût sucré. Abandonné à lui-même, il contracte de l'odeur et de la couleur ; il devient d'un rouge obscur. Dans cet état, il a un mauvais goût et une saveur piquante qui se communiquent à la farine et au pain.

Il est imprudent de laisser le blé germé en meule et dans la grange ; il vaut mieux le battre le plus tôt possible. Le blé étant battu, on l'exposera au-dessus d'un four, dans des claies serrées ; il sera remué de quart d'heure en quart d'heure avec une pelle. On laissera une porte ou une fenêtre entr'ouverte pour donner issue à l'humidité.

Si l'on n'a pas de pièce au-dessus du four on pourra mettre le blé germé dans le four même, quelque temps après que le pain en aura été retiré. On laissera la porte entr'ouverte, on remuera de dix minutes en dix minutes, avec de longues pelles ou des râteaux, sans attendre que le blé soit parfaitement sec pour le tirer du four, car alors il serait trop desséché.

Le blé ainsi étuvé, sera criblé et mis en sac, lorsqu'il sera bien refroidi.

* *

Un blé échauffé qui aurait contracté une mauvaise odeur pendant sa conservation en tas dans un lieu humide, sera rétabli dans son premier état au moyen de la dessication au soleil, au four ou à l'étuve.

* *

Quant aux blés gâtés, on ne saurait les rétablir par aucun spécifique. Mais, quel que soit l'état vicié où ils se trouvent, il ne faut pas les regarder comme entièrement perdus : comme l'amidon en est la partie la plus considérable, au lieu de les jeter, il vaut mieux les vendre à l'amidonnier.

* *

Lorsqu'il pleut durant la moisson, profitez des intervalles de beau temps pour former, avec plusieurs javelles réunies, de petites meules : c'est le moyen de rentrer la récolte sèche dans une saison humide.

* *

Plus le grain reste dans l'épi, plus il s'y améliore.

* *

Les grains de qualité inférieure coûtant autant de frais pour leur transport que les blés d'élite, il y a plus de profit à les consommer sur les lieux où on les a récoltés.

* *

Le crible est l'instrument le plus parfait pour nettoyer le grain.

La pratique de tenir le blé en sacs isolés est simple ; elle épargne du temps, des soins, des frais de main-d'œuvre.

Ne faites vos achats qu'au poids et à la mesure : par ce double moyen, vous préviendrez toutes les fraudes, particulièrement celle qui donne au blé, en le mouillant par surabondance, un embonpoint apparent et diminue sa qualité.

Il est incontestable que le grain déposé dans un endroit à l'abri des alternatives du chaud et du froid, du sec et de l'humide, ne puisse se conserver longtemps sans fermentation. En 1707, on découvrit dans la citadelle de Metz un magasin de grains qui y avaient été placés en 1523 ; le pain qu'on en prépara fut trouvé bon (1) et en 1744 le roi et la famille royale goûtèrent du pain fait avec ce blé récolté depuis plus de deux siècles. A Sedan, on trouva pareillement une masse de blé qui existait depuis cent dix ans (2). Tous ces blés étaient recouverts d'une croûte épaisse de quelques pouces qui interdisait la communication entre l'intérieur du monceau et l'air extérieur.

Les citernes, les puits profonds, les creux souterrains, trop vantés par nos modernes, conservent, à la vérité, le blé, mais ils le racornissent (3).

(1) Cadet de Gassicourt (*Voyage en Autriche, en Moravie et en Bavière, fait à la suite des armées françaises pendant la campagne de 1809*, Paris, L'Huillier, 1818, p. 7) cite un fait analogue : « A l'hôpital civil de Strasbourg, on garde du vin de cent ans et l'on y conserve depuis cent trente ans, du blé dont on fait quelquefois un peu de pain pour satisfaire les curieux ».

(2) Malouin (*Art du meunier*) dit que ce pain « n'avait pas la consistance ordinaire et que tous ceux qui en goûtèrent le trouvèrent insipide ».

(3) « Les Chinois connaissent de temps immémorial les fosses à blé ;

***

Si l'on est forcé de se servir des blés nouveaux avant qu'ils aient ressué au grenier, il faut faire en sorte de les

ils leur donnent le nom de *teou* et ils en font encore usage pour conserver le blé et le riz. Outre quelques renseignements sur cet objet, envoyés par les missionnaires français, je possède plusieurs dessins venus du même pays, sur lesquels sont représentées ces fosses. Ils les creusent dans des rocs sans crevasses et à l'abri de l'humidité, dans une terre sèche et ferme ; ils les tapissent avec de la paille lorsqu'ils craignent l'humidité. Les annales chinoises disent qu'on a découvert plusieurs fois de ces fosses où le grain s'était parfaitement conservé pendant plusieurs siècles...

» Ebn-el-awam, qui nous a conservé les anciennes pratiques agricoles des Asiatiques et des Africains, dit que l'on emmagasine le froment, l'orge et les autres grains dans des fosses creusées dans une terre blanche, dure, sèche et fraîche, et qu'on les y conserve plusieurs siècles. Il dit aussi qu'on doit les revêtir en paille pour éviter l'humidité.

» Varron nous apprend qu'on formait de son temps, dans les rochers ou sous terre, en Cappadoce, en Thrace et dans l'Espagne citérieure, des fosses à grains ; qu'on en recouvrait le fond avec de la paille et que le blé dans cette situation, n'étant accessible ni à l'air ni aux insectes, se conservait cinquante et même cent années. Le même fait est confirmé par Columelle et par Pline. Quinte-Curce raconte que l'armée d'Alexandre, faisant la guerre sur les bords de l'Oxus, se trouva dans une grande pénurie de vivres, parce que les habitants de cette contrée conservaient leurs récoltes dans des fosses souterraines qui n'étaient connues que de ceux qui les avaient creusées...

» Les différents peuples qui habitent les côtes de la Méditerranée déposent encore aujourd'hui dans des fosses leurs provisions de blé. On ne les retrouve pas cependant en Égypte, à cause des inondations périodiques du Nil, qui corrompraient les blés déposés dans des fosses souterraines.

» Les blés qui servent aux approvisionnements et au commerce d'Alger et de Tunis sont déposés dans des fosses taillées dans le roc, communément de forme carrée. Elles ont de dix à quatorze mètres de profondeur, avec une ouverture suffisante pour donner passage à un homme. On tapisse ordinairement les parois avec de la paille ; on a soin de faire sécher les blés au soleil pendant deux ou trois jours avant de les jeter dans ces fosses ; on les laisse ainsi plusieurs années, jusqu'au moment où la vente devient favorable.

» J'ai trouvé la même méthode usitée à Malte, en Sicile, en Espagne et en Italie....

» Je vais décrire ce que j'ai vu dans le royaume de Valence, où l'usage de ces fosses est général. On en a pratiqué pour les approvisionnements publics, dans trente endroits différents ; mais les magasins de ce genre qui se trouvent dans un village nommé Boursasot, à deux lieues de Valence sont les plus considérables de toute l'Espagne : ils ont été construits originairement par les Maures. L'insouciance du gouvernement espagnol les ayant fait abandonner après l'expulsion des infidèles, une disette, survenue quelque temps après cette époque,

mêler avec des blés vieux, la mouture se fait plus aisément et la farine donne un pain plus agréable au goût.

enleva 20 000 habitants à la seule ville de Valence : ce fatal événement prouva l'utilité de ces magasins ; on les fit réparer en 1575, et l'on en augmenta le nombre. Ce beau travail ne fut terminé qu'en 1788, ainsi qu'on le voit par une inscription sur marbre, incrustée dans la muraille d'un bâtiment qui sert de dépôt aux grains retirés des fosses. Le terrain où elles sont placées est un peu élevé, entouré de murailles à hauteur d'appui et pavé en larges dalles de pierre. Les fosses qui se trouvent dans cette enceinte sont au nombre de quarante et une ; elles sont construites en pierres de taille ; j'en ai mesuré une des plus grandes, dont la profondeur, à prendre du sommet de l'ouverture était de onze mètres six décimètres : cette ouverture qui allait en s'élargissant, avait dans son plus petit diamètre six décimètres et demi.

» La plate-forme sous laquelle sont placées les fosses est relevée vers le centre, et s'incline en pente douce, pour faciliter l'écoulement des eaux pluviales.

» Avant de jeter le blé dans les fosses, on l'étend sur la plate-forme pour le faire sécher aux rayons du soleil. On répand dans le fond des fosses de la paille à six ou sept doigts d'épaisseur et l'on en revêt les parois dans une épaisseur de quatre doigs. On remplit jusqu'au-dessus de la voûte, et l'on garnit le gouleau de l'ouverture avec de la paille dans une épaisseur de cinq à six décimètres. On pose sur la paille une natte et l'on bouche l'ouverture avec une pierre de forme semi-sphérique, qui joint dans toutes ses parties et que l'on scelle avec du plâtre : cette pierre est armée de deux anneaux en fer au travers desquels on passe une barre pour l'enlever.

» Lorsqu'on a besoin de blé, on ouvre une fosse, on la vide et l'on dépose ce qu'elle contenait dans un magasin d'approvisionnement.

» Chaque ouverture porte deux numéros, le numéro d'ordre et celui de la quantité de grains que la fosse peut contenir. Les cultivateurs ont la faculté de recevoir de ces magasins une certaine quantité de blé, qu'ils doivent rendre après la récolte, en donnant quatorze mesures pour treize qui leur ont été délivrées.,.

» Les seules parties de l'Italie où j'ai trouvé des fosses à blé sont la Toscane et le royaume de Naples. A Livourne, à Pescia, à Pise, ces fosses servent de magasins pour le public et pour le commerce ; elles sont situées en plein air et construites en maçonnerie. Les Pisantins en avaient creusé une centaine le long de la forteresse de Pise, à l'époque où ils formaient une république indépendante et commerciale ; elles avaient cinq mètres de largeur sur six de profondeur : on en trouve encore sous les rues, dans la ville d'Arezzo. Dans quelques endroits, on y reçoit du blé des particuliers à raison de tant par sac, ou l'on se contente de rendre un nombre de mesures égal à celui qu'on a reçu. Le bénéfice du loyer se prend sur l'augmentation en volume qui s'élève à 2 p. 100.

» L'usage des fosses à grains est aussi très commun dans plusieurs parties du royaume de Naples. On rapporte que le marquis Buonarotti, ayant acheté une terre aux environs de Naples, et faisant reconstruire l'ancienne habitation, découvrit, en creusant les fondements, une fosse remplie d'une si grande quantité de blé qu'il en fréta plusieurs bâtiments ; ces grains furent envoyés en Portugal et trouvés

*
* *

Pour faire une bonne farine, le blé a besoin de contenir une certaine quantité d'humidité ; il est nécessaire de le

d'une excellente qualité. Les vendeurs, possesseurs de cette habitation pendant quarante ans, intentèrent au marquis un procès qui fut jugé en sa faveur. Une famille qui avait joui pendant soixante-dix ans de la même terre avant la personne qui venait d'en faire la vente réclama sur ce même blé un droit de propriété qui fut également déclaré nul. Ainsi ce blé s'était conservé au moins pendant un espace de cent dix ans.

» On pratique en Calabre et dans quelques autres parties du royaume de Naples, des magasins souterrains : leur construction n'offrant rien de particulier, nous dirons un mot sur ceux qui existent dans quelques contrées méridionales de la France.

» Il paraît que les Maures, excellents agriculteurs, avaient introduit cette pratique parmi nous. J'ai vu ces fosses dans le département des Pyrénées-Orientales ; leur construction est la même qu'en Espagne ; on n'en fait aujourd'hui aucun usage. Elles sont connues en Languedoc, quoique bien moins communes qu'elles ne l'étaient anciennement. Quelques agriculteurs en emploient aux environs de Toulouse ; ils creusent dans une terre argileuse et tenace, des trous de deux mètres ou plus de profondeur, sur quatorze décimètres de diamètre, en forme de bouteille, avec une ouverture suffisante pour laisser passer un homme ; on les entoure de paille qu'on soutient avec des roseaux ou des lattes ; on y jette le blé ; puis on bouche avec de la paille et une planche, sur laquelle on élève un monceau de terre un peu mouillée et fortement battue. Le blé s'y conserve parfaitement.

» Il paraît que l'usage des fosses souterraines était connu même dans le nord de la France, quoiqu'il soit tombé en désuétude. On trouve dans l'*Architecture hydraulique* de Belidor qu'il y a sous le terre-plein d'un bastion de la ville d'Ardres, petite place forte près de Calais, neuf magasins construits dans un grand souterrain, destinés à renfermer les grains de la garnison en cas de siège. On les appelle communément les *poires d'Ardres*... Le blé se conserve très bien pendant plusieurs années dans ces poires, quand il y a été renfermé bien sec. Piganiol de la Force dit que ces fosses ont été construites par Charles-Quint ou plus vraisemblablement par François Ier.

» Réaumur cite plusieurs faits qui prouvent également que l'usage de conserver les grains dans des magasins souterrains était pratiqué anciennement dans quelques autres parties de la France. On découvrit de son temps, à Sedan, une fosse taillée dans le roc, remplie d'une grande quantité de blé qui s'était conservée pendant cent dix ans ; mais le lieu étant assez humide, il s'était formé autour de ce blé, par l'effet de la germination, une croûte dure et épaisse d'un pied ; la partie intérieure, convertie en farine, donna du pain de très bonne qualité.

» Dans le Quercy, on conservait le blé, après l'avoir déposé dans des trous creusés dans le sable et revêtus de paille. Le hasard a fait découvrir des provisions de blé qui avaient été oubliées dans des caves en Touraine et en Bourgogne ; on a trouvé à Saint-Quentin et à Montargis, sous des ruines d'anciens bâtiments, des portions de grains qui n'avaient

mouiller légèrement, s'il est trop sec et de le faire sécher, au contraire, s'il pèche par un excès d'eau.

soufferts aucune altération. On sait qu'en 1707, on découvrit, en travaillant aux fortifications de la citadelle de Metz, d'anciens magasins qui contenaient un tas de blé de dix toises de long (19^m,490) sur cinq ou six de large et deux de hauteur. Ce blé, déposé en 1578, s'était recouvert d'une croûte assez dure pour qu'on pût marcher dessus, sans la faire enfoncer ; il avait perdu sa faculté germinative, mais on en fit du pain qui fut trouvé très bon.

» M. le comte Chaptal m'a dit avoir examiné, près d'Amboise, un vaste magasin creusé dans le roc par les Romains ; on avait revêtu l'intérieur d'une muraille en briques, à une petite distance du rocher, afin d'éviter l'humidité du sol.

» Les réservoirs souterrains sont connus en Lithuanie et dans l'Ukraine : les paysans de ces contrées, après avoir creusé des fosses d'une capacité proportionnée à la quantité de blé qu'ils veulent mettre en réserve, y jettent de la paille à laquelle ils mettent le feu, afin de cuire les parois des fosses et d'en former une espèce de brique : elles sont ainsi moins accessibles à l'humidité, et conservent les grains un grand nombre d'années. On les recouvre de terre sur laquelle on fait passer la charrue, surtout lorsqu'on a à redouter les incursions de l'ennemi ; on a seulement l'attention de les revêtir intérieurement avec de la paille. La même pratique est en usage dans plusieurs cantons de la Hongrie, de la Transylvanie, de la Pologne et de la Russie ; on fait des revêtements en planches, au lieu de paille, dans les contrées où les bois sont abondants.

» Pendant la guerre que les Russes firent en 1817, sur les bords du Cuban, dans le Caucase et aux environs de la mer Noire, ils découvrirent dans ces différentes contrées, des fosses à blé, d'où ils retirèrent des quantités considérables de froment, de millet et d'orge. Ces fosses de dix pieds (3^m,25) de profondeur sur seize de large, avaient une ouverture de quatre pieds, bouchée avec de la paille et recouverte de terre. On avait donné à toute la surface intérieure la dureté de la pierre par le moyen du feu.

» Les habitants de quelques-unes de ces contrées ayant été forcés d'abandonner leurs villages durant les guerres qui avaient eu lieu précédemment, les Russes trouvèrent des magasins de blés parfaitement conservés, quoique enfouis depuis un certain nombre d'années sous une terre inculte, que la nature avait couverte de végétation. » De Lasteyrie, *Des fosses propres à conserver des grains et de la manière de les construire.* Paris, imprimerie Royale, 1810, in-4.

Doyère écrit, d'autre part, dans un mémoire publié en avril 1856, à la suite d'une mission qui lui avait été confiée par le ministère de l'agriculture :

« Les Romains et les Maures firent d'immenses réserves souterraines et ce dut être avec le plus grand succès, parce que leurs grains étaient secs et qu'ils savaient les mettre dans la terre à l'abri de l'air, de l'humidité et de la température atmosphérique. Le soleil qui séchait leurs récoltes en Espagne et en Afrique était celui qui y sèche leurs récoltes actuelles. Leurs greniers souterrains avaient des parois imperméables

De quelque mouture qu'on se serve, il est à propos de laisser refroidir la farine dans le sac et de ne l'en sortir

et étaient bien fermés ; il suffit de voir ce qui en reste, pour s'en convaincre. Les Maures creusaient leurs silos avec le marteau et le ciseau dans des roches compactes toutes les fois qu'ils en trouvaient au voisinage de leurs grandes villes. J'ai vu à Alcala del Guadayra, près de Séville, seize de ces excavations, taillées dans le roc et j'y en ai mesuré une qui contint au moins 3 000 hectolitres de froment. On en a retrouvé, assure-t-on, plus de cent pareilles dans la même localité. Ils savaient aussi construire des caves étanches en maçonnerie dans des terrains bien choisis ; tels sont les silos de Rota, que j'ai visités ; on m'en a cité d'autres. Ils servent encore aujourd'hui aux mêmes usages qu'autrefois, et l'on ne connaît pas la limite du temps pendant lequel les grains peuvent y rester enfermés sans se gâter. Quant aux Romains, ils demandaient tout à l'art de la maçonnerie et ils établissaient leurs greniers jusque dans les situations les plus défavorables : dans des terrains de glaise ou de sable, à quelques mètres du bord de la mer. Mais rien n'égale le soin avec lequel ces constructions étaient faites, ni les précautions prises pour les défendre contre l'humidité. Ce que l'on y admire surtout, ce sont leurs revêtements intérieurs, qui sont incomparables.

» J'en ai rapporté quelques fragments, détachés avec peine des greniers du vieil Arzew, qui conservent encore, après quinze cents ans, la dureté et le poli du marbre.

» L'erreur vraiment étrange que l'on a commise, c'a été d'attribuer à des travaux beaucoup moins parfaits et même aux excavations souterraines les plus grossières, des propriétés conservatrices comme celles que possédèrent toutes ces admirables constructions, dont je ne puis donner ici, faute d'espace, qu'une idée très imparfaite.

» J'ai étudié aussi, et d'une manière toute particulière, ces silos primitifs que M. Ternaux et d'autres ont eu la malheureuse inspiration de prendre pour modèles. Leur histoire tout entière peut être écrite en quelques lignes. Ceux qui sont creusés dans des roches compactes conservent le blé très longtemps, on pourrait même dire indéfiniment, car il y avait dans le Gharb, au Maroc, des silos pleins depuis vingt-sept ans, lorsque je fus à Tanger, en 1852. Dans les terrains poreux, au contraire, les grains se gâtent, mais on comprend que l'altération doit se faire plus ou moins lentement, suivant que la condition physique du terrain oppose plus ou moins de résistance à l'air et à l'eau, suivant que les sources d'humidité sont plus ou moins éloignées. On y peut même encore obtenir une véritable conservation pendant plusieurs années, en choisissant bien l'emplacement des *sileras* (enceintes à silos) ; en visitant fréquemment les grains, au moyen d'extractions partielles, pour voir s'ils ne deviennent pas humides ; en les séchant de nouveau par des pelletages au soleil, si l'on reconnaît que l'humidité les a gagnés, en renouvelant fréquemment la couche épaisse de paille sèche, par laquelle ils sont séparés des parois du silo et qui est atteinte la

qu'au moment de son emploi. Si on en faisait usage tout de suite après la mouture, elle serait plus humide et moins moelleuse ; elle ne boirait pas autant d'eau au pétrissage. La pâte aurait moins de consistance ; ce serait encore près d'une douzaine de livres de pain en moins par sac de farine de 320 livres (environ 4 p. 100).

* *

La farine de gruau étant la plus sèche et la plus propre à se conserver, surtout lorsqu'elle provient d'une mouture ronde, légère, il faudrait la faire entrer dans la composition des farines de minots, afin de rendre ces dernières d'une garde plus certaine.

première par l'eau venant du sol. Voilà ce que j'ai vu pratiquer en Estramadure, dans un petit pays qui doit à sa constitution géologique, le privilège exclusif et très envié de pouvoir conserver ses grains dans la terre pendant cinq ou six ans. A l'époque dont je parle (septembre 1852), les silos étaient pleins et on en avait creusé de nouveaux pour suffire à garder tous les excédents des cinq récoltes précédentes. J'ai compté approximativement deux mille cinq cents silos dans les seuls bourgs (*pueblos*) d'Almendralejo et de Villafranca de los Carros, et la quantité de froment et d'orge qu'ils contenaient ne me parait pas pouvoir être estimée à moins de deux à trois cent mille hectolitres.

» Quant aux silos creusés dans des sols meubles, dans des terrains poreux et facilement accessibles aux filtrations d'eau, j'en ai pu observer à Tanger, chez les Smélas, chez les Btioua, auprès d'Arzew. On y garde le blé un an tout au plus et souvent on l'en retire à demi pourri. Il n'y a plus là rien qu'on puisse appeler du nom de conservation.

» Ainsi l'examen de ce qui reste des greniers souterrains d'autrefois et l'observation raisonnée de ce qui se passe à l'heure actuelle en Espagne et en Afrique, m'autorisait à conclure, comme la discussion des essais qui ont été faits en France, et comme la théorie même de l'altération des grains, savoir :

» Que partout où les conditions physiques qui empêchent ou modèrent les fermentations se trouvent remplies, les grains se conservent sous terre ;

» Que la conservation, quant à ses résultats et à sa durée, est en raison directe du plus ou moins de perfection avec laquelle ces conditions sont remplies ;

» Que partout où la conservation souterraine n'a pas réussi, c'est que ces conditions manquaient. »

(Doyère, *Mémoire sur l'ensilage national*, Paris, 1856).

***

Les vérités ont une peine infinie à braver les préjugés : il faut une longue expérience pour persuader sur les bonnes pratiques. ·

***

Ce sont les blés nets, secs et purs qu'il faut employer de préférence pour préparer le biscuit de mer : on doit faire entrer dans sa composition plus de levain et d'eau qu'on n'en emploie ordinairement, ce qui contribuera à rapprocher la pâte de celle du pain et en rendra le travail plus facile. On juge que le biscuit est à son point de cuisson, lorsqu'il se casse net, qu'il présente dans son intérieur un éclat brillant, qu'il trempe dans l'eau sans s'émietter. Mais il ne tarde pas à perdre ses bonnes qualités, si on ne prend aucuns soins de sa conservation, si on ne le met à l'abri de l'air et des insectes, en le renfermant dans des caisses ou dans des futailles, peu de temps après sa fabrication et le gardant ainsi jusqu'au moment de le consommer.

Si le biscuit ne se trouve détérioré que par des insectes, on gagnera à le repasser au four, mais si le biscuit a contracté de l'humidité, cette opération ne servira à rien, par la raison que la moisissure réagit sur la substance même du biscuit et lui donne un mauvais goût qu'il est impossible de détruire.

M. Joyeuse, ancien commissaire de la marine, a entrepris une suite d'expériences, pour prouver que le seul préservatif du biscuit contre les insectes, consiste dans une clôture exacte des vaisseaux où on le renferme peu de temps après qu'il est sorti du four et avant qu'aucun insecte ait pu y jeter ses œufs.

***

Instruit des essais faits en Prusse, à Lyon et au dépôt de Saint-Denis sur la cuisson du pain avec du charbon de terre,

M. le contrôleur général a désiré que ces essais fussent perfectionnés et connus à Paris. En conséquence, il nous a chargé avec M. Brongniart (1), architecte du roi, de seconder ses vues. Notre travail n'est pas encore assez avancé pour en rendre compte au ministre, mais il paraît néanmoins bien constaté, d'après nos expériences, que le pain pourrait cuire sur un âtre chauffé immédiatement par le charbon de terre, sans contracter ni goût ni odeur ; qu'il y aurait moins d'inconvénients pour la solidité du four et plus d'épargne sur les frais de combustible.

Venel (2), dans ses *Instructions sur l'usage de la houille*, dit expressément qu'on peut cuire le pain avec de la houille brûlée à plat, au milieu du four et M. Bayen, qui a été témoin de nos expériences, en est également convaincu : il soupçonne même qu'il serait possible, en changeant la forme ordinaire du four, de lui appliquer le fourneau à réverbère de nos usines.

(1) Mort en 1813. C'était le frère d'Antoine-Louis Brongniart et le frère d'Alexandre Brongniart, membres de l'Institut.

(2) Professeur à l'École de médecine de Montpellier, mort en 1776 à cinquante-trois ans. L'ouvrage cité par Parmentier a été imprimé à Avignon en 1775.

XIII. — Dissertation sur les eaux de la Seine (1).

Il y a douze ans que cette dissertation parut dans le *Journal de physique*... Sans rien changer aux principes que j'y ai établis, j'ai supprimé seulement quelques détails pour en substituer d'autres plus essentiels ; en sorte que c'est, à proprement parler, une nouvelle édition, revue et corrigée, que je donne aujourd'hui.

*
* *

TABLE DE CE QUI EST CONTENU DANS CETTE DISSERTATION.

Reproches faits à l'eau de la Seine. — Expériences chimiques sur l'eau de la Seine. — Opinion sur la salubrité de l'eau de la Seine. — Moyens proposés pour dépurer l'eau de la Seine. — Des avantages de l'eau d'une grande rivière. — Inconvénients de l'eau des petites rivières. — De l'eau de la rivière d'Yvette. — Eau de la Seine élevée et fournie par les pompes à feu (pompes à vapeur). — Des eaux de puits. — Utilité de l'eau pour la salubrité de l'air. — De l'eau considérée comme principe essentiel de la végétation. — De l'influence de l'eau dans les arts. — Cause de la saveur des eaux. — De l'eau considérée comme boisson. — Des caractères d'une bonne eau potable. — Conclusion.

*
* *

A l'égard des vases autres que les vases en grès dans lesquels on conserve l'eau, nous observerons que ceux de métal lui donnent toujours un goût particulier ; le plomb ne cesse de communiquer quelque chose, que quand il est revêtu intérieurement d'une incrustation terreuse (2). Nous ne

____

(1) Voy. *Bibliographie*, nᵒˢ 7 et 48.
(2) L'action des eaux sur le plomb a été remarquablement étudiée

parlons pas du cuivre, parce que, malgré le meilleur éta-
mage, il s'y forme toujours, dans la partie qui n'est pas bai
gnée par l'eau, du vert-de-gris qui, quoique de nature peu
dissoluble, n'en est pas moins inquiétant. L'étain, s'il était
pur, est le seul qui remplirait complètement cet objet.

*
* *

La limpidité de l'eau de Seine à l'aide des fontaines fil-
trantes ou autres moyens semblables, n'est obtenue qu'aux
dépens d'une portion surabondante d'air dont cette eau se
trouve imprégnée, surabondance qui constitue sa légèreté,
son *gratter*. Cela est si vrai qu'on pourrait, en réitérant ces
infiltrations a plusieurs reprises, rendre l'eau de la Seine
fade et lourde ; elle se dépouillerait non seulement du limon
qui la rendait bourbeuse, mais encore d'une partie de son
air, auquel elle doit sa qualité bienfaisante.

*
* *

J'ai connu une personne dont le palais était tellement
exercé, qu'elle savait distinguer au goût une eau filtrée à
travers le sable et la même qui ne l'avait pas été ; celle-ci
lui semblait plus savoureuse, plus légère (1).

par M. Bisserié, pharmacien militaire (Voy. *Revue du service de l'Intendance militaire*, 1900, p. 1057-1074).

(1) « L'appareil du goût est d'une rare perfection chez l'homme... les
gourmands de Rome distinguaient, au goût, le poisson pris entre les
ponts, de celui qui avait été péché plus bas? N'en voyons-nous pas,
de nos jours, qui ont découvert la saveur particulière de la cuisse sur
laquelle la perdrix s'appuie en dormant? Et ne sommes-nous pas envi-
ronnés de gourmets qui peuvent indiquer la latitude sous laquelle un
vin a mûri, tout aussi sûrement qu'un élève de Biot ou d'Arago sait pré-
dire une éclipse? (Brillat-Savarin, *Physiologie du goût, Méditation II*). »

M. Pionnier, supérieur de la mission des Nouvelles-Hébrides rapporte
que les gourmets cannibales distinguent parfaitement la saveur de la
chair de l'homme vivant de poissons sur les côtes, de celle (autrement
délicate) de l'homme de l'intérieur (*Annales de la propagation de la foi*,
juillet, 1901, p. 286).

*
* *

Les chevaux, ordinairement fort délicats sur le choix de leur boisson, distinguent parfaitement une eau tirée immédiatement du puits, d'avec celle qui a été battue ou exposée à l'air libre pendant quelques heures.

*
* *

Les filtrations, les précipitations, les distillations pour dégager l'eau des substances étrangères qui s'y trouvent mêlées et l'amener au point de pureté où l'on désire qu'elle soit pour certains usages, ne doivent jamais être employées pour les eaux destinées à servir de boisson... Aucuns procédés chimiques ne doivent être mis en usage pour rendre l'eau potable.

*
* *

En examinant jusqu'à quel point l'eau peut avoir de l'influence dans quelques arts, je n'ai pas dessein de me livrer aux recherches nécessaires pour voir si, comme on le prétend, le succès de certaines opérations dépend absolument de la nature de ce fluide.

On dit que beaucoup d'artistes éprouvent tous les jours, de la part de l'eau, des obstacles infinis dans leur travail ; que telle eau réussit aux confiseurs, aux liquoristes, que telle autre fait manquer leurs gelées et leurs ratafias. Les fabricants de colle et d'empois prétendent la même chose. On assure encore que ces singularités ne s'aperçoivent pas moins dans certains ateliers ou manufactures ; que dans une province de la Chine, l'eau contribue à la valeur de la porcelaine, comme celle de certaines rivières à la beauté de la teinture.

Ces effets différents attribués à l'eau ne sont peut-être pas toujours dus à elle-même... On ne saurait trop examiner avec attention la véritable manière d'agir de l'eau dans les arts avant de prononcer : quand les résultats des opérations sont défectueux, on ne s'en prend jamais à l'imperfection du procédé ou aux vices des matières, mais toujours à la qualité de l'eau et tout en gémissant sur l'impossibilité de s'en procurer d'autre, on s'habitue à des produits qu'on pourrait perfectionner, si on n'était pas trompé sur la véritable cause de leur infériorité (1).

(1) « Les couleurs des Gobelins, les dragées de Verdun, la gelée de pommes de Rouen, etc., que l'on dit tenir leurs spécialités de l'eau du terroir, sont des faussetés prouvées ». (*Note de Parmentier* in *Théâtre d'agriculture,* édition de 1804).

XIV. — Traité sur la culture et les usages des pommes de terre, de la patate et du topinambour (1).

Ce travail ne devait point encore paraître, parce que les essais en grand que j'ai entrepris dans la plaine des Sablons et à l'île des Cygnes, ne sont point achevés ; mais la grêle et le froid joints à la médiocre récolte de l'année dernière ayant ouvert les yeux sur les avantages incontestables de cette culture, j'ai présumé que la leçon du malheur vaudrait mieux que le succès de l'expérience la plus concluante. D'ailleurs, en accélérant cette publicité, je cède au vœu général (2).

*
* *

TABLE DE CE QUI EST CONTENU DANS CE TRAITÉ.

Chapitre premier. — DE LA CULTURE DES POMMES DE TERRE. — *Variétés des pommes de terre, — maladie des pommes de terre, — terrains et engrais propres aux pommes de terre, — choix des pommes de terre pour la plantation, — méthodes de culture, — récolte, — les pommes de terre n'effritent point le sol.*

Chapitre deuxième. — DES POMMES DE TERRE CONSIDÉRÉES RELATIVEMENT A LEUR CONSERVATION. — *Analyse des pommes de terre, — leur conservation, — examen des pommes de terre dans différents états, — préparation de la farine, fécule ou amidon de pomme de terre.*

Chapitre troisième. — DES POMMES DE TERRE CONSIDÉRÉES RELATIVEMENT A LA NOURRITURE. — *Cuisson des pommes de*

(1) Voy. *Bibliographie*, n° 58.
(2) Se reporter aux *Cahiers de 1789*, « soumis par le peuple de France à la sollicitude royale et à l'attention des États généraux. » La France était tombée au plus bas degré de la misère et du dénûment. Partout des chômages, des épidémies, des famines. « Le peuple, écrit M. Faguet (*Questions politiques*, Paris, 1899), mourait de faim. Les *Cahiers* sont une longue doléance d'un peuple qui voudrait manger un peu. A Suresnes, cinq cents familles ont besoin de secours. En Touraine, la moitié des ménages font réponse qu'ils n'ont pas de pain... »

terre, — différents usages des pommes de terre pour l'homme et les animaux, bœufs, vaches, chevaux, moutons, cochons, volailles, poisson des étangs.

Chapitre quatrième. — DE LA PATATE. — *Variétés, — culture, — analyse, — usages, — observations.*

Chapitre cinquième. — DU TOPINAMBOUR. — *Culture, — analyse, — conservation, — usages, — observations.*

RÉSUMÉ.

*
* *

[Suivant son habitude, Parmentier revient sur des expériences dont il a déjà parlé dans ses précédents ouvrages. Pour lui, la répétition est un moyen d'action incomparable : « Quand on veut être essentiellement utile à ses semblables, écrit-il, il ne suffit pas de leur dire une seule fois ce qu'on a vu, ce qu'on a fait et ce qu'il est nécessaire de faire ; il ne faut jamais se lasser de le leur répéter sous toutes les formes et par toutes les voies, excepté par celle de l'autorité ».

Le résumé qui termine l'ouvrage et auquel nous faisons les emprunts suivants, est une véritable instruction pratique plus spécialement à la portée des habitants des campagnes (1).]

*
* *

La pomme de terre, la patate et le topinambour sont trois plantes originaires de l'Amérique, absolument dis-

____

(1) Nous avons trouvé un exemplaire de ce résumé publié en 1793 sous le titre suivant : *Résumé du traité de la culture et de l'usage des patates,* par le citoyen Parmentier. Imprimé par ordre du département de Maine-et-Loire. A Angers, de l'imprimerie Nationale, chez Mame, imprimeur du département. In-8 de 24 pages.

C'est la même brochure qui, en exécution du décret du 23 nivose, an II (Voy. *Bibliographie,* n° 78) fut envoyée plus tard, par le gouvernement révolutionnaire à tous les départements avec ordre de la faire imprimer et distribuer dans les districts. Dans un rapport de l'agent national des Sables au Comité de salut public, mentionné par M. Chassin [la *Vendée patriote* (1793-1795), t. IV, p. 131], on lit qu'aussitôt reçue, « l'instruction de Parmentier pour la culture de la pomme de terre » a été réimprimée et distribuée à deux cents exemplaires ; que toutes les municipalités ont été requises « de donner tous leurs soins à cette culture » ; que dans plusieurs localités « elle est établie, mais d'une manière insuffisante » et que pour la généraliser dans toutes les communes « on attend les semences réclamées de Paris ».

tinctes entre elles, n'ayant de ressemblance que parce qu'elles exigent à peu près la même culture. On peut les multiplier par boutures, par marcottes et par semis ; leurs tiges et leurs feuilles font un bon fourrage ; leurs racines ou tubercules sont une nourriture pour l'homme, un engrais pour les animaux ; mais la pomme de terre est la plus précieuse sous tous les rapports. Il n'existe pas de pays où elle ne prospère. Son produit est d'autant plus abondant, que celui des grains l'est moins. Elle se plante après toutes les semailles et se récolte après toutes les moissons.

***

Toutes les espèces ou variétés de pomme de terre peuvent servir aux mêmes usages, parce qu'elles contiennent les mêmes principes. Les blanches sont en général plus hâtives et plus productives que les rouges, qui sont plus goûtées.

***

La pomme de terre brave les effets de la grêle, nettoie pour plusieurs années le champ infecté de mauvaises herbes, détruit les chiendents si abondants dans les vieilles luzernes, donne, sans engrais, de riches récoltes dans les prairies artificielles retournées, dispose favorablement le terrain à recevoir les grains qui lui succèdent et devient un moyen non seulement de supprimer les jachères, mais encore de tirer parti des fonds les plus ingrats et de les rendre capables de rapporter d'autres productions.

***

Deux labours suffisent ordinairement pour disposer toutes sortes de terrains à cette culture ; le premier, très profond, avant l'hiver ; le second, peu de temps avant la plantation. Il est nécessaire que le sol ait sept ou huit pouces de fond, que la pomme de terre soit plantée à un pied et demi de distance, et recouverte de quatre ou cinq pouces de terre. Il faut planter plus clair dans les bons fonds que dans les terres maigres, et dans celles-ci plus profondément. Les espèces blanches demandent à être plus espacées que les rouges, qui poussent moins au dehors et au dedans.

Toutes les espèces sont tendres, sèches et farineuses dans les endroits un peu élevés, dont le sol est un sable gras ; pâteuses et humides dans un fond bas et argileux. Il faut mettre les blanches dans les terres à seigle, et les rouges dans les terres à froment.

*
* *

Une seule pomme de terre suffit pour la plantation, et quand elle a un certain volume, il y a du bénéfice, surtout pour les longues, à la diviser en biseaux, et non par tranches circulaires, à laisser à chaque morceau deux ou trois œilletons au moins, avec la précaution d'exposer un ou deux jours à l'air, les morceaux découpés, afin qu'ils sèchent du côté de la tranche, et ne pourrissent pas en terre, quand il survient des pluies abondantes : dans ce cas, il vaut mieux une petite pomme de terre entière, que le plus gros quartier.

*
* *

Les différentes méthodes de cultiver les pommes de terre doivent être réduites à deux principales : l'une consiste à les planter à bras et l'autre à la charrue ; la première produit davantage, mais elle est plus coûteuse que la seconde, qui doit être préférée, lorsqu'il s'agit d'en couvrir une certaine étendue.

*
* *

La maturité s'annonce par le feuillage qui jaunit et se flétrit de lui-même. Quelques jours avant cette époque, vers le

15 septembre, on peut le faucher ou faire entrer dans le champ, les vaches et les moutons qui le broutent. Le mois d'octobre arrivé, les pommes de terre ne végètent plus à leur avantage ; il ne faut pas différer d'en débarrasser le sol pour les semailles d'hiver.

*
* *

De tous les moyens proposés pour multiplier les bonnes qualités de pommes de terre et prévenir leur dégénération, il n'y en a point de plus efficaces que les semis. Il faut de temps en temps renouveler les espèces par cette voie, en cueillant les fruits de l'espèce qu'on veut propager, la veille de la récolte, en les conservant pendant l'hiver dans du sable, en les mêlant au printemps avec de la terre, et les répandant sur des couches ou sur du bon terreau. Une fois la plante levée, on la sarcle, on la butte et on la récolte comme celle qui vient de bouture : la seconde année, on a d'assez grosses pommes de terre pour devenir une ressource ; mais la production n'est véritablement complète que la troisième année. Ce moyen donne une nouvelle génération qui, pendant une longue succession d'années, conserve sa fécondité et tous ses caractères. Il est plus expéditif de changer fréquemment de racines, ainsi que cela se pratique pour les blés qui, sans cette sage précaution, dégénèrent également.

*
* *

La provision de pommes de terre, qui consiste en quelques boisseaux, est d'une garde facile, parce qu'on peut la transporter sur-le-champ du grenier à la cave, selon la température ; il suffit de ne jamais en faire de tas trop épais, de les mettre sur des planches ou de la paille, éloignées des murs. Les grandes quantités exigent d'autres moyens ; le plus efficace, c'est de creuser dans le terrain le plus élevé, le plus sec et le plus voisin de la maison, une fosse d'une profondeur et d'une largeur en rapport avec les réserves qu'on a dessein de conserver. On garnit le fond et les parois avec de la paille longue ; les pommes de terre une fois disposées, sont recouvertes d'un autre lit de paille ; on fait au-dessus une meule en forme de cône ou de talus, et on a soin que la fosse soit moins profonde du côté où l'on tire la pomme de terre, pour la consommation, en observant de bien fermer l'entrée chaque fois qu'on en ôte.

*
* *

Pour prolonger la durée des pommes de terre, il faut leur faire subir quelques bouillons, les couper ensuite par tranches, et les exposer au-dessus d'un four de boulanger ; elles acquièrent alors la sécheresse et la transparence d'une corne. Exposées plus tard dans un pot, avec un peu d'eau ou tout autre liquide, sur un feu doux, elles fournissent un aliment sain, comparable aux pommes de terre fraîches. En les réduisant en poudre, elles offrent une purée et des potages très salutaires. Ce moyen donne le très grand avantage de conserver partout, sans embarras comme sans frais, le superflu de la provision de chaque hiver, que la germination détruirait au retour des chaleurs ; de jouir de ce légume, lorsqu'on est privé de la faculté de se le procurer et d'en tirer parti sans inconvénient pour la santé, quand il a été surpris par la gelée.

*
* *

Marmite pour cuire à la vapeur les pommes de terre et les légumes.

La marmite dont se servent les Américains (1) est munie d'un tamis sur lequel on place les pommes de terre, de telle sorte que celles-ci n'ont pas de contact avec l'eau contenue au

(1) Les *Mémoires d'agriculture* de 1786 (trimestre de printemps, p. 107-115) contiennent un rapport détaillé sur les perfectionnements apportés par Parmentier à la marmite américaine.

fond de la marmite. La cuisson se fait à la vapeur. J'ai substitué au tamis des boîtes en fer blanc, percées de trous et garnies de deux mains recourbées, que l'on peut placer sur des marmites ou des vases d'ouverture égale pour cuire non seulement les pommes de terre, mais aussi les viandes, le poisson, les légumes, etc.

Les pommes de terre, la carotte, les navets, le salsifis, l'oignon, sont plus savoureux que lorsqu'ils sont cuits à grande eau ; l'asperge est plus verte et l'artichaut plus blanc. La betterave, qu'il faut laisser si longtemps au four ou sous les cendres, est cuite en moins de trois heures ; les épinards, les oseilles, les chicorées, qu'une ébullition réitérée réduit à l'état de squelette fibreux, sont plus nourrissants et plus sapides. Les choux, les cardons, sont moins filandreux. Les fruits charnus, tels que les pommes et les poires, se cuisent promptement. La châtaigne cuite par ce procédé est excellente.

J'ai constaté que les haricots blancs, les haricots verts, les pois et les fèves à l'état frais, pouvaient également cuire par ce moyen ; mais au sortir du feu, il faut leur donner les accommodages qui leur conviennent, parce qu'en les laissant refroidir, ils ne tardent pas à se sécher et à perdre leur mollesse. Pour les haricots, les fèves et les pois secs, il faut préalablement les laisser macérer dans l'eau pendant douze heures.

La morue dessalée contracte, à la vapeur de l'eau bouillante, beaucoup de fermeté et de blancheur. Tout poisson qu'on ne veut ni griller, ni cuire au court bouillon, peut être traité de cette manière. Enfin les œufs frais, en trois à quatre minutes, acquièrent l'état où on désire qu'ils soient pour les manger à la coque.

Par ce mode de cuisson, les eaux crues peuvent être employées sans inconvénient et même l'eau de mer puisque la vapeur qui s'en élève n'est ni salée, ni âcre.

[Comme on le voit par l'article suivant, Brillat-Savarin, qui ne paraît pas avoir connu les expériences de Parmentier apprécie hautement le mode de cuisson des aliments à la vapeur.]

Le Turbot.

« La Discorde avait tenté un jour de s'introduire dans le sein d'un des ménages les plus unis de la capitale. C'était justement un samedi, jour de sabbat; il s'agissait d'un turbot à cuire; c'était à la campagne, et cette campagne était Villecrène.

» Ce poisson qu'on disait arraché à une destinée bien plus glorieuse, devait être servi le lendemain à une réunion de bonnes gens dont je faisais partie; il était frais, dodu, brillant à satisfaction, mais ses dimensions excédaient tellement tous les vases dont on pouvait disposer, qu'on ne savait comment le préparer. « Eh bien! on le partagera en deux, disait le mari. — Oserais-tu bien déshonorer ainsi cette pauvre créature? disait la femme. — Il le faut bien, ma chère, puisqu'il n'y a pas moyen de faire autrement. Allons, qu'on apporte le couperet, et bientôt ce sera chose faite. — Attendons encore, mon ami, on y sera toujours à temps; tu sais bien, d'ailleurs, que le cousin va venir; c'est un professeur et il trouvera bien le moyen de nous tirer d'affaire. — Un professeur... nous tirer d'affaire... Bah!... » Et un rapport fidèle assure que celui qui parlait ainsi ne paraissait pas avoir grande confiance au professeur; et, cependant, ce professeur c'était moi!

» La difficulté allait probablement se terminer à la manière d'Alexandre, lorsque j'arrivai au pas de charge, le nez au vent et avec l'appétit qu'on a toujours quand on a voyagé, qu'il est sept heures du soir et que l'odeur d'un bon dîner salue l'odorat et sollicite le goût.

» A mon entrée, je tentai vainement de faire les compliments d'usage; on ne me répondit point, parce qu'on ne m'avait pas écouté. Bientôt, la question qui absorbait toutes les attentions me fut exposée à peu près en *duo*; après quoi, les deux parties se turent comme de concert; la cousine me regardant avec des yeux qui semblaient dire : J'espère que nous nous en tirerons; le cousin ayant au contraire l'air moqueur et narquois, comme s'il eût été sûr que je ne m'en tirerais pas, tandis que sa main droite était appuyée sur le redoutable couperet, qu'on avait apporté sur sa réquisition.

» Ces nuances diverses disparurent pour faire place à l'empreinte d'une vive curiosité lorsque d'une voix grave et oraculeuse, je prononçai ces paroles solennelles : « Le turbot restera entier jusqu'à sa présentation officielle. »

» Déjà, j'étais sûr de ne pas me compromettre, parce que j'aurais proposé de le faire cuire au four; mais ce mode pouvant présenter quelques difficultés, je ne m'expliquai point encore, et me dirigeai en silence vers la cuisine, moi ouvrant la procession, les époux servant d'acolytes, la famille représentant les fidèles, et la cuisinière *in fiocchi* fermant la marche.

» Les deux premières pièces ne me présentèrent rien de favorable à mes vues; mais, arrivé à la buanderie, une chaudière, quoique petite, bien encastrée dans son fourneau, s'offrit à mes yeux; j'en jugeai de suite l'application; et me tournant vers ma suite : « Soyez sans inquiétude, m'écriai-je avec cette foi qui transforme les montagnes, le turbot cuira entier; il cuira à la vapeur; il va cuire à l'instant. »

» Effectivement, quoiqu'il fût tout à fait temps de dîner, je mis immédiatement tout le monde en œuvre. Pendant que quelques-uns allumaient le fourneau, je taillai, dans un panier de cinquante bouteilles, une claie de la grandeur précise du poisson géant. Sur cette claie, je fis mettre un lit de bulbes et herbes de haut goût, sur lequel il fut étendu, après avoir été bien lavé, bien séché et convenablement salé. Un second lit du même assaisonnement fut placé sur le dos. On posa la claie ainsi chargée sur la chaudière, à demi pleine d'eau; on couvrit le dos d'un petit cuvier autour duquel on amassa du sable sec, pour empêcher la vapeur de s'évaporer trop facilement. Bientôt la chaudière fut en ébullition; la vapeur ne tarda pas à remplir toute la cavité du cuvier qu'on enleva au bout d'une demi-heure, et la claie fut retirée de dessus la chaudière avec le turbot cuit à point, bien blanc, et de la plus aimable apparence.

» L'opération finie, nous courûmes nous mettre à table avec des appétits aiguisés par le retard, par le travail, par le succès, de sorte que nous employâmes assez de temps pour arriver à ce moment heureux, toujours indiqué par Homère, où l'abondance et la variété des mets avaient chassé la faim.

» Le lendemain, à dîner, le turbot fut servi aux honorables consommateurs et on se récria sur sa bonne mine. Alors, le maître de la maison rapporta par lui-même la manière inespérée dont il avait été cuit, et je fus loué non seulement pour l'à-propos de l'invention, mais encore pour son effet, car, après une dégustation attentive, il fut décidé à l'unanimité que le poisson apprêté de cette manière était incomparablement meilleur que s'il eût été cuit dans une turbotière.

» Cette décision n'étonna personne; puisque n'ayant pas passé dans l'eau bouillante, il n'avait rien perdu de ses principes, et avait au contraire pompé tout l'arome de l'assaisonnement...

» Tout ceci est bon à retenir, parce qu'il est peu de maisons de campagne où l'on ne puisse trouver tout ce qui est nécessaire pour constituer l'appareil dont je me servis dans cette occasion et qu'on peut y avoir recours toutes les fois qu'il est question de faire cuire quelque objet qui survient inopinément et qui dépasse les dimensions ordinaires.

» Cependant, mes lecteurs auraient été privés de la connaissance de cette grande aventure, si elle ne m'avait pas paru devoir conduire à des résultats d'une utilité plus générale.

» Effectivement, ceux qui connaissent la nature et les effets de la vapeur, savent qu'elle égale en température le liquide qu'elle abandonne, qu'elle peut même s'élever de quelques degrés par une légère concentration, et qu'elle s'accumule tant qu'elle ne trouve pas d'issue.

» Il suit de là que, toutes choses restant les mêmes, en augmentant seulement la capacité du cuvier qui couvrait le tout dans mon expérience, et en substituant par exemple un tonneau vide, on pourrait au moyen de la vapeur, faire cuire promptement, à peu de frais, plusieurs boisseaux de pommes de terre, des racines de toute espèce, enfin tout ce qu'on aurait empilé sur la claie et recouvert du tonneau, soit pour les hommes, soit à l'usage des bestiaux; et tout cela serait cuit avec six fois moins de temps et six fois moins de bois qu'il n'en faudrait pour mettre seulement en ébullition une chaudière de la contenance d'un hectolitre.

» Je crois que cet appareil si simple peut être de quelque importance partout où il existe une manutention un peu considérable, soit à la ville, soit à la campagne, et voilà pourquoi je l'ai décrit de manière que tout le monde puisse l'entendre et en profiter.

» Je crois encore qu'on n'a point encore assez tourné au profit de nos usages domestiques la puissance de la vapeur : et j'espère bien, que quelque jour, le *Bulletin de la Société d'encouragement* apprendra aux agriculteurs que je m'en suis occupé. » (Brillat-Savarin. *Physiologie du goût.* Paris, 1825.)

XV. — **Rapport sur le pain des troupes** (1).

Le ministre de la guerre, désirant porter la fabrication du pain des troupes au degré de perfection dont elle est susceptible, s'est adressé à l'Institut national pour obtenir la solution raisonnée des questions suivantes :

1° Le son conservé dans le pain, peut-il être nuisible à la santé des troupes?

2° S'il est reconnu qu'on peut l'y admettre, dans quelle proportion peut-on l'y laisser?

L'Institut a chargé trois de ses membres, les citoyens Cousin (2), d'Arcet (3) et moi, d'examiner ces deux questions, et de lui en faire un rapport. Pour procéder avec ordre dans l'exposé du travail auquel nos expériences ont donné lieu, nous considérerons d'abord la nature et les propriétés du son; nous indiquerons après cela, les effets qu'il produit, avant de servir à la nourriture; nous présenterons ensuite le moyen de rendre le pain des troupes plus salutaire, sans une augmentation considérable de dépense pour l'État; enfin, nous terminerons en examinant les objections qui ont été faites relativement aux vues proposées à diverses époques, pour améliorer la subsistance principale des défenseurs de la patrie.

Puisque le ministre, dans sa sollicitude, a provoqué l'Institut sur un objet d'une importance majeure, si souvent présenté sans fruit, les commissaires ont pensé devoir envisager la question sous toutes ses faces et la traiter dans tous ses développements.

—

(1) Voy. *Bibliographie*, n° 88.

(2) Cousin (1739-1800), professeur de physique au Collège de France.

(3) Darcet (1725-1801), professeur de chimie au Collège de France, directeur de la manufacture de Sèvres. On lui doit la naturalisation en France de l'art de fabriquer la porcelaine de Chine, que le hasard avait introduite en Saxe et dont la découverte est due entièrement à ses recherches. Son fils, membre de l'Académie des Sciences, mort en 1814, à 67 ans.

PREMIÈRE QUESTION. — LE SON CONSERVÉ DANS LE PAIN PEUT-IL ÊTRE NUISIBLE A LA SANTÉ DES TROUPES?

Du son considéré chimiquement avec la farine qu'il contient.

Le son est le nom que l'on donne aux débris de la substance corticale des graminées ; c'est la partie la plus légère du grain et les meilleurs froments sont ceux qui en fournissent le moins. Cette substance corticale varie comme la matière farineuse qu'elle recouvre : le son de froment ne ressemble point à celui du seigle, ni celui du seigle au son d'orge, et ce dernier au son de maïs. Mais il ne s'agira dans ce rapport que du son de froment.

Lisse et jaune à son extérieur, blanchâtre et inégal intérieurement, le son paraît composé de plusieurs membranes ou pellicules qu'on aperçoit aisément, soit en écrasant le grain sous la meule, soit en le faisant renfler dans l'eau chaude et le divisant ensuite au moyen d'un instrument tranchant. Ces pellicules ont chacune des propriétés particulières, en raison de leur épaisseur, de leur couleur et de la place qu'elles occupent dans le grain ; elles forment ensemble le quart environ des produits du blé et sont désignées sous le nom collectif d'*issues*.

On appelle, dans le commerce, *gros son*, celui qui sort par l'extrémité du bluteau, *petit son*, celui qui passe par le canevas le plus clair, enfin *recoupettes* ou *remoulage* la partie la plus interne de l'écorce, celle qui revêt immédiatement les gruaux.

Comme le gros son est toujours le moins divisé, qu'il contient peu de farine, et qu'il forme la partie de l'écorce la plus extérieure du grain, nous avons cru devoir le choisir de préférence pour l'objet de nos expériences. Cela ne nous a point empêché de soumettre aux mêmes essais le petit son et le remoulage.

Le son frais n'a point d'odeur, mais il en acquiert étant

pilé, et beaucoup plus lorsqu'il est mouillé. Cette odeur est comparable à celle d'une pâte de froment non fermentée. Le son à demi détrempé et pressé dans les doigts, offre une masse dont les parties sont liées entre elles par des filets blancs qui deviennent plus sensibles, lorsque le son est réduit en poudre fine et malaxé un certain temps sous l'eau.

Humecté de la moitié de son poids d'eau et abandonné ainsi à une température de 22° (27°,5 C.), le son a commencé par exhaler une odeur désagréable : peu à peu cette odeur est devenue plus forte et, dans l'espace de trois jours, la fétidité était si considérable, qu'il fallut se hâter de jeter le son.

Il nous est arrivé que, faisant bouillir le son et l'abandonnant à l'air un jour que le thermomètre était monté à 26° (32°,5 C.), il s'altéra plus promptement que le bouillon. C'est ce qui est connu de ceux qui vivent à la campagne. On sait que, en été, si les filles de basse-cour préparent trop tôt pour les volailles et les bestiaux la pâte dont le son fait la base, cette pâte tourne bientôt à l'aigre et devient, en moins de douze heures, tellement putride, que, présentée dans cet état aux animaux, les cochons mêmes répugnent à la manger.

Les cultivateurs de plusieurs départements se servent avantageusement de cette disposition fermentescible du son, pour étancher leur soif pendant les chaleurs brûlantes. Ils en font une décoction, et, après en avoir séparé toute la partie corticale, dont la présence nuirait à leur objet, ils en remplissent un tonneau et y délayent un levain de huit jours. La fermentation s'établit en moins de vingt-quatre heures. Cette liqueur est assez agréable et vineuse, tirant sur l'aigre ; c'est l'*oxycrat* ou la limonade des pauvres agriculteurs.

Le son se charge volontiers des exhalaisons putrides auxquelles il est exposé ; il contracte à sa surface une odeur désagréable, que la chaleur de la dessiccation suffit pour faire perdre entièrement, phénomène qui s'accorde avec ce que Duhamel a avancé, dans son *Traité de la conservation des grains*, que du froment pouvait être rétabli dans son premier état au moyen de l'étuve et des cribles.

Le son a une si grande propension à s'altérer, que c'est toujours par lui que les farines commencent par se gâter. Pour en avoir la preuve, nous avons exposé à l'humidité d'une cave, du froment moulu à la grosse, c'est-à-dire contenant son écorce. Dès qu'il eut acquis une odeur désagréable, nous l'avons bluté, et nous avons observé que la farine qui demeurait sur les bluteaux, avait une odeur détestable, tandis que la farine blanche n'avait presque pas d'odeur.

Un fait qui prouve la tendance du son à s'altérer, et que l'un de nous a été souvent à portée de constater, c'est que l'on parvient à enlever à une farine blanche avariée ce qui constitue sa mauvaise odeur en la mélangeant avec du son frais. Celui-ci, pendant un séjour dans cette farine, s'empare de son odeur, au point que, si cette odeur n'était pas le résultat de la décomposition d'un des principes de la farine, ce moyen simple pourrait servir à la raccommoder.

Les marchands qui emploient quelquefois le son comme intermède mécanique pour isoler certains objets et les mettre en état de souffrir le transport, ont souvent observé que cette écorce, destinée, par exemple, à empêcher que les châtaignes (Voy. p. 137) ne s'échauffent et ne se gâtent, se charge bientôt de l'humidité qui transsude de ce fruit et passe à la putréfaction. Mais revenons à notre examen.

Le son, exposé dans une cuillère de fer sur le feu, fume, noircit, s'enflamme, et répand une odeur mixte d'ammoniaque et de pain brûlé.

Pour connaître les produits de sa décomposition opérée par le feu, nous avons mis huit onces (244^{gr},75) de son dans une cornue, et nous avons distillé en suivant les règles de l'art. La première liqueur qui apparut était blanchâtre, ayant l'odeur de phlegme que donne la graine de moutarde distillée à feu nu. Elle ne rougissait ni ne verdissait la couleur du sirop de violette. Vinrent ensuite l'acide et quelques gouttes d'huile.

Ayant augmenté le feu et changé de récipient, nous avons obtenu en troisième lieu une liqueur savonneuse contenant de l'ammoniaque, tant combinée que nue, puis de l'huile jaune, épaisse et tenace, douée d'une odeur d'*huile animale de Dippel* (huile provenant de la distillation de la corne du cerf).

Le résidu, qui pesait deux onces (61^{gr},19), àyant été mis dans un creuset, nous avons eu une peine infinie pour l'incinérer. Après l'avoir tenu pendant quelque temps sur le feu, nous le lessivâmes avec de l'eau distillée, et la lessive rapprochée nous présenta, au lieu de potasse, des indices de muriate de soude (chlorure de sodium).

En faisant bouillir le son un instant dans l'eau, la décoction devient trouble, épaisse et mucilagineuse, d'une saveur composée de la substance amylacée et de la matière glutineuse. Cette décoction, étant passée par un tamis et rapprochée par l'évaporation, offre un extrait muqueux, à cause de la farine qu'il contient.

Le son ayant été mis à bouillir une seconde fois, nous avons obtenu une liqueur encore trouble et mucilagineuse, qui, évaporée, a fourni un extrait ayant beaucoup de rapport avec le premier.

Du son dépouillé de la farine qu'il contient.

Jusqu'à présent, il n'a été question que du son avec la farine qu'il contient. Il s'agissait d'évaluer la quantité de farine que le plus sec contient toujours, et de s'assurer si, en ne le considérant que sous le point de vue d'écorce, il y aurait des différences essentielles dans les résultats que nous avions d'abord obtenus.

Pour cet effet, nous avons mis quatre livres de son dans une toile serrée, placée sur un baquet, et nous avons versé par-dessus de l'eau pure. Cette eau, en passant à travers le son, est devenue laiteuse et a déposé au fond du vase une fécule très blanche. Les lotions ayant été continuées jusqu'à ce que l'eau sortît aussi claire qu'elle avait été employée, le son, auquel l'eau n'enlevait plus rien, fut soumis à la presse, dans un sac de toile, pour en exprimer entièrement l'eau et il offrit une masse assez sèche, dans l'intérieur de laquelle on apercevait, en la rompant, des filets blancs et transparents. Ce son, ainsi dépouillé de la farine qui y était adhérente et privé de l'eau qu'il avait retenue dans les différentes lotions, ayant été rappelé à son premier état de siccité, ne pesait plus que trois livres, d'où il résulte un quart de déchet (25 p. 100).

Nous avons répété sur le son dépouillé de farine les mêmes expériences que nous avions faites sur cette écorce, telle qu'elle sort des meules, et nous avons obtenu des résultats à peu près semblables, c'est-à-dire que toutes choses égales d'ailleurs, il passe un peu plus vite à la putréfaction; qu'il donne par la distillation à feu nu moins de produits salins et huileux, un charbon plus abondant; et qu'il s'enflamme plus aisément, en répandant une odeur animale, lorsqu'on l'expose sur une pelle rouge.

Nous croyons devoir attribuer l'odeur putride qui se développa dans les expériences précédentes, à la substance qui se montre sous la forme de petits filets blancs, et devient très sensible, après que le son a été mis à la presse. Cette odeur disparaît à mesure que le principe qui la produit, se trouve détruit par la putréfaction. Les filets blancs ne sont autre chose que des portions de matière glutineuse, avec laquelle le son partage une grande partie des propriétés qui la caractérisent. Cette matière, placée entre la partie interne du son et la substance farineuse, empêche que celle-ci se détache entièrement de l'écorce, autrement que par la voie humide.

Le dernier moyen pour achever notre analyse du son épuisé de farine par le lavage à l'eau, était de le soumettre à l'action des différents menstrues, afin d'enlever la totalité de la matière extractive qu'il pouvait contenir.

Pour y parvenir, nous avons fait éprouver au son lavé plusieurs décoctions ; mais, par le rapprochement, nous n'avons pas obtenu l'extrait muqueux et gélatineux caractéristique des matières essentiellement nutritives.

Nous avons mis du son privé de farine dans une grande fiole, avec de l'acide acéteux distillé (acide acétique) que nous avons laissé en digestion pendant huit jours à une douce chaleur. La liqueur, filtrée et évaporée jusqu'à siccité, a donné une espèce d'extrait semblable à peu près à celui que fournit le même acide chargé de matière glutineuse.

La même expérience a été répétée, avec cette différence qu'au lieu d'employer de l'acide acéteux (acétique), nous nous sommes servis d'alcool qui est devenu d'un beau jaune transparent et le résidu que nous avons obtenu, était comparable à celui que nous a donné la matière glutineuse traitée avec ce même dissolvant.

Le petit son et le remoulage offrent, à quelques exceptions près, les mêmes résultats que le gros son ; à la cornue, ils fournissent plus d'acide, moins d'ammoniaque et de résidu charbonneux ; leurs décoctions sont plus muqueuses et plus épaisses ; enfin, ils passent avec moins de promptitude à la putréfaction, différences que l'on doit attribuer à la plus grande quantité de farine qu'ils contiennent.

Du son privé de toute matière extractive.

Il ne nous reste plus qu'à considérer le son en lui-même, séparé de la farine au moyen du lavage à l'eau, et dépouillé de toutes ses parties solubles par différentes décoctions. Après cinq ébullitions dans l'eau, le son, étant désséché, a perdu la moitié de son poids : nous avons abandonné à l'air une demi-livre de ce son ainsi épuisé, après l'avoir humecté, et il s'est altéré à la manière du bois qui pourrit ; une autre demi-livre du même son épuisé et distillé à feu nu a fourni peu de produits, mais, en revanche, une matière charbonneuse fort abondante.

Ce n'est pas que nous ne convenions de l'insuffisance de la distillation à feu nu, pour connaître avec exactitude la propriété d'un corps qu'on examine ; mais quand il résulte de ce mode d'analyse, que le produit charbonneux est abondant dans la cornue, on peut en conclure que la substance qui l'a fourni, est ligneuse et peu nutritive ; on peut croire que le son, à cause du résidu assez considérable qu'il laisse, n'a presque rien que de cortical, et n'est guère propre à la nutrition.

Cependant l'usage dans lequel on est, de temps immémorial, de faire manger le son aux bestiaux, semblerait prouver qu'il est doué de la faculté alimentaire ; mais l'on prouve aussi qu'il ne doit cette propriété qu'à la portion de farine, dont on ne peut parvenir à le dépouiller entièrement par la mouture, plutôt qu'au son lui-même, puisque plus cette écorce approche des recoupettes ou remoulages, plus elle possède la vertu nutritive et que le gros son, qui est le moins farineux, est en même temps le moins doué de cette vertu.

Éclairés sur les inconvénients du son en substance dans le pain, mais ne voulant rien perdre de ce qu'il contient de substantiel, les administrateurs de l'Hôpital général (Voy. note p. 190) ont fait essayer sous leurs yeux un procédé qui leur promettait ce dernier avantage. Il consiste à laver le gros son et le petit son dans l'eau, qui, devenue laiteuse par cette opération, a ensuite servi au pétrissage de la pâte. Mais en y déposant la matière féculente dont elle était chargée, les produits en pain n'ont été augmentés que dans la proportion de la farine qu'elle y a déposée. Dans un second procédé, il s'agit de faire bouillir le son dans l'eau et d'employer la décoction au pétrissage (Voy. p. 71).

Dans l'un et dans l'autre cas, le son est réduit à l'état d'écorce ; présenté aux vaches et aux chevaux, il n'a eu aucun attrait pour eux et ces animaux ont toujours refusé de le manger, jusqu'à ce qu'on y ait mêlé à peu près la quantité de farine qu'il possédait avant son épuisement par l'eau.

Pour savoir si le son avait subi quelques changements notables dans les différentes opérations de la boulangerie, nous avons examiné, à l'aide d'une loupe, un morceau de levain, préparé avec une farine de munition, et nous avons vu que la fermentation qui occasionne une altération dans les parties de la farine, ne produit rien de semblable sur le son ; il paraissait seulement un peu gonflé par l'humidité.

En délayant ce levain dans l'eau et passant à travers un linge serré, le son était comparable à celui qui n'avait subi que la même lotion.

Nous avons ensuite séparé le son d'un pain de munition avec toutes les précautions nécessaires : mis sous presse, il ne perd pas plus de son poids que le gros son séparé des farines ; dépouillé par les lotions de ce qu'il y a encore d'adhérent, il se réduit également à un état complet de siccité, à la couleur près, qui devient un peu plus jaunâtre par la cuisson.

Il nous manquait encore une connaissance à acquérir sur les propriétés du son, c'était de savoir si la fermentation et la cuisson ne lui avaient pas enlevé un de ses effets, celui d'accélérer l'altération du pain. Nous avons rompu un pain de munition en cinq ou six morceaux, que nous avons ensuite exposés à l'humidité d'une cave ; il n'a pas tardé à se moisir et à contracter une odeur désagréable, tandis que le pain blanc, également divisé et placé dans le même milieu, s'y est ramolli seulement et ne s'est altéré qu'au bout d'un très long temps. Nous avons aussi délayé un pain de munition dans une certaine quantité d'eau et nous avons remarqué qu'il s'altérait plus promptement et d'une manière plus intense que le pain blanc, dans lequel il n'entre pas de son.

En réunissant les différents phénomènes que le son présente dans son analyse, on verra aisément qu'ils ont une ressemblance marquée avec ceux qu'offre la matière glutineuse du froment. Comme elle, il s'enflamme et exhale en brûlant une odeur animale ; comme elle, il donne, à la cornue, de l'huile et de l'ammoniaque et s'incinère difficilement ; comme elle, il passe dans un lieu chaud à la putréfaction ; enfin pour ressembler parfaitement à la matière glutineuse, il ne lui manque que le moyen de s'agglutiner, de se réunir en masse élastique et de disparaître comme elle dans la fermentation et dans la cuisson.

Si les rapports du son avec la matière glutineuse forment déjà une exclusion à la propriété nutritive, c'est principalement la fonction que cette écorce est destinée à remplir dans l'économie, qui prononce évidemment sur cette exclusion. En effet, depuis l'enveloppe épaisse de la plus grosse racine jusqu'à la membrane mince de la semence la plus imperceptible, l'écorce a des propriétés distinctes de celles de la matière qu'elle recouvre. On sent bien que si elle était formée des mêmes parties constitutives des corps qu'elle enveloppe, elle serait bientôt susceptible d'altération, loin d'en préserver la substance délicate qu'elle défend.

A l'appui de cette vérité, nous remarquons que c'est communément dans l'écorce ou l'enveloppe extérieure des parties de la fructification des plantes de différentes familles, que réside la matière sapide odorante et colorante ; que c'est de l'assemblage de ces qualités, que résulte la vertu médicamenteuse ou le principe de nos assaisonnements et non pas la faculté alimentaire.

Par suite d'observations multipliées sur l'enveloppe ou la peau d'un grand nombre de fruits et de semences, qui n'ont pas des principes semblables à ceux que contiennent ces mêmes fruits, ou qui, au moins, y sont différemment modifiés, on est conduit à regarder le son comme ayant des propriétés très éloignées de celles des parties glutineuse et farineuse et assez différentes au premier aspect, pour n'annoncer rien de nutritif, tandis que la partie dont il est l'enveloppe possède cette qualité dans le degré le plus éminent.

On persistera peut-être à regarder le son comme renfermant des parties nutritives, indépendamment de la farine qui y reste toujours adhérente, et on s'appuiera sur quelques exemples en disant que certains peuples préparent du pain avec des écorces d'arbres et en font leur nourriture fondamentale (Voy. p. 170). Mais la substance corticale est trop dure, trop ligneuse pour se laisser pénétrer par l'eau. Ce fluide ne se trouve que juxtaposé, ne forme aucune liaison entre les parties et, dès qu'il s'évapore, le résidu demeure sans continuité...

Après avoir examiné le son dans les trois états :

1° *Tel qu'il sort de dessous les meules, c'est-à-dire avec la farine qu'il contient encore ;*

2° *Dépouillé de cette farine au moyen de lotions dans l'eau ;*

3° *Enfin privé de toute matière extractive par des décoctions répétées, et n'ayant plus que le caractère d'un squelette fibreux,*

nous allons considérer ses effets dans la farine et dans le pain.

Du son considéré relativement à la fabrication du pain.

Quoique le son, considéré sous ses rapports chimiques, ne donne pas de ses propriétés alimentaires une idée très avantageuse, l'usage de le laisser en totalité dans le pain des troupes, entraîne de nombreux inconvénients : arrêtons-nous sur les principaux.

1ᵉʳ *inconvénient.* — La farine dans laquelle on a le dessein de laisser la totalité du son, est toujours moulue par une mouture basse, dans la vue de diviser le plus qu'il est possible l'écorce qu'on y veut soigneusement conserver. Alors le mouvement des meules trop rapprochées agit avec une telle impétuosité sur les principes constituants des grains, qu'il les échauffe et fait éprouver, à la matière glutineuse principalement, une sorte de décomposition qui influe étonnamment sur la qualité du pain (Voy. p. 201).

2ᵉ *inconvénient.* — Lorsque la farine brute, non blutée, contenant conséquemment tout le son, est ainsi soumise au pétrin, les parties constituantes du grain ne sont pas convenablement mélangées ; chacune se trouve à part, et cette espèce de combinaison que le blutage opère ordinairement, n'a pas lieu davantage dans le pain ; ce qui fait que cet aliment ne présente jamais un tout homogène.

3ᵉ *inconvénient.* — L'écorce du blé, avant de devenir ce qu'on nomme vulgairement le son, garantit la matière farineuse des influences de l'atmosphère ; il n'en est pas de même, lorsque les meules ont broyé et déplacé les parties constituantes du grain. Ce son, alors disséminé dans la masse, concourt à altérer la farine dont il était le préservatif, parce que, dans l'état naturel, il offre à l'air sa surface externe recouverte d'une sorte de vernis, au lieu que, divisé par les meules, la partie interne se charge plus volontiers de l'humidité de l'air et devient un grand obstacle à la conservation des farines. Personne n'ignore avec quelle promptitude celles-ci se gâtent dans les voyages au long cours, et qu'on ne vient à bout de les faire parvenir en bon état dans nos colonies que, au préalable, elles n'aient été blutées soigneusement. On ne saurait calculer les effets dangereux qui peuvent résulter de la détérioration lente des farines.

4e *inconvénient.* — L'expérience démontre que les farines se bonifient en veillissant, sont d'une manipulation plus facile et donnent des produits plus abondants et de meilleure qualité. Mais les farines non blutées, ne pouvant braver longtemps les effets de la chaleur et de l'humidité sans s'altérer, on n'a point la faculté de s'approvisionner d'avance, pour se précautionner contre les événements qui font suspendre les moutures ou qui rendent les transports au moulin impraticables. Forcé de n'admettre aucun délai entre la mouture et l'emploi au pétrin, on n'a pas le temps de faire bonifier les farines au magasin ; elles sont plus molles au travail, s'affaissent à l'apprêt et augmentent nécessairement l'état gras et compact du pain.

5e *inconvénient.* — Le son, comme l'on sait, dispose à la fermentation tous les corps qui en sont susceptibles ; aussi le fait-on entrer dans certaines compositions de ferments particuliers. Pline (1), entre autres, assure que le son, mêlé avec du vin blanc nouveau, sert à préparer des trochisques, qu'on délaie dans l'eau, lorsqu'il s'agit de s'en servir comme levain ; mais la fermentation n'est jamais avantageuse à la qualité du pain, quand elle est trop brusquée. C'est un mouvement intestin qui doit s'établir lentement et par degrés ; or, les levains préparés avec des farines non blutées, perdent très promptement l'état vineux ou spiritueux qui leur est nécessaire pour opérer insensiblement le gonflement de la pâte : elle va trop vite, elle se crevasse, s'affaisse, devient aigre et communique cet état au pain.

6e *inconvénient.* — Le grand avantage qui résulte du pétrissage de la pâte et de ce bouleversement en tous sens

(1) Voici le passage de Pline :
« Simile fit ex tritici ipsius furfuribus minutis et optimis, e musto albo triduo maturato subactis, ac sole siccatis. Inde pastillos in pace faciendo dilutos, cum similagine seminis ferfefacuint, atque ita farinæ miscent, sic optimum panem fieri arbitrantes. *Hist.*, lib. XVIII, 11 ».

qu'elle éprouve par les différents mouvements qu'on imprime à la masse, consiste dans le mélange intime de l'eau et de l'air atmosphérique avec la matière farineuse. Mais si ce mélange s'opère parfaitement dans une farine pure, parce que l'eau la pénètre de toutes parts et s'identifie avec elle, on conçoit qu'elle ne saurait avoir lieu que d'une manière fort incomplète, lorsque la totalité du son fera partie de la masse. Cette écorce n'offre pas à l'eau mille voies pour être pénétrée, comme la farine ; elle ne reçoit qu'une légère humidité à sa surface extérieure et la quantité de ce fluide que retient la masse entière est moindre que celle qu'aurait absorbée une quantité pareille de farine dont le son aurait été soustrait. En sorte que la pâte qui en résulte n'est ni égale, ni continue, ni flexible.

7e inconvénient. — On sait que la matière glutineuse joue un grand rôle dans la panification, et que si le pain de froment est léger, savoureux et bien fermenté, ces avantages ne sont dus qu'à l'existence de cette matière et aux effets qu'elle produit quand on convertit une farine en pâte et que, à la faveur d'un levain, on y excite la fermentation. Celle-ci n'opérerait pas l'effet si utile que nous remarquons, si la matière glutineuse ne lui servait pas comme d'une espèce de barrière, non pour lui mettre un obstacle qu'elle ne peut vaincre, mais pour la maintenir dans toute l'étendue qu'elle peut prendre, et se prêter au gonflement, que l'action du feu surprend dans cet état et arrête.

Durant le pétrissage, le son, toujours grossier, toujours hétérogène à la farine, ne met pas seulement des entraves à la réunion de la matière glutineuse et à l'absorption de l'eau au pétrin, il empêche encore la tumescence que la pâte est susceptible de prendre pendant la fermentation et l'évaporation de son humidité surabondante au four.

8e inconvénient. — Il est démontré que le son, comme corps interposé dans la pâte, est incapable de s'unir avec elle d'une manière intime et uniforme : l'eau se rassemble bientôt en masse, s'altère peu à peu, se dépose dans la cavité où est logée la particule de son, et en détermine rapidement la moisissure.

9° *inconvénient.* — Les fours, construits souvent à la hâte pour les besoins d'une armée, servent quelquefois, avant de pouvoir être recuits ou séchés au moyen du bois vert ; destinés à recevoir une pâte naturellement grasse et visqueuse, ils ajoutent à ces défauts par les obstacles que le son apporte à la dissipation de la surabondance d'eau et au ressuement du pain, ce qui augmente encore son état mat, gras et humide et la propension qu'il a de s'altérer.

10° *inconvénient.* — Le pain de munition étant serré, gras et massif, ne saurait se développer en totalité dans l'estomac, dont il ne remplit point suffisamment la capacité. Coupé par tranches, il ne mitonne point, il se délaye dans le bouillon et influe tellement sur sa qualité, qu'il le décompose. Aussi, toutes les fois que le soldat peut se procurer du pain moins bis pour faire la soupe, il l'achète, à quelque prix que ce soit.

11° *inconvénient.* — Quand un détachement s'éloigne du corps de l'armée pour une expédition quelconque, les militaires qui le composent sont forcés de porter avec eux une provision de pain, souvent pour huit jours. Cet aliment, renfermé dans le havresac, s'altère et moisit bientôt, quand il fait chaud et humide. Il faut bien alors le consommer dans un état plus ou moins avarié, au moment précisément où le soldat, n'ayant pas la liberté du choix, a le plus besoin de trouver dans sa nourriture, de quoi fournir aux fatigues et aux pertes extraordinaires que cette circonstance de guerre nécessite.

12° *inconvénient.* — La mie du pain de munition n'étant ni moelleuse ni flexible, le son ne subit aucun changement par la mastication. On doit bien présumer que ce son, vu son indissolubilité, arrive à l'estomac revêtu de ses caractères particuliers, passe en entier, ainsi que l'écorce des pois, des haricots, des fèves, des lentilles, dans la masse grossière qui doit former les excrétions, y demeure confondu et est expulsé des entrailles, presque comme il était dans la farine qui a servi à composer le pain. Plus les animaux se nourrissent de substances peu alimentaires, plus la quantité de leurs excrétions est considérable et solide. Voilà précisément le cas des soldats ; ils ont toujours faim, et leurs déjections copieuses fatiguent et énervent à la longue leurs viscères.

13e *inconvénient.* — On sait combien il est quelquefois dangereux de changer tout à coup la nourriture principale et habituelle, surtout quand c'est pour en substituer une moins substantielle et plus grossière. Les soldats de recrue, avant de se rendre à la garnison, se nourrissent, les uns de pain blanc, les autres de pain bis-blanc ; en arrivant à leur corps respectif, ils passent subitement à l'usage du pain le plus grossier. Après leur séjour à l'hôpital, où ils retrouvent du pain blanc, ils sont encore forcés, en retournant au camp ou à la caserne, de reprendre l'usage de leur pain. Peut-on disconvenir que ces transitions brusques, pour des jeunes gens que la fatigue de la route ou les maladies ont affaiblis, ne soient marquées par des dérangements plus ou moins sensibles dans l'économie animale ?

14e *inconvénient.* — Indépendamment des inconvénients que nous avons signalés, nous ferons observer que l'introduction, en totalité, du son dans le pain peut ouvrir la porte aux abus, servir de prétexte à l'incurie, et favoriser toutes les fraudes, toutes les spéculations. D'abord, quand le meunier ne moud qu'une seule fois et qu'il rend la farine brute, il lui est facile d'en soustraire ou d'y introduire ce qu'il veut. Il peut à son gré substituer de la farine bise aux gruaux et remplacer ceux-ci par du son. Quels moyens emploiera-t-on pour le convaincre d'une pareille infidélité, puisque la présence du son peut servir à masquer l'infériorité des résultats?

15ᵉ inconvénient. — L'administration des vivres ayant fixé, d'après une suite d'essais, la quotité de rations que doit rendre un quintal de farine brute, il peut arriver que ses agents achètent des grains *sonneux*, c'est-à-dire abondant en son, parce qu'ils valent un écu de moins par setier (1ʰˡ,56), et que le résultat sera d'autant plus considérable, qu'il contiendra davantage de son. Car c'est une vérité que si le son empêche l'absorption de l'eau au pétrin, il en retient davantage au four ; ce qui explique pourquoi la farine blanche donne moins de produit, toutes choses égales d'ailleurs, que la farine bise.

16ᵉ inconvénient. — Le meunier persuadé que les moyens perfectionnés de son art sont absolument inutiles, lorsqu'il n'est question que de moudre une seule fois sans bluter ; le boulanger, de son côté, chargé de manipuler une farine brute, croyant qu'il est impossible d'en obtenir un produit de bonne qualité, sont tous deux sans amour-propre pour leur travail. Ils le négligent et ne manquent jamais de faire retomber les reproches qu'ils méritent sur la qualité inférieure des matières, lorsqu'ils sont réellement coupables de maladresse et de négligence ; car on est dans une grande erreur, en pensant qu'il faut plus de talent pour faire du pain blanc que du pain bis ; dans le premier, c'est la matière qui fait presque tout ; dans le second, au contraire, il faut vaincre les difficultés et souvent l'intelligence échoue auprès de certaines farines, tant à cause du son qu'elles contiennent que de la défectuosité de leur mouture ou de celle des blés employés.

17ᵉ inconvénient. — Voyons les inconvénients que peut occasionner le son dans l'économie animale.

En 1744, l'armée que commandait le maréchal de Saxe éprouva les commencements d'une dysenterie. Ce général, à qui on rendit compte des observations qu'on avait faites sur cette maladie et de l'idée qu'on avait qu'elle devait principalement sa source au pain mat et gras que mangeaient les soldats, ordonna que le pain fût changé et que l'on doublât pendant trois jours la ration de riz, ce qui eut le plus heureux succès.

Dans l'hiver de 1747 à 1748, il y eut une disette qui équivalait à une famine dans toute la Guyenne. Les habitants des campagnes, à plusieurs lieues de Bordeaux, affluaient dans cette ville, et ajoutaient encore aux besoins qu'on y éprouvait; vers le printemps, le manque de blé, de seigle, de maïs, etc., fut si extrême, qu'une grande mortalité en fut la suite, et l'on remarqua alors, qu'il y eut beaucoup de ces infortunés habitants qui périrent d'une espèce de constipation occasionnée par l'usage d'un aliment trop chargé de son qui, s'étant accumulé dans les intestins, s'y était durci au point de ne pouvoir être évacué.

On vit, en 1757, régner sur nos troupes, dans l'électorat de Hanovre, une dysenterie qui en fit périr un grand nombre, et dont on attribua les suites funestes au pain de munition; car cette maladie, qui fut si terrible pour les soldats, n'eut rien de dangereux, lorsqu'elle attaqua les officiers, les employés, les gens du pays, enfin tous ceux qui se nourrissaient de pain dépouillé de son ou qui n'en contenait que fort peu.

Au commencement de 1767, on vit se déclarer à l'hôpital(1) des gardes françaises, au Gros-Caillou, un scorbut dont les

(1) Créé en 1765 par le duc de Biron pour les gardes-françaises dont il était le colonel, l'hôpital militaire du Gros-Caillou fut affecté plus tard à toutes les troupes de la garnison de Paris; il a été aliéné récemment, et sur ses anciens jardins s'élèvent aujourd'hui de riches habitations.

progrès furent si rapides que, quand on négligeait les premiers symptômes, la maladie parvenait en moins de quinze
jours à son plus haut période. La bouche était ulcérée et
infecte, les jambes et les cuisses devenaient noires et dures.
et il y avait quelquefois des ulcères à ces parties. Lorsque la
maladie ne suivait pas cette marche, elle se terminait sou
vent par des charbons au dos et aux cuisses. Chambon,
chirurgien en chef de cet hôpital, rechercha la cause de
cette maladie ; après avoir visité les casernes, où la propreté
régnait et écartait tout soupçon, il examina le pain, qu'il
trouva mat et gras, et il remarqua qu'il se précipitait au
fond du plat à soupe et ne paraissait composé que de farines
bises et surchargées de son. Il ne douta point que ce ne fût
là la principale cause de la maladie et il fit part de ses
observations au maréchal de Biron, qui, attentif à l'avis qui
lui avait été donné, fit établir une boulangerie dans l'hôpital même, tant pour les malades que pour le régiment, et
ordonna que le pain fût mieux travaillé et privé surtout de
gros et de petit son. Bientôt on vit sensiblement diminuer
le nombre des malades et les accidents graves auxquels ils
étaient exposés.

Si on réfléchit sur les faits que nous venons de rapporter
et qui cadrent avec beaucoup d'autres, dont nous avons été
informés par des officiers bien instruits dans l'art d'obser
ver, on ne peut douter que la surabondance du son dans le
pain ne soit susceptible d'inconvénients à l'égard de la
santé et que si cette écorce n'est pas toujours l'origine des
maladies qu'on lui a quelquefois attribuées, on sera au
moins disposé à croire, que dans certaines circonstances,
cette espèce de pain pourra devenir nuisible et donner lieu
à des accidents graves, dont un aliment moins grossier et
plus substantiel aurait garanti.

On convient d'ailleurs assez généralement que le pain
qui n'est formé que de la partie farineuse du grain est
entièrement nutritif et d'une digestion plus facile que le

pain contenant le gros et le petit son, le son occasionnant un surcroît de travail à l'estomac, sans profit...

Nous pourrions, accumuler ici les preuves qui déposent contre l'existence du gros et du petit son dans la composition du pain des troupes : mais notre intention a été moins de produire une impression vive sur les esprits, que de mettre sous les yeux de l'Institut des faits positifs tirés de la nature même du son considéré sous toutes ses faces. Bornons-nous à les rappeler.

Loin de changer, comme les autres parties du grain, de forme et de nature dans toutes les opérations qu'il subit avant de servir d'aliment, le son demeure constamment le même. Épuisé de ce qu'il contient de soluble, il ne présente plus qu'une matière fibreuse, qui élude l'action des dissolvants de la fermentation, de la cuisson, de la mastication et de la digestion. Il ne peut enfin se transformer, ni acquérir des modifications ultérieures : c'est du son dans le blé et dans la farine, c'est du son dans le levain et la pâte, c'est du son dans le pain et dans l'estomac, c'est du son dans les entrailles et dans les déjections ; partout il jouit de ses propriétés. Les parties solubles qu'il renferme sont tellement adhérentes dans sa texture solide, qu'il n'est pas possible de les en extraire sans quelques efforts, sans une certaine quantité de véhicule et sans un certain degré de chaleur qu'on ne peut pas toujours espérer des organes de la digestion.

Il paraît donc bien démontré, d'après nos expériences, des observations multipliées et le raisonnement, que la substance corticale de tous les végétaux n'a pas été destinée, dans l'ordre de la nature, à faire partie de nos aliments et que, particulièrement le son de froment, laissé en totalité dans la farine dont se compose le pain de munition, peut être nuisible à la santé des soldats.

Il s'agit maintenant de répondre à la seconde question faite à l'Institut par le ministre de la guerre.

DEUXIÈME QUESTION. — S'IL EST RECONNU QU'ON PEUT ADMETTRE LE SON DANS LE PAIN DES SOLDATS, QUELLE DOIT EN ÊTRE LA PROPORTION.

Nous n'avons aucun intérêt à déguiser la vérité et après avoir démontré que l'excès de son est capable de nuire directement ou indirectement, soit que l'on considère cette écorce dans la farine, où elle séjourne un certain temps, soit qu'on se rende attentif aux effets qu'elle peut produire dans la confection du pain ou dans les maladies qu'on lui a attribuées à différentes époques, nous allons faire voir, avec la même impartialité, comment le son dans le pain des troupes peut offrir les plus heureux résultats, lorsqu'il s'y trouve en moindre quantité.

Du son considéré relativement à la quantité que doit en contenir le pain des troupes.

Quelque parfaitement blutée que soit une farine, elle contient toujours des portions de son réduites en poudre impalpable, qu'on aperçoit au fond de l'eau qui a servi à la délayer. Ce son, qui, dans la mouture à la grosse, reste dans les farines bises, et que la mouture économique sépare successivement des gruaux, prend dans le commerce différents noms; on l'appelle *recoupette, remoulage, fleurage*: plus divisé que le gros son et le petit son, il forme la troisième pellicule de l'écorce et a montré, dans l'analyse que nous en avons faite, des propriétés physiques et économiques comparables à celles de la farine. Dans les résultats obtenus par la mouture économique du froment (Voy. p. 83), on voit que ce grain donne les trois quarts de son poids en farine, et l'autre quart en issues ; que la farine est distinguée en *farine blanche* et en *farine bise*; que les issues sont également distinguées en *gros son*, en *petit son* et en *remoulage*. Ce troisième son forme le cinquième en poids des issues et la vingtième partie du grain. Il entre, pour ainsi dire, en combinaison avec les principes qui constituent le pain ; il n'y est presque plus sensible après la cuisson : il concourt à rendre cet aliment plus propre à la nourriture des hommes adonnés à des exercices violents.

Cependant, depuis que l'art de moudre les grains et de bluter leurs farines s'est perfectionné, rarement les parties constituantes du froment sont employées ensemble. Les farines blanches sont employées à faire le *pain mollet*, *demi-mollet* et de *pâte ferme*. Le pain porte le nom de *pain bis-blanc* ou *de ménage* quand on le compose de farine blanche et bise ; de *pain bis*, quand on y ajoute le remoulage enfin de *pain de munition*, quand il résulte de tous les produits du grain. Ce dernier pain est le plus grossier, le plus compact et le moins nourrissant de toutes les espèces de pain que nous venons de désigner. Il n'y a absolument que le soldat, quelquefois les indigents des campagnes, qui le consomment. Car, quoique le cultivateur se nourrisse généralement de pain bis, il a soin d'en extraire toujours une portion plus ou moins considérable de son pour la subsistance de ses bestiaux.

Nous avons déjà dit que la farine la plus pure contenait toujours quelques parcelles de son, et rien n'est plus avantageux au pain que d'en avoir une certaine quantité ; car les aliments, outre leurs parties nutritives, doivent contenir une substance solide, indissoluble, peu variée dans sa forme et dans ses propriétés et capable d'exercer l'office de lest ; mais il faut que cette substance soit combinée dans le pain, de manière à ce que celui-ci n'offre qu'un corps homogène susceptible d'un seul effet, celui de nourrir, et surtout qu'elle s'y trouve dans des proportions relatives, car, si elle domine, elle masque et entraîne l'aliment, avant d'avoir accompli le vœu de la nature dans la nutrition ; tel est le pain de munition ; il appelle la faim plutôt qu'il ne la satisfait.

Mais le pain bis est sans contredit l'aliment le plus substantiel, le plus analogue à la constitution physique de l'homme de guerre, celui qui, sous tous les rapports, réunit le plus de conditions pour son genre de vie. Or, pour obtenir cette qualité de pain, il est nécessaire de le composer de toutes les farines, d'extraire *dix-huit* livres de son par quintal (100 livres) de grains, et de n'y laisser que *cinq* livres de remoulage ou la totalité du troisième son.

La loi ordonne, pour la confection du pain des troupes, trois quarts de froment et un quart de seigle sans extraction de son ; elle fixe en même temps la ration à une livre et demie par jour. Cette quantité suffirait sans doute pour les besoins du soldat, mais le son passe dans les déjections comme il a été reçu ; il tient lieu d'une partie de la nourriture, il admet en outre dans le pain une plus grande quantité d'eau et il affaiblit ses facultés alimentaires ; d'où il résulte que, dans une livre et demie de masse, le soldat trouve à peine une livre propre à le sustenter. Et souvent, c'est le seul aliment que sa position ou ses moyens lui permettent. Faut-il donc s'étonner, s'il a presque toujours faim ?

On se tromperait fortement en pensant que la proposition qui tend à soustraire des grains le cinquième environ de leur poids, va nécessairement augmenter les frais dans cette proportion.

Mais ce n'est pas le prix auquel est fixée la ration qui forme la dépense la plus considérable des vivres ; plusieurs chapitres de dépenses accessoires élèvent cette fourniture à une somme qui excède celle que coûte réellement le pain qui en est l'objet principal ; aussi, que l'extraction du son ait lieu ou non, il n'en faudra pas moins toujours cet appareil de comptabilité, ces formes embarrassantes et dispendieuses de bureau, dont s'environnent des entrepreneurs placés souvent à plus de cent lieues du service qu'ils dirigent. Nous dirons plus : tous ces procès-verbaux destinés à constater les déchets, les frais de main-d'œuvre et les avaries de toute espèce, sont absolument dus à l'existence du son dans la farine.

Quoique l'augmentation de dépense que va nécessairement occasionner le pain composé de farine purgée de gros son et de petit son doive disparaître devant les avantages infinis qui résulteront de la qualité du pain que l'on obtiendra, il est une question qui se présente naturellement à une administration sage qui doit apporter la plus sévère économie dans toutes les parties qui lui sont soumises :

Combien coûtera annuellement cette amélioration dans la fabrication du pain des troupes ?

Voici notre réponse :

Le prix de la ration du pain de munition se compose :

1° Du prix de la farine ;

2° Des dépenses de manutention ;

3° Des frais de transport et équipages.

Il est démontré, par des calculs dont l'exactitude nous a été garantie, que, pour le pain distribué aux troupes par l'administration des vivres, la farine entre tout au plus pour un cinquième dans le prix de la ration ; que les frais de manutention coûtent au moins un dixième, et que les frais d'équipages et transports absorbent le reste du prix, c'est-à-dire trois cinquièmes et demi.

Or, l'opération salutaire qui retranche seulement un cinquième environ du poids de la farine n'augmente donc le prix effectif de la ration que d'un vingt-cinquième au plus. Encore ce vingt-cinquième n'est-il pas en pure perte, puisque le son extrait d'un quintal de farine a une valeur réelle dans le commerce.

On pourrait aussi simplifier le service des vivres, aujourd'hui divisé en trois parties ; si les différentes opérations se trouvaient concentrées dans la même main, le commissaire ordonnateur d'une armée n'aurait affaire qu'à un seul préposé, et les ordres seraient exécutés avec plus de concert, d'exactitude et de secret.

D'ailleurs, la division actuelle du service des subsistances rend la comptabilité singulièrement embarrassée et empêche qu'elle puisse jamais être apurée. Or la fourniture par rations rend la distribution du fonds et le compte des dépenses aussi simple qu'on peut l'exiger. Peut-être qu'en temps de paix l'administration des vivres, en ce qui concerne le pain, pourrait être confiée au régime commercial et réduite par conséquent à une simple manutention locale. Ceux qui en seraient chargés fourniraient le pain aux mêmes conditions que les boulangers le fournissent au public ; les mercuriales régleraient le prix du grain ou de la farine et, une fois la qualité de pain fixée, il leur serait payé quelques deniers de plus par ration, pour frais de main-d'œuvre, de transport et de distribution. C'est ainsi que cela se pratique à Paris pour le pain des prisons.

Mais il ne suffit pas d'avoir proposé l'extraction de dix-huit livres de son par quintal de grain ,pour composer le pain de munition ; il serait à craindre que le soldat ne pût encore recueillir tous les fruits de cette utile réforme, si l'administration des vivres continuait de suivre la méthode qu'elle a adoptée. Il convient donc de l'éclairer sur quelques points de pratique de son service.

La netteté des grains ayant une influence directe sur la qualité des produits, les meuniers de l'administration des vivres devraient être tenus de n'engrainer qu'après avoir préalablement passé les blés au crible.

La meilleure mouture à adopter a été l'objet d'une instruction publiée par le Comité de salut public : c'est une modification de la mouture économique. Elle consiste en deux moulages : dans le premier, où l'on cherche à atteindre le plus de farine possible, les gruaux blancs se trouvent mêlés avec la farine dite *de blé*, ou *fleur de farine*, ce qui forme 60 p. 100 ; dans le second, les gruaux bis, les recoupes et les recoupettes restés en arrière sont reportés sur les meules pour compléter les 80 de farine par quintal

(100 livres) de grains. Cette mouture pourrait être pratiquée dans tous les moulins, même à la suite des armées.

Il faudrait encore que les moulins employés à la mouture des farines de munition fussent mieux montés, garnis d'un crible et d'un bluteau, que le même moteur pourrait faire agir. On a droit de s'étonner que l'administration des vivres n'ait jamais songé à affecter des moulins à son service ; cette dépense d'utilité première lui aurait procuré des avantages précieux (1).

La qualité du pain dépend essentiellement des soins employés à la panification. Dans le pain des troupes, le pétrissage n'a pas tous les développements nécessaires. A peine le levain et l'eau sont-ils incorporés avec la farine, que la pâte est jetée sur la balance, puis sur le sac recouvert de toile, où elle perd son apprêt et se déforme. Il faut la tourner et la mettre dans des panetons, qui, circonscrivant la pâte, favorisent sa fermentation, lui conservent toute son étendue et l'empêchent de crever sur la pelle, lorsqu'on la distribue dans le four.

Pour économiser de la place au four, éviter l'évaporation et conserver aux pains les poids qu'ils doivent avoir après la cuisson, on les rapproche tellement les uns des autres qu'ils se touchent tous. Qu'en résulte-t-il ? Les pains ne formant pour ainsi dire qu'une masse, exigent un plus long séjour au four, en sorte que dans le cercle de temps employé à cuire six fournées on en pourrait faire sept et opérer plus complètement le ressuage du pain.

Une autre attention qu'on devrait avoir encore, ce serait de ne plus entasser les pains au sortir du four ; affaissés par leur propre poids et soustraits à l'évaporation qui se

(1) Les différentes *Notices sur le service des subsistances militaires* publiées depuis cette époque montrent combien l'administration de la guerre a tenu compte des réformes demandées par Parmentier.

La manutention de Billy, la plus importante de l'armée, moud par an plus de 50 000 quintaux de blé; chaque jour, elle fabrique en moyenne 14 500 rations de pain.

produit jusqu'à leur parfait refroidissement, ils s'écrasent et portent avec eux le germe d'une moisissure prochaine. Il convient donc de distribuer les pains, immédiatement après la cuisson, sur des tablettes, isolées du sol et du mur, mais rangées de manière à pouvoir distinguer les fournées entre elles. Chaque pain alors pourrait mieux se ressuer et se conserver frais plus longtemps sans s'altérer.

Les règles de propreté devraient être mieux observées qu'elles ne le sont communément dans les boulangeries militaires. Les instruments destinés à pétrir ou contenir les levains et la pâte, lorsqu'elle est en fermentation, ont souvent dans leurs rainures d'anciens morceaux de pâte d'une aigreur insupportable qui plus tard se communique au pain; pour éviter cet inconvénient, il faut les laver.

Nous avons cherché, jusqu'à présent, à établir, par des faits incontestables, les avantages du pain de troupe qui ne contiendrait ni gros son ni petit son ; mais comme, malgré les exemples que nous avons cités, il pourrait encore subsister quelques doutes capables d'empêcher que notre proposition ne fût adoptée, nous allons ajouter quelques preuves à celles que nous avons déjà présentées : on ne saurait trop les multiplier, lorsqu'on a à combattre des préjugés d'autant plus difficiles à déraciner, qu'ils ont une économie apparente pour base.

Réponses aux objections contre l'extraction du son du pain de munition.

Quelle que soit l'ancienneté d'un usage, on doit l'abandonner dès que la théorie, d'accord avec la pratique, réclame contre son inutilité et même contre son danger.

Il n'est pas étonnant que, dans un temps où la mouture n'était pas portée au degré de perfection qu'elle a atteint de nos jours, on s'occupât particulièrement du son, et qu'on le regardât comme une ressource, puisque alors il formait une partie considérable du blé qu'on faisait moudre, et que le gruau, qui est la meilleure partie du grain, s'y trouvait confondu en grande partie. Un quart de déchet sur la mouture donnait lieu à des regrets qu'on a fait cesser en laissant dans la farine la totalité du son, dont on ne considérait que l'abondance, sans en soupçonner les inconvénients. Mais, aujourd'hui qu'on est parvenu à réduire le son à son état d'écorce, au point qu'un boisseau (13 litres) de son pesant autrefois neuf à dix livres n'en pèse plus que cinq environ, il serait ridicule de tenir à un usage, qui ne doit son origine qu'au peu de talent qu'on avait de retirer du grain la totalité de la farine.

Il n'y a que le pain des troupes qui soit resté tel qu'il était à l'origine de la mouture. Pourquoi donc les soldats seraient-ils seuls à ne point participer aux avantages des connaissances acquises en meunerie et en boulangerie ? Il est temps que, sous un régime qui a l'égalité et la fraternité pour bases, ceux qui en ont été les premiers défenseurs soient plus sainement et plus confortablement nourris.

Les auteurs, plus ou moins recommandables, qui se sont chargés, en différents temps, de prendre la défense du son dans le pain, semblent être convenus implicitement de la défectuosité de leur cause, puisqu'ils ont cherché dans cette écorce des qualités qu'elle ne pouvait avoir et, pour la mieux faire valoir, ont accusé le pain blanc d'occasionner des obstructions au foie et à la rate, en disculpant le pain dans lequel on emploie le grain tout entier. Ils lui ont même attribué des propriétés médicinales, comme si un aliment pouvait conserver d'autre vertu que la vertu nutritive !

Parmi les médecins qui ont écrit en faveur du son dans le pain, nous citerons Backer (1) et Sebizius (2). Voici comment ils s'expriment : « De tous les pains le meilleur pour l'usage est le pain bis, parce qu'il cause moins d'obstruc-

(1) Mort en 1690.
(2) Professeur à Strasbourg, mort en 1685.

tions et qu'il lâche le ventre ; le pain blanc et le pain bis-blanc, par leur viscosité, causent des obstructions. »

Avouons-le, si, dans les différentes espèces de pain, il y en a une qui mérite réellement le reproche d'être visqueuse et d'occasionner des obstructions, n'est-ce pas précisément celle où se trouve le son ?

Une autre autorité non moins respectable, que souvent l'on cite pour justifier la présence du son dans le pain, est celle de Frédéric Hoffmann (1). Ce célèbre médecin ne tarit point d'éloges sur le pain bis, dont les habitants de la West-phalie font usage sous le nom de *bonpernickel*, et dans la composition duquel entre la totalité du son ; mais il faut faire attention que c'est le seigle qui forme la base de ce pain, et qu'il n'y entre pas un atome de froment. Or, que l'on inter-roge ceux qui font le commerce des grains ? Tous répon-dront que le seigle s'altère beaucoup moins que le froment, que son écorce ne s'échauffe pas autant, et que, quand elle est altérée au même degré, il s'en faut bien que son odeur soit aussi infecte que celle qu'exhale le son du blé gâté.

On dira peut-être qu'en reportant sous les meules le gros et le petit son, il serait facile de les subdiviser assez pour les réduire en parties aussi menues que le remoulage ou le troisième son. Mais il est bon de faire observer que pour produire cet effet, s'il pouvait avoir lieu réellement d'une manière aussi complète qu'on le suppose, il faudrait em-ployer un moyen qui nuirait à la bonté des farines : il serait nécessaire d'en venir à une mouture basse par le rappro-chement des meules, et les inconvénients d'une pareille mouture sont connus.

Nous ferons observer encore que, quand bien même l'un et l'autre sons seraient réduits au plus grand degré de ténuité possible, jamais ils n'acquerraient les qualités de cette portion intérieure du son, laquelle retient toujours de

(1) Professeur à l'Université de Halle (1660-1742).

la substance nutritive et jamais ils ne disparaîtraient dans la masse panaire, au point de n'être plus sensibles après la cuisson (Voy. p. 111).

N'oublions pas que le froment est composé d'écorce et de farine, qui ont chacune un poids déterminé suivant la nature du grain ; aussi, quelle que soit l'espérance de ceux qui ont prétendu assimiler ces deux substances l'une à l'autre, en donnant au son une ténuité extrême, elle sera toujours trompée. Le meunier le plus intelligent, qui fait son état du commerce de la farine, et dont l'instinct est de n'en point perdre, consent néanmoins à ne retirer du blé par la mouture la plus parfaite, que les trois quarts de son poids en farine et le restant en son. Jamais il ne sera donc au pouvoir de l'art de donner au gros et au petit son le caractère et la propriété du remoulage.

On demandera peut-être ce que deviendra le son qu'on cessera d'employer dans la composition du pain des troupes. Il deviendra ce qu'il devient partout : le moyen de préparer une boisson recommandable dans la médecine vétérinaire et pour les volailles une nourriture recherchée. Quand il règne une disette de fourrage, le son y supplée en partie. Lorsque le régime révolutionnaire força les Français de toutes les classes de manger le son, il fallut bien le remplacer par le plus pur froment qu'on faisait moudre exprès et dont la tyrannie gorgeait les bestiaux aux dépens de la subsistance de l'homme ; tous les bluteaux qu'on ne put cacher furent brûlés, et l'art recula vers sa première origine. La meunerie et la boulangerie ont donc eu aussi leurs Vandales (1).

(1) Parmentier veut sans doute parler du décret suivant du 25 brumaire, an II (15 nov. 1793).

« La Convention nationale considérant que les implacables ennemis de l'égalité et de la liberté continuent de propager l'inquiétude et de répandre l'alarme sur les subsistances ; que la malveillance s'efforce d'égarer le peuple, d'empêcher l'approvisionnement des marchés et la circulation des grains destinés aux armées ; que toutes dispositions tendantes à resserrer les subsistances et les ressources locales seraient

Sans doute, il serait possible, en laissant reposer à l'air, pendant un certain temps, le gros et le petit son, d'en séparer par le blutage le peu de farine qu'ils contiennent encore ; mais ce peu de farine est-il donc perdu et nos bestiaux, compagnons de nos travaux auxquels servent ces issues, ne sont-ils pas aussi des consommateurs ? Il est prouvé, d'ailleurs, que, dans la dessication spontanée du son, la pellicule se replie sur elle-même et diminue par conséquent d'un quart au moins de son volume ; or, comme le son est vendu à la mesure, il en résulterait nécessairement une perte réelle, que le bénéfice de la farine extraite ne compenserait jamais, puisque, comme nous l'avons déjà fait observer, le son réduit à son écorce, serait refusé par les animaux.

L'exagération, pour ou contre, produit souvent un effet opposé à celui que l'on désire. Frappés des inconvénients du

un attentat contre la sûreté et le salut de la République ; qu'une grande économie nationale doit multiplier les ressources et justifier que ce n'est pas en vain que la République a reçu et consacré l'égalité comme le principe fondamental de son gouvernement ; que les subsistances ne doivent plus être un objet de luxe, de prodigalité ou de dissipation ; que tous les citoyens doivent se nourrir du même pain...

» Décrete :

» Art. II. — Les corps administratifs, les municipalités, les citoyens ne pourront s'opposer à la circulation et au transport des grains mis en réquisition pour les armées, pour le département de Paris et pour l'approvisionnement des marchés, sous quelque prétexte que ce soit, quand même ils prétendraient n'en avoir pas une quantité suffisante pour leur consommation.

» Art. IV. — La mouture sera uniforme. Il ne pourra être extrait plus de quinze livres de son par quintal de toute espèce de grains ; et cependant tout citoyen qui ne sera pas boulanger pourra faire moudre des grains plus économiquement et en faire extraire moins de son.

» Art. V. — Les boulangers ne pourront faire et vendre qu'une même espèce de pains.

» Art. VI. — Pour accélérer l'approvisionnement des armées et distribuer du pain qui puisse se conserver autant que les circonstances peuvent l'exiger, le pain sera composé de trois quarts de froment et d'un quart de seigle ou d'un quart d'orge, dans les lieux où l'on ne trouvera pas une quantité suffisante de seigle.

» Art. VII. — Il est recommandé aux commissaires des guerres et à tous les agents employés par les armées, de surveiller les boulangeries et la préparation du pain. »

son dans le pain, des amis du soldat proposèrent au gouvernement, dès 1772, d'en extraire une certaine quantité ; mais quoiqu'il fût démontré clairement, d'après des procès-verbaux d'expériences, que le pain qui en résultait était infiniment meilleur, plus substantiel et plus favorable à la santé que le pain de munition ordinaire, la proposition fut rejetée, parce que l'auteur avait assuré que, dans cette amélioration, il y aurait davantage de produits et qu'il faudrait moins travailler la pâte.

Depuis cette époque, la même proposition a été reproduite plusieurs fois et rejetée chaque fois sous le prétexte, entre autres, que le blutage était impossible à la suite des armées. Mais nous ferons observer que, si l'administration des vivres ne s'était pas obstinée à vouloir l'exécuter dans ses magasins, elle n'aurait certainement pas fait cette objection. Rien n'est plus facile que cette opération dans les moulins, où elle économise encore du temps, des frais de transport et de main-d'œuvre. Il n'y a presque plus de moulins auxquels on ne puisse adapter un bluteau et séparer les farines d'avec le son, en même temps que s'opère la mouture.

A la vérité, l'extraction dont il s'agissait étant bornée à dix livres de son par quintal (100 livres) de grains, n'en laissait pas moins la porte ouverte aux abus, parce qu'il est difficile, en effet, au meunier le plus habile, d'extraire précisément cette quantité et à la surveillance la plus active de reconnaître si l'épuration a été portée à ce point.

On a objecté qu'il serait imprudent de varier sur un aliment de première nécessité et de familiariser le soldat avec une qualité de pain dont on ne pourrait pas toujours soutenir la nuance. Ce sont là des réflexions spécieuses qu'on a fait valoir en faveur de l'introduction du son dans le pain et de sa composition avec un tiers ou un quart de seigle. Mais, s'il y a économie dans l'adoption de ce mélange de grains, elle ne peut avoir lieu que pour les départements du nord, et il est ridicule de continuer d'en tirer à grands frais le seigle

pour le midi, où ce grain est aussi cher que le froment, et
cela pour conserver dans toute l'étendue de la France une
qualité uniforme de pain de munition.

Cette prétendue uniformité n'est qu'une assertion de plus,
de la part de ceuxqui ont un intérêt particulier à soutenir
leur opinion en faveur du son ; elle a souvent été interrompue par des circonstances impérieuses, sans avoir jamais
produit les inconvénients qu'on s'est plu à grossir. Quand
nos troupes se rendent aux Antilles, elles consomment du
pain blanc, puisqu'on ne saurait y transporter des farines
bises et à leur retour en Europe, elles reprennent sans difficulté l'usage de leur pain de munition.

La guerre de l'Amérique septentrionale a fourni une
grande preuve à nos assertions. Le citoyen Blanchard, alors
commissaire principal chargé des subsistances, et aujour-
d'hui ordonnateur de la 17ᵉ division militaire, a fait remarquer que l'armée française, pendant son séjour dans cette
partie du nouveau monde et dans les deux traversées, n'a
donné qu'un nombre de malades bien en deçà des proportions ordinaires. Cet administrateur, distingué par ses
connaissances comme par son patriotisme, ne fait aucune
difficulté d'en attribuer la principale cause au pain blanc
dont les soldats firent usage.

Nous pensons donc que le pain des troupes doit se rapprocher autant qu'il est possible de celui que consomment
les habitants des pays, où elles sont en garnison ; que dans
les pays à froment, on n'y doit employer que ce grain ; que
dans ceux où l'on cultive indistinctement froment et seigle,
on peut continuer de s'en tenir à ce mélange dans les proportions adoptées par la loi ; que même, dans les lieux où
le seigle et l'orge sont plus communs, il est possible d'en
faire un pain bon et salutaire ; mais que, dans tous les
cas, il faut en extraire le son, car l'écorce diffère essentiellement de la substance farineuse. La purée de haricots se digère toujours bien, le haricot se digère quelquefois
fort mal.

Quelles sont les causes des plaintes des soldats de l'armée de Paris? Dans cette grande cité, où il ne se fabrique plus que du bon pain, depuis que le commerce des farines y a repris ses droits, une comparaison humiliante les a long-temps affectés. Ils voyaient les pauvres dans les hôpitaux où l'humanité les nourrit, les prisonniers dans les maisons de détention, le coupable dans son cachot, le condamné dans les fers, tous manger du pain infiniment meilleur que celui qui leur était distribué.

Ces considérations, présentées dans un rapport(1) par l'un de nous, de concert avec les citoyens Cadet de Vaux et Brocq, ont déterminé le ministre de la guerre à autoriser provisoirement l'extraction de quinze livres de son par quintal (100 livres) de farine, pour le pain des troupes de la garnison de Paris et de celles cantonnées dans les environs, et ce changement a tari la source des plaintes qui, grossissant tous les jours, donnaient lieu de craindre que la qualité du pain ne devînt le prétexte de quelque insurrection.

Tous les arguments en faveur du son sont les arguments de l'ignorance ou des préjugés : ils ne prévaudront jamais contre l'expérience et la raison.

Il est démontré au chimiste que le son, réduit à son état d'écorce, ne fournit aucun des principes de la farine, et il est démontré au médecin que le son, passant facilement à la putrescence, peut, dans certaines circonstances, nuire à la santé des troupes. Enfin, il est démontré à la ménagère, que la présence du son nuit à la conservation des farines, à la fabrication du pain et qu'elle le dénature dans ses propriétés alimentaires.

Or, ces trois sortes d'autorités sont le contrepoids de mille autorités contraires; elles prouvent que le son, dans le pain, n'offre que des inconvénients, sans aucun avantage. Laissons les issues augmenter la ressource alimentaire des bestiaux. N'altérons pas, par un intérêt mal entendu, la

____

(1) Nous n'avons pas retrouvé le rapport cité par Parmentier.

subsistance alimentaire fondamentale des défenseurs de la patrie.

Nous terminerons nos observations sur le son en citant le *rapport* fait à l'Académie des sciences *relativement à la contestation élevée à Rochefort sur la taxe du pain*, et confirmé par un arrêt du Parlement de Paris du 2 juillet 1783 : « Ni le gros ni le petit son qui composent les issues et qu'on a séparés des farines ne doivent servir à faire le pain. Outre qu'il n'en pourrait résulter qu'un pain qui n'en aurait proprement que le nom, qui serait malsain et indigeste, il ne vaudrait pas souvent le prix de la main-d'œuvre, et ne deviendrait utile qu'aux boulangers qui parviendraient à le débiter. »

CONCLUSIONS.

Il suit de tout ce qui a été dit dans ce rapport :

1° Que le son comme écorce n'a pas été destiné, dans l'ordre de la nature, à faire partie de nos aliments et qu'il n'est nourrissant qu'en proportion de la farine qu'il retient toujours ;

2° Que la présence du son dans les farines nuit toujours à leur qualité, à leur emploi et à leur garde ;

3° Que le pétrissage, la fermentation, la cuisson et les agents de la digestion ne changent ni la nature, ni les propriétés du son, quelque divisé qu'on le suppose ;

4° Que le son fait du poids et non du pain ; qu'il empêche cet aliment de prendre de l'étendue et de se ressuer au four ; qu'il nuit à ses propriétés nutritives et à sa conservation ;

5° Enfin, que, pour donner au pain de munition tous les avantages qu'il doit réunir, considéré comme la base fondamentale de la nourriture des troupes, il faut extraire de la farine servant à le confectionner *dix-huit* livres de son par quintal (100 livres) de grain. Par ce moyen, sans augmenter la ration de pain de soldat, cette ration sera tiercée au moins du côté de ses effets alimentaires.

Quelles circonstances plus heureuses, pour opérer un changement avantageux dans la nourriture des troupes, que celles, où le gouvernement est populaire et où le département de la guerre pour chef un homme(1) qui réunit aux lumières d'un grand administrateur l'amour du soldat et de la patrie ! Nous pouvons donc espérer que ce ne sera plus en vain, qu'on aura réclamé contre les inconvénients prouvés de la trop grande quantité de son laissée dans la farine, dont on compose le pain de munition et le jour n'est pas éloigné sans doute où les armées de la République trouveront dans une subsistance salubre des forces qui répondront à leur courage.

[De 1796 à 1799, on a préparé le pain de munition avec des farines de froment blutées à 15 p. 100 au lieu de 18 que demandait Parmentier.

De 1799 à 1822, on conserva le même taux de blutage ; mais on ajouta du seigle au blé, dans la proportion d'un quart.

A partir de 1822, on revint au blé seul ; le taux de blutage a été de 10 p. 100, de 1822 à 1844 ; puis de 15 p. 100, de 1844 à 1853. Depuis cette époque il a été de 20 p. 100 : de 100 kilogrammes de blé nettoyé, on retire 80 kilogrammes de farine.

Des expériences se poursuivent actuellement, par ordre du Ministre de la Guerre, en vue de porter le blutage des farines à 24. p. 100 et de modifier la forme traditionnelle du pain de munition].

(1) Claude Pétiet, né en 1749, commissaire ordonnateur des guerres, ministre de la guerre dans des circonstances particulièrement difficiles (février 1796-juillet 1797), membre du Conseil des Cinq-Cents, gouverneur de la Lombardie, administrateur général de l'armée. Il mourut à Paris le 25 mai 1806 et, le 27, son corps fut transporté au Panthéon.

XVI. — Expériences et observations sur différentes espèces de lait (1).

Le présent travail n'est que le développement d'un Mémoire qui a concouru en 1788 pour le prix que devait décerner la Société de médecine sur cette question : *Déterminer, par l'examen comparé des propriétés physiques et chimiques, la nature des laits de femme, de vache, de chèvre, d'ânesse, de brebis et de jument.*

** **

TABLE DES MATIÈRES.

(1) Voy. *Bibliographie,* nᵒˢ 60 et 95.

constituantes du lait comme médicament. — ART. VII. Des différentes espèces de lait dont l'usage est le plus généralement adopté : lait de vache, lait de brebis, lait de chèvre, lait de femme, lait d'ânesse, lait de jument.

TROISIÈME PARTIE. — DU LAIT CONSIDÉRÉ RELATIVEMENT
A L'ÉCONOMIE RURALE.

ARTICLE PREMIER. *De la laiterie.* —ART. II. *Des vaches laitières.* — ART. III. *Des traites.* — ART. IV. *Du commerce du lait.* — ART. V. *Des fabriques de beurre : beurre frais, beurre fondu, beurre salé.* — ART. VI. *Des fabriques de fromage : présure, caillé.* — ART. VII. *Des différentes qualités de fromage.* — ART. VIII. *Emploi du lait dans quelques procédés relatifs aux arts : clarification des liqueurs, blanchiment des toiles par le moyen du petit lait, application du lait caillé à la conservation des viandes, alcool de lait, vinaigre de lait.*

⁂

Le lait, au sortir des mamelles, a une odeur particulière qu'il perd à mesure qu'il refroidit. C'est ce que le vulgaire exprime en disant : *le lait sent la vache, la chèvre, la brebis.* Dès qu'il a pris la température de l'atmosphère, le lait a un goût agréable et légèrement sucré, un toucher onctueux, une légère odeur douce très fugace et un aspect blanc mat. Il présente au microscope une multitude de globules très inégaux pour la grosseur et la figure.

Le lait mouille les corps qu'il touche ; il se mêle parfaitement avec la bière nouvellement brassée, le cidre doux, et les sucs de fruits dont la fermentation vineuse n'est point complète.

La fluidité du lait augmente sensiblement dès qu'on le fait chauffer ; il acquiert au contraire la forme concrète lorsqu'il est exposé au froid ; on observe que ces deux effets sont plus ou moins marqués suivant l'espèce de lait.

Les laits provenant des mêmes femelles sont tellement susceptibles de varier, qu'il paraît impossible d'en trouver deux parfaitement semblables.

Le lait qui entre en ébullition se boursoufle et presse les bords du vase qui le renferme ; mais en continuant de le laisser au feu, il bout paisiblement et ne se tuméfie plus, bien différent en cela des solutions de sucre et de miel, qu'il faut constamment surveiller.

En s'évaporant au feu, le lait se recouvre bientôt d'une légère pellicule qui adhère aux parois du vase, se dessèche peu à peu, se précipite, se charbonne, et communique à tout le fluide une odeur empyreumatique, insupportable, dont il est impossible de le dépouiller. En accélérant l'ébullition, on empêche les pellicules de se rassembler au fond du vase.

Le lait frais, au repos, se recouvre aussi plus ou moins promptement d'une matière onctueuse, légère et quelquefois un peu jaunâtre, qu'il faut bien distinguer de la pellicule dont il vient d'être question ; c'est ce qu'on appelle vulgairement la *crème*. Pour que cette crème puisse se former facilement, il faut que le lait soit de bonne qualité, en repos, et surtout qu'il se trouve placé dans un lieu frais.

Dépourvu de sa crème, le lait a un œil bleuâtre ; il n'a plus la même saveur, ni la même consistance.

Le lait s'altère avec une extrême promptitude, en passant d'une température fraîche à une température chaude ; on peut retarder cette altération spontanée, en le faisant préalablement bouillir ; c'est le procédé que quelques laitières ont coutume d'employer.

L'altération spontanée du lait est également très rapide, lorsque le temps passe à l'orage ; il n'est pas rare, alors, de voir ce fluide qui, dans toute autre circonstance, se serait conservé en bon état pendant douze heures au moins, tourner tout à coup comme un bouillon et s'aigrir à un tel point, qu'il est impossible de l'employer comme véhicule de nos aliments.

Si on laisse à une température de dix-huit degrés (22°5 C.) du lait qui a été chauffé au bain-marie et du lait qui a éprouvé la chaleur de l'ébullition, on observe que ce dernier, quoiqu'il s'aigrisse moins facilement, passe plus vite à la putréfaction.

Les vaisseaux de métal, et particulièrement ceux de cuivre, accélèrent l'altération du lait; les vases de faïence, de procelaine ou de grès, non vernissés, qui conviennent le mieux à sa conservation, doivent toujours être parfaitement nettoyés.

(Des propriétés physiques du lait.)

*
* *

Il n'est pas inutile de rappeler que les vaches dont le lait a servi à nos expériences, étaient de même âge, de même force et à peu près de même tempérament; que toutes habitaient la même étable, et qu'elles ont été nourries pendant quinze jours consécutifs, avec des fourrages de différentes qualités.

Le lait de la vache nourrie avec la tige et le feuillage du maïs était extrêmement doux et sucré; celui de la vache nourrie avec des choux, avait une saveur moins agréable et ce léger montant qui appartient à la famille des plantes crucifères; au contraire, le lait des vaches qui n'avaient eu pour toute nourriture que de la fane de pommes de terre et des herbes des prairies basses, s'est trouvé être plus séreux et un peu fade.

Après la dégustation des laits dont on vient de parler, nous avons procédé à leur distillation. Huit livres de chacun d'eux ont été mises séparément dans des alambics, au bain-marie : on a retiré de chaque distillation huit onces de liqueur environ. Toutes ces liqueurs étaient claires et sans couleur : leur odeur et leur saveur n'étaient pas les mêmes. Celle du chou se manifestait dans l'une ; on distinguait dans l'autre quelque chose d'aromatique ; il n'y avait que le lait de la vache nourrie avec le maïs et la fane de pommes de terre, qui ne présentait pas d'odeur particulière.

Il est resté dans la cucurbite une matière épaisse, grasse au toucher, d'un blanc jaunâtre, d'une saveur douce et sucrée à laquelle Hoffmann a donné le nom de *franchipane*. Cette matière contient toutes les substances fixes du lait.

(Des parties volatiles et fixes du lait.)

Pour faire les expériences dont nous allons rendre compte, il faut placer le lait dans une température où il puisse rester deux ou trois jours, sans éprouver d'altération sensible dans ses parties constituantes.

Première expérience. — On a mis dans trois vases de faïence, numérotés 1, 2, 3, une quantité égale de lait nouvellement trait. Chaque vase avait la même forme, la même capacité, mais un orifice différent. Celui du n° 1 était de cinq pouces et demi ($0^m,148$) d'ouverture ; le n° 2, de trois pouces ($0^m,081$), et le n° 3, d'un pouce et demi ($0^m,040$). Ces trois vases furent exposés à une température de douze degrés de Réaumur (15° C.) pendant trente-six heures : au bout de ce temps on s'aperçut que le lait présentait à sa surface une pellicule crémeuse, d'autant plus épaisse et facile à enlever, que l'orifice du vase offrait à l'air plus de superficie.

Deuxième expérience. — La pellicule crémeuse ayant été séparée, on a laissé le lait à la même température pendant vingt-quatre heures. Il s'est formé de nouvelles pellicules ; mais celle du n° 1 était fort mince, tandis qu'elle était plus épaisse dans le n° 2 et davantage encore dans le n° 3.

Ces pellicules enlevées une deuxième fois, nous avons laissé les trois vases à la même température et pendant le même temps. Pour la troisième fois, le lait a offert des pellicules crémeuses dans le n° 2 et le n° 3, mais le vase n° 1, dont l'ouverture est plus grande, n'en présentait pas.

Troisième expérience. — Cette expérience, répétée plusieurs fois et toujours avec le même succès, établit la nécessité de donner la préférence aux vases à large ouverture, quand il s'agit d'opérer la séparation de la crème d'avec le lait.

C'est lorsque le thermomètre de Réaumur indique huit à dix degrés (10° à 12°,5 C.) que la crème se sépare du lait avec le plus de régularité ; au delà et en deçà, cette séparation devient plus difficile.

Nous avons remarqué aussi que plus le lait était riche en crème, plus la séparation de celle-ci devenait facile. Pour obtenir une séparation complète de la crème, il importe donc que le lait présente une grande surface à l'air, qu'il soit au repos parfait et à une température plus froide que chaude.

Voici les expériences que nous avons faites pour savoir si la crème est réellement toute formée dans les glandes mammaires.

Première expérience. — On a introduit le bout du pis d'une vache dans le goulot d'un flacon ; on l'y a maintenu, de manière à s'opposer à l'entrée de l'air extérieur. Ensuite, par une légère pression, on a fait sortir suffisamment de lait, pour remplir la moitié du vase. On a alors retiré le pis et placé dans un endroit frais le flacon bien bouché. La surface du lait s'est bientôt recouverte d'une matière épaisse, et jaunâtre, ayant toutes les propriétés de la crème.

Deuxième expérience. — On a répété la même expérience, en remplissant de lait le flacon jusqu'à l'orifice. La crème s'est également présentée avec tous ses caractères.

Troisième expérience. — Nous avons agité du lait encore chaud, jusqu'à ce qu'il eût pris la température de l'atmosphère ; il a été versé ensuite dans un bocal de verre. La crème s'est montrée aussi promptement que si l'on n'avait pas imprimé de mouvement au lait.

Quatrième expérience. — En agitant plus longtemps le lait, il s'en est séparé une matière concrète : c'était du beurre. Le fluide restant, abandonné dans un vase pendant douze heures, a fourni une autre portion de crème, qui, battue, a encore donné du beurre.

Cinquième expérience. — Après nous être assurés que le lait, à sa sortie des mamelles, marquait trente degrés au thermomètre de Réaumur (37°,5 C.), nous avons plongé le vase qui le contenait dans l'eau d'un bain-marie, dont la chaleur était aussi de trente degrés, et nous l'y avons laissé pendant six heures. La crème a gagné la surface, avec moins de promptitude, mais elle a paru plus épaisse que celle du lait abandonné à la température ordinaire.

Sixième expérience. — Au lieu de tenir le lait à la température de trente degrés, nous l'avons placé, pendant dix heures, à une température de six degrés au-dessus de zéro (7°,5 C.). La crème s'est élevée lentement et elle n'avait pas autant de consistance que dans l'expérience précédente.

Septième expérience. — Le lait dépourvu de sa crème, à la température de l'atmosphère, a été vingt-quatre heures sans s'altérer, tandis que le lait qui avait été exposé à trente degrés, s'est coagulé en moins de douze heures.

Il résulte de ces expériences que l'existence de la crème, à l'instant où le lait sort des mamelles, ne peut pas être révoquée en doute, puisqu'en prolongeant la durée de sa chaleur naturelle, elle ne s'en élève pas moins à la surface du lait, et qu'elle n'a pas besoin du contact de l'air pour se séparer, cette séparation ayant lieu également dans les vaisseaux fermés.

(*De la crème.*)

Pour savoir s'il ne serait pas possible d'enlever le beurre à la crème sans le secours de l'agitation, nous avons employé le feu, persuadés que cet agent donnant plus de fluidité au mélange, le beurre, débarrassé de ses entraves, viendrait se rassembler à la surface et se concréter ensuite par le refroidissement. La crème à l'ébullition n'a pas cédé de beurre ; mais cette crème, qui a bouilli, a donné, par la percussion, la totalité de son beurre.

Nous avons aussi cherché à séparer le beurre à l'aide d'un dissolvant approprié ; nous avons ajouté une demi-once d'huile à quatre onces de crème et le mélange, agité doucement, a été placé au bain-marie pendant une heure. Après le refroidissement, l'huile, qui avait gagné la partie supérieure, n'a pas paru plus épaisse qu'auparavant. La crème, soumise à la percussion, a donné, un peu plus difficilement, tout ce qu'elle contenait de beurre.

Nous avons encore, dans le même but, mêlé à la crème fraîche quelques gouttes de vinaigre ; il était à présumer que cet acide, en opérant la coagulation de la matière caséeuse, laisserait le beurre à part, mais le résultat n'a pas été conforme à notre raisonnement.

Nous avons cru aussi devoir vérifier les effets de quelques pratiques usitées dans les campagnes pour accélérer la butyrisation, lorsque la saison ou d'autres circonstances locales rendent cette opération longue et pénible. A cet effet, nous avons mis successivement au fond de la baratte une pièce de métal et un morceau de beurre, un jaune d'œuf et même du sucre ; mais aucun de ces moyen n'a donné les avantages annoncés.

Les expériences suivantes ont été entreprises en vue d'extraire de la crème un beurre plus solide que celui qu'on obtient par les procédés ordinaires.

Première expérience. — Nous avons fait chauffer, dans un vase de terre vernissée, du lait nouvellement trait, et pourvu de toute sa crème. Au moment où il allait entrer en ébullition, nous y avons mêlé du vinaigre pour le faire coaguler et le tout a été passé à travers un tamis de crin très serré. Le caillé ou *fromage*, resté sur le tamis, ayant été délayé dans une suffisante quantité d'eau et soumis à la percussion, il en est résulté du beurre aussi ferme que s'il eût été retiré d'une crème nouvelle, mais son odeur et sa saveur n'étaient pas aussi douces que celles d'un beurre frais de bonne qualité.

Deuxième expérience. — Connaissant la propriété qu'a la crème, lorsqu'elle présente beaucoup de surface à l'air, de s'épaissir et de prendre assez de consistance pour pouvoir être pétrie entre les doigts, nous présumâmes que cet effet pouvait être attribué au beurre ; mais nous eûmes bientôt la preuve du contraire. La crème épaissie à laquelle on a restitué avec de l'eau sa première fluidité, ayant été soumise à la percussion, a fourni un beurre présentant les caractères du beurre extrait de la crème nouvelle.

Troisième expérience. — Pour connaître l'effet de l'acide propre du lait sur le beurre, nous avons laissé le lait se coaguler spontanément ; puis nous avons enlevé la crème et nous l'avons soumise au travail de la baratte ; elle a fourni du beurre ayant la consistance ordinaire.

Quatrième expérience. — Nous avons ajouté à du lait très crémeux une autre portion de crème et nous avons eu soin d'agiter souvent le mélange. Quand ce lait ainsi chargé de crème a été coagulé, nous lui avons laissé contracter une forte aigreur et, au bout de quinze jours, nous avons retiré, au moyen de la percussion, du beurre tout aussi ferme que les précédents.

Cinquième expérience. — Parmi les fromages les plus renommés de Paris, dans lesquels il est reconnu que la crème entre pour un tiers, nous avons choisi le fromage de Brie en pot, le fromage de Neufchâtel et le fromage de Viry. Nous les avons laissés pendant un mois se recouvrir d'une moisissure, nous les avons délayés dans suffisante quantité d'eau pour leur donner la fluidité ordinaire de la crème, et nous les avons soumis successivement à la percussion ; le beurre qui en est résulté n'avait pas une consistance plus ferme que le beurre retiré des mêmes fromages frais, mais il avait une saveur piquante et désagréable.

Sixième expérience. — Nous avons mis dans un vase de la capacité d'une pinte, du gaz oxygène pur et quatre onces de crème ; après un quart d'heure d'agitation, le beurre s'est séparé sans avoir plus de couleur et de concrétion que s'il eût été fait dans l'air atmosphérique.

Septième expérience. — Du beurre, hermétiquement enfermé dans un vase contenant de l'oxygène, n'a pas éprouvé plus de changement que le beurre exposé à l'air libre.

Huitième expérience. — L'acide carbonique a été employé dans les mêmes conditions que l'oxygène, et le résultat obtenu n'a pas présenté de différence bien marquée.

Ces expériences prouvent, contre l'opinion de certains chimistes, que le beurre est tout formé dans la crème, qu'il s'y trouve contenu avec toutes les propriétés que nous lui connaissons ; qu'enfin, il n'a nullement besoin d'absorber de l'oxygène, pour prendre de la concrescibilité et une couleur plus ou moins jaune.

Nous avons choisi, pour les expériences suivantes, une vache qui avait vêlé dans les premiers jours de germinal (mars) et qui donnait huit pintes (7^l,442) de lait par jour pesant environ vingt-quatre livres (11^{kgr},748). Nous avons eu soin d'attendre que l'animal fût au vert, pour commencer ces expériences.

Première expérience. — Un mois après le vêlage, en floréal (avril), nous avons fait traire la vache matin et soir, comme à l'ordinaire. Nous avons versé chaque traite dans une terrine évasée, qui a été exposée à une température de douze degrés Réaumur (15° C.) ; au bout de vingt-quatre heures, nous avons séparé la crème et nous l'avons soumise à la percussion : elle a fourni, sur trente-deux livres de lait, sept onces et demie de beurre de couleur jaunâtre (14^{gr},65 par kilogramme).

Deuxième expérience. — La même expérience a été faite le lendemain et le surlendemain, sans que les quantités de lait et de beurre parussent s'éloigner sensiblement des proportions observées ci-dessus.

Troisième expérience. — Un mois après ces premières expériences, c'est-à-dire en prairial (mai), la vache, continuant le même régime, n'a fourni que trente et une livres de lait, qui ont donné neuf onces trois quarts de beurre (19^{gr},75 par kilogramme), ce qui fait une livre de lait de moins et deux onces de beurre de plus qu'en floréal.

Quatrième expérience. — Pendant le mois de messidor (juin-juillet), la quantité de lait n'a pas diminué d'une manière marquée, mais celle du beurre a augmenté au point que, sur trente et une livres de lait, nous avons retiré douze onces et demie de beurre (25^{gr},20 par kilogramme).

Cinquième expérience. — Le lait, en thermidor (juillet-août), a diminué sensiblement, mais le beurre a augmenté en proportion : vingt-sept livres de lait nous ont donné quinze onces de beurre ($34^{gr},72$ par kilogramme).

Sixième expérience. — Pareilles diminution de lait et augmentation de beurre ont eu lieu dans le courant de fructidor (août-septembre) ; la vache a produit alors vingt-quatre livres de lait et une livre de beurre ($41^{gr},66$ par kilogramme).

Septième expérience. — La vache ayant passé au sec en vendémiaire (septembre-octobre), a fourni cependant à peu près la même quantité de lait qu'en fructidor, mais celle du beurre a augmenté d'une once ($44^{gr},27$ par kilogramme) et sa couleur a un peu diminué.

Huitième expérience. — La même quantité de lait s'est soutenue en brumaire (octobre-novembre) ainsi que celle du beurre ; mais la couleur de ce dernier s'est encore affaiblie et a passé au blanc mat.

Neuvième expérience. — En frimaire (novembre-décembre), la vache, qu'on avait menée au taureau à la fin de messidor, fournit sensiblement moins de lait, mais le beurre se maintint à peu près dans la même proportion.

Dixième expérience. — En nivôse (décembre-janvier), la proportion du lait se soutint comme en frimaire et il donna à peu près un vingt-quatrième de beurre, c'est à-dire que vingt-quatre livres de lait donnèrent environ une livre de beurre ($41^{gr},66$ par kilogramme).

Onzième expérience. — Nous avons obtenu en ventôse (février-mars) le même résultat et, comme à cette époque, la vache était pleine de huit mois, il ne fut plus possible d'avoir du lait autrement qu'épais et filant comme du blanc d'œuf.

Ces expériences prouvent que le lait d'une vache donne, le premier mois qui suit le part, trois gros environ de beurre par livre de lait (2, 34 p. 100) ; quatre gros (3^{gr},12 p. 100) le deuxième et le troisième mois; cinq et six gros (3^{gr},90 à 4^{gr},68 p. 100) jusqu'au huitième mois et que c'est à cette époque que le beurre abonde davantage et a réellement acquis sa perfection.

Rien n'est donc plus variable que la proportion de beurre que fournit une même vache à différentes époques de l'année, sans même changer de régime.

Nous allons voir maintenant que la crème retirée du lait, à mesure qu'elle monte à sa surface, produit du beurre de qualité différente.

Douzième expérience. — Nous avons rempli de lait un bocal cylindrique et nous l'avons exposé à une température de dix degrés (12°,5 C.). Six heures après, nous avons séparé la première couche de crème, qu'on a mise en réserve dans un vase bien clos. Pour enlever la seconde couche, on a attendu le même temps et il en a été de même pour la troisième.

Treizième expérience. — La crème ainsi divisée en trois parties, agitée simultanément dans trois bouteilles, a présenté trois qualités distinctes de beurre : le premier était plus fin et plus délicat que le second, et celui-ci plus agréable que le troisième.

Quatorzième expérience. — Les mêmes expériences répétées sur des laits provenant d'autres vaches ont offert constamment les mêmes résultats.

Toutes ces expériences démontrent que, quand on verse

le lait dans un vase à étroite ouverture et qu'on laisse à la crème le temps de se rassembler, celle qui monte la première fournit un beurre supérieur, tandis que celle de la dernière couche donne toujours un beurre inférieur.

Il existe encore d'autres causes qui peuvent influer sur la proportion du beurre dans le lait. Si l'on ne fait, par exemple, qu'une traite en vingt-quatre heures, le lait est peu abondant et la proportion de beurre très élevée ; avec trois traites, le lait se trouve augmenté d'un septième et le beurre diminue dans une égale proportion.

On observe aussi que, dans une même traite, le lait qui vient le premier est trois fois plus riche en beurre que celui qui vient le dernier. Un autre phénomène, bien plus propre encore à causer de la surprise, c'est la différence que présente le lait d'une même traite divisée en plusieurs parties. Nous reviendrons sur ces faits importants (Voy. p. 300).

S'il est hors de doute que la saison, la nature des aliments et l'état physique des animaux influent sur la qualité du beurre, il n'est pas moins démontré que ces mêmes causes ont aussi une influence sur sa coloration : plus les plantes sont succulentes et aromatiques, plus le beurre en général est jaune. A l'entrée de l'hiver, cette couleur s'affaiblit au point de disparaître entièrement : les vaches nourries avec des pailles d'avoine ou d'orge, des fourrages secs, du son, des racines potagères, ne donnent communément qu'un beurre d'un blanc mat.

On sait aussi que la chèvre, la brebis, l'ânesse et la jument, nourries pendant l'été dans les mêmes pâturages que la vache, donnent du beurre plus ou moins blanc, mais jamais jaune comme celui de la vache.

Parmi les substances propres à colorer le beurre, nous citerons le fruit d'Alkekenge, la graine d'asperge, les fleurs de souci et surtout le suc de carotte rouge. Toutes ces substances, mêlées à la crème et battues avec elle, donnent au beurre une couleur jaune plus ou moins foncée.

Les sucs verts des plantes, exprimés et battus avec la crème, ne fournissent pas de beurre coloré, mais ils lui communiquent leurs odeurs. C'est ainsi que nous avons communiqué au beurre l'arome de l'angélique, du persil, du cerfeuil et du céleri.

Le principe vireux et narcotique des végétaux passe aussi dans le beurre : la nicotiane, le pavot, la ciguë, la mandragore s'y font sentir d'une manière très marquée et peut-être les combinaisons de cette espèce offriraient-elles à la médecine une ressource de plus dans les circonstances, où l'usage de ces plantes est recommandé, intérieurement ou extérieurement (Voy. p. 291).

Nous avons encore observé que, pour colorer le beurre, il n'était pas toujours nécessaire de prendre les matières colorantes dans leur état humide, puisque nous sommes parvenus à opérer cette coloration avec l'écorce sèche de la racine d'orcanette : en augmentant ou en diminuant les proportions de cette écorce, nous avons obtenu des beurres allant du rose léger au rouge foncé.

Le beurre au contact de l'air se colore ou se décolore, selon les circonstances. Celui qui est absolument blanc après sa préparation devient jaune, mais cette couleur est toujours faible ; elle est superficielle et ne se communique que très difficilement aux couches intérieures.

L'effet contraire arrive au beurre naturellement jaune ; c'est la surface qui blanchit, tandis que la couleur jaune se conserve dans l'intérieur. En général, l'air paraît avoir plus d'action sur la couleur jaune communiquée artificiellement au beurre, que sur celle qu'il tient de la nature.

Nouvellement préparé avec de la bonne crème, le beurre ne conserve pas longtemps sa saveur agréable ; peu à peu, il devient rance et impropre aux usages domestiques.

Cette altération est plus ou moins prompte suivant qu'il retient plus ou moins de lait. On peut la retarder en lavant le beurre et surtout en le conservant sous l'eau dans des endroits frais. On y arrive aussi, en lui enlevant son humidité et sa matière caséeuse par la chaleur ou en le salant, d'où résulte ce qu'on nomme dans le commerce *beurre fondu*, *beurre salé*.

L'oxygène de l'air est l'agent qui détermine la rancidité du beurre : voici comment nous sommes parvenus à en avoir la preuve.

Sous deux cloches de verre de même forme et de même capacité, remplies d'air atmosphérique, on a placé séparément des vases contenant de la crème fraîche et du beurre frais.

De la crème fraîche et du beurre frais ont été également placés sous deux cloches remplies de gaz oxygène.

L'air des deux premières cloches n'avait pas, le huitième jour, diminué d'une manière sensible. La surface de la crème était devenue un peu plus jaune et un peu ridée ; on voyait aussi dans quelques endroits des points de moisissure ; sa consistance avait augmenté ; sa saveur, sans être agréable, n'était pas rance : battue dans une fiole avec un peu d'eau, elle a donné un beurre assez doux. Le beurre paraissait avoir acquis à sa surface, un peu plus de couleur ; sa saveur n'était plus aussi douce qu'au début de l'expérience, mais on ne pouvait pas dire qu'elle fût rance.

Le beurre et la crème, placés sous les cloches remplies de gaz oxygène, avaient au contraire une odeur décidément rance. Une partie du gaz avait été absorbée et remplacée par l'eau de la cuve sur laquelle les cloches avaient été placées : la quantité du gaz absorbé pouvait être évaluée au quart de son volume.

(Du beurre.)

*
* *

Il existe une multitude d'agents propres à coaguler le lait, et à mettre sur-le-champ, en évidence, la substance blanche connue des chimistes sous le nom de *matière caséeuse* ou *fromageuse*.

En mêlant deux gros (7^{gr},65) d'acide sulfurique affaibli, avec une livre de lait écrémé, et en plaçant le mélange dans une température de quinze à seize degrés (18°75 à 20° C.), il ne faut pas une heure, pour que la coagulation s'opère. Le coagulum, d'abord très mou, acquiert insensiblement plus de consistance. On obtient de semblables résultats, mais plus lentement, lorsque le lait est encore pourvu de sa crème.

Si le mélange est exposé à la chaleur d'un bain-marie ou d'une étuve, le coagulum se manifeste beaucoup plus promptement.

En doublant la quantité d'acide sulfurique, la coagulation, à chaud comme à froid, se fait encore plus vite. Porte-t-on plus loin la proportion d'acide, la coagulation s'opère presque sur-le-champ; mais l'acidité alors devient très sensible dans le sérum et dans la matière caséeuse.

En répétant les mêmes expériences avec l'acide muriatique (chlorhydrique), on obtient des résultats à peu près semblables.

. L'acide nitrique affaibli agit de la même manière, mais, lorsqu'il est très concentré, son action s'exerce sur le lait avec une telle violence, qu'il en sépare de suite la matière caséeuse, la racornit et la jaunit.

L'acide phosphorique se comporte de la même manière que l'acide sulfurique.

Le vinaigre, ainsi que plusieurs autres acides végétaux, coagule le lait, comme le font les acides minéraux affaiblis.

L'action de l'acide carbonique est plus lente : le caillé est divisé et ne se présente pas en masse, comme pour les autres acides.

Les sels avec excès d'acide, tels que la crème de tartre, le sel d'oseille et le bisulfate de potasse, coagulent le lait; mais nous avons observé que, pour que cette coagulation se fit complètement, il fallait que le lait fût presque dans l'état bouillant.

Parmi les sels neutres, la plupart des sulfates coagulent le lait avec une promptitude singulière : mais pour que l'opération réussisse, il convient d'attendre que le lait soit à l'ébullition, avant que d'y jeter les sulfates.

Les muriates (chlorures) n'agissent pas comme les sulfates. Le lait les dissout, sans former de coagulum, à l'exception du muriate d'ammoniaque.

On a essayé, mais sans succès, les phosphates de potasse, de soude et de chaux ; il en a été de même des nitrates de chaux, de magnésie, de potasse et de soude, ainsi que des acétates de potasse et de soude.

Avec le sucre, l'amidon et la gomme, surtout si on a soin de forcer les doses, on voit le caillé se former après quelques minutes d'ébullition. En général, il faut une plus grande quantité de sucre et d'amidon que de gomme. Le caillé produit par le sucre se présente quelquefois sous la forme d'une écume, qui nage à la surface du sérum, lequel ressemble à un sirop ordinaire.

L'alcool est un des meilleurs agents auxquels on puisse avoir recours pour se procurer de la matière caséeuse promptement et en abondance : le sérum que l'on obtient dans ce cas est tout à fait incolore ; il a la saveur de l'eau-de-vie.

Quant à la matière caséeuse, elle est toujours sous la forme de molécules assez divisées, qui gagnent ordinairement la partie inférieure du vase.

Les plantes acides coagulent fort bien le lait ; mais il faut en ajouter une certaine quantité, sans quoi le coagulum n'a jamais une forte consistance. La grande oseille et l'alléluia nous ont paru produire l'effet le plus marqué.

Nous avouerons qu'à notre grand étonnement, nous n'avons pu opérer la coagulation du lait avec le caille-lait auquel tous les auteurs ont attribué la propriété qui lui a donné son nom.

Il est bien étonnant que, depuis Dioscoride jusqu'à nous, il ne se soit pas trouvé un seul auteur, qui ait osé élever quelques doutes sur la propriété du caille-lait ; aussi est-on en droit d'en conclure que tous les auteurs se sont copiés servilement et que c'est ainsi qu'ils ont transmis une erreur qu'une seule expérience aurait pu si facilement détruire. Que d'exemples, en physique et en chimie, ne pourrait-on pas citer de pareilles fautes, qui tiennent à la même cause !

Ce que ne produit pas le caille-lait, les fleurs d'artichaut et le chardon le font d'une manière très marquée : il suffit de mêler une infusion assez forte de ces fleurs ou même de les mettre en substance avec du lait, pour en déterminer la coagulation.

Les veaux, les agneaux, les cheveaux, etc. qu'on tue avant qu'ils aient pris d'autre nourriture que le lait de leur mère, fournissent une substance, qui a pour base le lait caillé, avec laquelle on fait la *présure* et qui sert à coaguler le lait dans les fromageries.

La liqueur contenue dans l'estomac ou l'estomac lui-même d'une foule d'êtres qui vivent de chair, de poissons, d'insectes, de grains et d'herbes, possèdent également cette vertu coagulante, à un degré assez intense, pour qu'on puisse en tirer parti.

On a prétendu que la propriété coagulante de la présure dépendait d'un acide à nu, que cette substance contient; mais il est facile de prouver la fausseté de cette assertion, car un mélange de présure et de potasse dans lequel cette dernière est en excès, ajouté à du lait, produit un coagulum absolument semblable à celui que l'on obtient avec le même poids de présure pure.

(Des agents propres à la coagulation du lait.)

*
* *

Lorsqu'on fait bouillir la matière caséeuse avec la soude caustique étendue dans suffisante quantité d'eau, on la voit disparaître insensiblement, pendant que le liquide prend une couleur d'un rouge très foncé. Dans cette opération, toute la matière caséeuse est dissoute et peut-être séparée de son dissolvant par le moyen d'un acide. Il est à remarquer, qu'en faisant bouillir la matière caséeuse avec la soude, il se dégage de l'ammoniaque ; c'est un fait qui, à ce que nous croyons, n'a encore été entrevu par personne. Pour concevoir cette formation d'ammoniaque, il suffit de savoir que l'azote et le gaz hydrogène, qui sont les principes constituants de ce corps, ainsi que l'a démontré le citoyen Berthollet (1), se trouvent précisément daus la matière caséeuse.

Lorsqu'on décompose avec un acide la dissolution de la matière caséeuse opérée par la soude caustique, il s'exhale aussi une odeur de gaz hydrogène sulfuré. L'acide le plus faible suffit pour produire cet effet ; une lame d'argent, plongée alors dans la liqueur, noircit en très peu de temps...

Le vinaigre distillé est, de tous les acides que nous avons employés, celui qui paraît avoir le plus d'action sur la matière caséeuse ; il la dissout en entier, surtout lorsqu'on la lui présente dans l'état sec et réduite en poudre fine.

Nous avons répété cette expérience avec d'autant plus de précautions qu'elle contredit ce que Scheele (2) a annoncé au sujet de cet acide.

En répétant sur les pellicules qui se forment à la surface du lait chauffé, les expériences auxquelles nous avons soumis la matière caséeuse, il n'est plus permis de douter de l'identité de ces deux produits.

(De la matière caséeuse.)

1) Mort en 1822, à soixante-quatorze ans.
(2) Né à Stralsund en 1742, mort en 1786.

On sait depuis longtemps que les Tartares convertissent le lait de leurs juments en une sorte de vin, d'où ils retirent par la distillation un véritable alcool. Nous avons cherché à obtenir les mêmes résultats avec le lait de vache.

On a mis dans un tonneau de la capacité d'environ trente pintes, vingt-cinq livres de lait de vache. On a placé ce tonneau, après l'avoir bouché, à une température de quinze à seize degrés (18°75 à 20° C.) et l'on a eu soin de l'agiter plusieurs fois par jour. Dès le lendemain, nous nous aperçûmes qu'en le débouchant, il se dégageait une certaine quantité de gaz. Le second jour, la surface était recouverte d'une pellicule crèmeuse et la liqueur avait une saveur acide. Le troisième jour, le lait était caillé. Le quatrième jour, la liqueur avait une chaleur un peu supérieure à celle de l'atmosphère et son acidité était considérable. La sortie du gaz devint, à cette époque assez abondante, pour nous permettre d'en recueillir sous des cloches ; d'après l'examen que nous en fîmes, nous reconnûmes son analogie avec l'acide carbonique.

Les choses se passèrent de même jusqu'au vingtième jour, où nous nous aperçûmes que le lait avait une saveur décidément vineuse. Nous le fîmes jeter sur un tamis de crin, pour séparer le fluide d'avec le *magma* qui s'y trouvait mêlé. Le fluide ainsi obtenu était blanchâtre ; il fut mis en bouteille après repos et décantation.

Huit pintes de ce vin, peu agréable, mais cependant potable, ont été distillées dans un alambic de verre. La première once de liqueur qui vint se condenser, était un peu louche : son odeur avait quelque chose d'acéteux. Le second produit commença à prendre une odeur analogue à celle de l'eau-de-vie : il en avait, en effet, les propriétés, puisqu'il s'enflammait dès qu'on le faisait chauffer et qu'on lui présentait la flamme d'une bougie. Après avoir retiré huit onces de fluide, la distillation fut interrompue et le produit rectifié : par ce moyen, nous eûmes quatre onces d'alcool comparable à l'alcool de vin. Il n'était plus possible, après un semblable résultat, de nier la possibilité de faire subir au lait la fermentation spiritueuse...

On a vu que le sérum devient acide avec le temps; à cet état, il rougit la teinture de violettes, fait effervescence avec les carbonates et a beaucoup d'analogie avec le vinaigre. On conçoit que le lait n'a pu acquérir cette acidité sans avoir éprouvé une sorte de fermentation analogue à la fermentation acéteuse. Et en effet, les phénomènes qui se manifestent lors de la fermentation acide de certains vins de fruits avec lesquels on fait du vinaigre, sont précisément ceux que l'on remarque pendant la fermentation acide du lait. Nous avons remarqué plusieurs fois que la couche supérieure du sérum qu'on fait aigrir a très peu d'acidité, tandis que la couche inférieure en a davantage.

Nous avons remarqué aussi, qu'il n'était pas nécessaire que le sérum du lait, pour s'aigrir, absorbât, comme le vinaigre de vin, une des parties constituantes de l'air atmosphérique : ayant disposé sur l'orifice d'une bouteille pleine de sérum une vessie remplie d'air, nous n'avons pas observé, après trois jours, qu'elle eût perdu de son volume, quoique le sérum fût devenu très acide.

Une autre preuve du peu d'influence de l'air atmosphérique sur la conversion du lait en acide, est ce qui se passe, lorsqu'au lieu de l'écrémer on le conserve longtemps avec toute sa crème. Il s'aigrit plus vite et l'acide est plus fort. Or, si, comme on en peut douter, la même crème forme une couche assez épaisse pour que l'air atmosphérique ne puisse la pénétrer, il faut que la formation de l'acide dans le lait soit tout à fait indépendante de l'oxygène de l'air et, d'après cela, on doit nécessairement chercher dans les parties constituantes du lait, celles qui peuvent fournir le principe acidifiant dont il s'agit. Mais quelles sont ces parties? C'est sur quoi il sera sans doute difficile de prononcer (1).

____

(1) Le mécanisme de la fermentation lactique est aujourd'hui connu

Si, lorsque le lait a acquis toute l'acidité dont on le croit susceptible, on le filtre et qu'on le couvre d'huile, il se conserve pendant quelque temps sans s'altérer, puis il finit par se troubler et se décomposer.

Nous avons bien des fois cherché à concentrer cet acide, par le moyen de la congélation, dans la vue de nous assurer s'il se conserverait plus longtemps. La liqueur qui n'a pas gelé, est devenue plus acide, mais elle s'est troublée et a fini, comme celle qui n'avait pas été concentrée, par se décomposer entièrement.

On a aussi tenté de séparer l'acide du sérum par le moyen de la distillation, mais cet acide étant moins volatil que le vinaigre, la partie distillée était légèrement acide, tandis que la liqueur restée dans la cornue était d'une acidité considérable. En poussant plus loin la distillation, l'acide se décomposant, la liqueur prend une couleur brune et laisse déposer au fond de la cornue un sédiment brunâtre et comme charbonneux.

(De la fermentation du lait.)

*
* *

On a prétendu que le lait provenant d'un animal carnivore, était plus sujet à s'altérer que celui des animaux herbivores. Ayant eu occasion d'avoir du lait d'une chienne qu'on nourrissait uniquement de viande, il ne nous a point paru que cette assertion fût fondée.

Ce qui nous a le plus frappés en faisant alternativement passer les vaches à différents genres d'aliments, c'est la diminution du lait chaque fois qu'elles changeaient de nourriture et quoique celle-ci fût plus succulente. Les nourrices doivent donc être très circonspectes sur le choix de leurs aliments, n'en changer que graduellement et écarter de leur régime, tout ce qui peut déranger les enfants. Une femme

par les travaux de Pasteur et ceux de ses disciples. Voy. Duclaux. Traité de microbiologie, t. IV p. 311-373, Paris, 1901.

d'une constitution nerveuse a observé que le jour où elle mangeait des asperges, l'urine de son nourrisson avait l'odeur qui caractérise ce végétal. On sait encore que la saveur de quelques semences d'ombellifères et surtout celle de l'anis se communiquent au lait sans subir de changement.

Voici d'autre part ce que nos expériences ont confirmé.

Première expérience. — Nous avons donné pendant quinze jours consécutifs, à plusieurs vaches, de la chicorée sauvage et de la chicorée frisée, de manière à en former la base de leur nourriture : le lait qu'elles ont fourni, n'a jamais manifesté aucune amertume.

Deuxième expérience. — Il en a été de même de l'oseille potagère, que les jardiniers maraîchers de Paris se gardent bien d'administrer aux vaches, dans la persuasion que cette plante fait tourner le lait. Nous en avons mêlé jusqu'à trente livres par jour avec le fourrage ordinaire, pendant une décade (dix jours), sans avoir remarqué que le lait fût plus disposé à se coaguler que celui d'une autre vache qui ne mangeait pas de plantes acidules.

Troisième expérience. — Plusieurs plantes aromatiques de la famille des labiées, employées vertes ou sèches, telles que la lavande, la sauge et le thym, ont été mêlées, en différentes proportions, avec la nourriture ordinaire des vaches pendant un mois : le lait n'a pas, pour cela, acquis d'odeur particulière ; il était seulement plus gras et plus savoureux.

C'est donc un préjugé de croire que toutes les plantes amères, acidules ou aromatiques, puissent indistinctement communiquer leur amertume, leur acidité ou leur arome au lait des animaux qui en sont nourris. Cependant on a remarqué que les vaches qui broutaient des feuilles d'artichaut, de chardon, d'absinthe, de tanaisie, donnaient aussitôt du lait présentant une amertume sensible.

On sait aussi que l'alliaire lui donne une odeur d'ail, et la roquette, ce montant qu'on remarque dans la moutarde et dans le raifort.

Quatrième expérience. — Nous avons fait prendre, pendant huit jours, une tête d'ail, divisée et mêlée avec du son, à une vache nourrie d'ailleurs à l'ordinaire, l'odeur de cette racine bulbeuse ne s'est manifestée dans le lait qu'à la sixième traite, et dès le lendemain du jour que le régime a cessé, l'odeur d'ail n'existait plus.

Cinquième expérience. — Après avoir rassemblé la crème d'un lait qui avait l'odeur d'ail, nous l'avons soumise à la percussion ; le beurre qui en est résulté a conservé une odeur d'ail assez forte, pour la communiquer à tous les mets auxquels ce beurre servait d'assaisonnement.

Sixième expérience. — Une poignée de poireaux administrée aux vaches, autant de fois et de la même manière que l'ail, a présenté des résultats entièrement semblables.

Septième expérience. — Il en a été des oignons rouges et blancs, comme de l'ail et des poireaux.

Un fait qui paraît bien étonnant, c'est que le lait ait besoin du contact de l'air pour manifester l'odeur des plantes dont il vient d'être question. Au sortir du pis, l'odeur est à peine sensible ; mais on la reconnaît un instant après et elle ne fait qu'augmenter avec le temps.

Huitième expérience. — Parmi les végétaux qui contiennent beaucoup de matière colorante, plusieurs ont été soumis à l'expérience.

On a commencé par les betteraves rouge et jaune ; elles n'ont communiqué aucune couleur particulière au lait et au beurre d'une vache nourrie en partie avec ces racines pendant un mois.

Neuvième expérience. — Nous avons ajouté au fourrage ordinaire d'une vache, de la garance séchée et pulvérisée, depuis deux gros ($7^{gr},65$) jusqu'à une once ($30^{gr},59$). Le sixième jour de ce régime, le lait a contracté une teinte rougeâtre ; mais la crème a donné un beurre qui n'était pas coloré.

Pendant que la vache faisait usage de la garance et avant que son lait ne fût teint, nous avons observé que l'urine qu'elle rendait, était déjà fortement colorée en rouge.

Dixième expérience. — Nous avons également eu recours à la gaude et au pastel ou *vouède* dont les propriétés tinctoriales sont aussi bien connues que celles de la garance.

Ces deux plantes, séchées, divisées et mêlées avec du petit son, ont été administrées successivement à une vache pendant le cours d'une décade, sans manifester leur action sur le lait.

Onzième expérience. — Nous avons soumis la crème de ce lait à la butyrisation : le beurre n'a pris aucune nuance, d'où il suit que le jaune de la gaude et le bleu du pastel ne passent pas dans le lait et sont détruits par la digestion.

Douzième expérience. — Nous avons mêlé de la poudre de safran avec du son et nous avons fait prendre ce mélange à une vache pendant plusieurs jours. Le lait ne paraissait pas coloré, mais le beurre avait une belle couleur jaune.

Nous ne terminerons pas cet article sans mentionner un phénomène assez singulier, relatif à la couleur bleue que le lait acquiert presque subitement à certaines époques de l'année, notamment dans les départements du Calvados et de la Seine-Inférieure. Cette couleur est souvent si foncée, qu'on n'a pas hésité à la comparer à celle du bleu de Prusse. La crème en se rassemblant, emporte une partie de cette couleur ; la teinte diminue et s'affaiblit d'autant plus que le lait est mieux écrémé. Nous avons d'abord attribué cette coloration à un principe colorant de nature résineuse, que nous supposions avoir été extrait par le travail de la digestion de quelques-unes des plantes dont les vaches avaient fait usage pour leur nourriture. D'après cette supposition, il nous paraissait facile d'expliquer comment la crème, en qualité de corps gras, s'emparait de ce principe et l'enlevait au lait ; mais lorsque nous vîmes que le beurre fourni par la crème bleue était jaune comme celui de la crème ordinaire, nous fûmes obligés de renoncer à cette explication. Nous présumâmes ensuite que la coloration pouvait avoir pour cause une maladie des vaches, mais il fallut encore renoncer à cette idée, lorsque nous apprîmes que ces animaux jouissaient de la meilleure santé (1).

L'usage du lait coloré en bleu ne semble pas être préjudiciable à la santé, car nous savons que dans les départements où on le trouve le plus communément, plusieurs personnes l'emploient comme le lait ordinaire à la préparation de leurs aliments.

(Influence des aliments sur le lait.)

*
* *

On sait que la gratiole transmet au lait de vache la vertu purgative et que les médecins ont profité de cette observation pour chercher à communiquer des propriétés médicamenteuses au lait qu'ils administrent à leurs malades ; mais il nous manque une série d'expériences et d'observations exactes pour tirer de cet aperçu la plénitude des avantages qu'on peut en espérer.

(Influence des médicaments sur le lait.)

(1) On sait aujourd'hui que cette coloration est due à un microbe spécial, parfaitement étudié par M. le Dr Gessard, pharmacien-major de 1re classe. [Voy. Fonctions et races du bacille cyanogène (microbe du pus bleu), in Annales de l'Institut Pasteur, janvier 1892. — Microbes chromogènes à pigments bleus solubles (Pus bleu et lait bleu), in Bulletin médical, 8 juillet 1899.]

* *

On ne peut disconvenir que les affections physiques et morales n'aient quelque influence sur la qualité du lait. Un effroi considérable occasionne l'engorgement subit des mamelles et un violent chagrin produit leur affaissement. Souvent le lait est altéré à la suite des mauvais traitements qu'une vache reçoit. On a vu une chèvre donner un lait de mauvaise qualité, lorsqu'on gourmandait le nourrisson qu'elle affectionnait...

(Influence des affections morales et physiques sur le lait.)

* *

Les médecins ont donné le nom de *colostrum* au fluide qui se sépare des mamelles dans les premiers instants qui précèdent et suivent le part. Le colostrum fourni la veille du vélage est tellement visqueux que les fermiers le comparent à du pus : il donne par percussion un beurre gras assez abondant et coloré. Dès le deuxième jour du vélage, son état se rapproche de celui du lait, mais ce n'est que vers le quatrième jour qu'il peut être employé sans inconvénient à tous les usages domestiques.

(Du colostrum.)

* *

Il est facile à la simple inspection de saisir la différence qui existe entre le lait de brebis et le lait de vache : l'état gras du beurre et de la matière caséeuse, leur goût spécial, ne permettent point de les confondre.

Le lait de chèvre a une odeur et une saveur particulières qui ne sont pas toujours très agréables, surtout pour les personnes qui en font usage pour la première fois. Il a une densité plus considérable que le lait de vache. La crème est toujours fort épaisse ; le beurre est blanc et la matière caséeuse très abondante.

Il n'est pas d'espèces de lait dont les produits varient autant que ceux du lait de femme : à chaque instant, il change d'état.

Le lait d'ânesse donne, par le repos, une crème qui n'est ni épaisse, ni abondante. Le beurre se forme difficilement ; il est mou, fade, blanc et se rancit aisément. Il contient peu de matière caséeuse. La matière sucrée est tout à fait semblable à celle des laits de vache et de femme.

Dans le lait de jument, le beurre se sépare difficilement de la crème et la matière caséeuse s'y trouve en plus faible proportion que dans les autres laits.

Malgré les difficultés que l'on rencontre dans l'étude de produits aussi variables que les laits que nous avons examinés, nous pensons qu'ils peuvent être classés comme il suit, d'après leur richesse en beurre, en fromage, en sel essentiel (sucre de lait) et en sérum :

BEURRE	FROMAGE	SUCRE DE LAIT	SÉRUM
brebis	chèvre	femme	ânesse
vache	brebis	ânesse	femme
chèvre	vache	jument	jument
femme	ânesse	vache	vache
ânesse	femme	chèvre	chèvre
jument	jument	brebis	brebis

(Des différentes espèces de lait.)

Il est difficile, pour ne pas dire impossible, de fixer d'une manière incontestable, la quantité de lait qu'une vache peut fournir par jour, puisqu'on sait qu'elle en rend plus ou moins selon l'âge, l'espèce, la saison, le climat, la nourriture, l'état physique, etc. Plus on répète les traites, plus le lait est abondant, mais moins il est riche en principes. Le lait d'une même traite divisé en plusieurs parties présente, dans toutes les saisons et chez toutes les femelles, des différences notables : la dernière portion de la traite présente trois fois plus de crème que la première.

En comparant le lait de chaque trayon recueilli à part, nous avons trouvé des différences telles, que l'on aurait pu croire que ce fluide provenait de quatre vaches particulières. Les deux trayons de derrière donnent proportionnellement un peu plus de lait et ce lait est plus gras ; mais nous n'oserions pas assurer qu'il en soit de même pour toutes les vaches (1).

Si la traite n'est pas exécutée avec soin et reste incomplète, le lait diminue et perd ses qualités.

(Des traites.)

*
* *

Trop jeune, la vache donne un lait séreux ; trop vieille, il est sec. C'est après la troisième portée qu'on a le meilleur lait.

Il n'est pas douteux qu'il ne se glisse quelques fraudes dans le commerce du lait ; cependant, il y a lieu de croire qu'on en a exagéré le nombre, car la plupart sont impraticables.

Comme le lait ne forme aucun dépôt, on peut soupçonner qu'il est mélangé, lorsqu'il présente ce défaut ; s'il y a de la farine, on aura une bouillie par la cuisson ; s'il y a du plâtre, l'indissolubilité de la matière permettra de caractériser la fraude.

L'absence de la crème est facile à saisir à la dégustation ;

(1) Toutes ces observations ont été confirmées par des chimistes contemporains (Voy. Variations de la composition du lait de vache, in *Traité des substances alimentaires* par Villiers et Collin, Paris, 1900).

on pourra encore la constater, en mettant le lait dans un vase étroit et cylindrique (1) à une température de dix à douze degrés (12°,5 à 15° centigrades) et l'épaisseur de la crème à la surface suffira pour permettre d'en apprécier la quantité.

L'addition de l'eau, qui est la fraude la plus commune, est découverte par les sens. On a bien proposé l'emploi du pèse-liqueurs (lactodensimètre) et de la balance hydrostatique pour savoir dans quelle proportion l'eau se trouve mélangée au lait, mais ces instruments sont insuffisants. attendu que le lait varie, à la journée, de pesanteur spécifique.

On ne connaît aucune matière qui, étant mêlée en petite quantité au lait puisse, sans nuire à sa saveur, retarder son altération. Plusieurs auteurs ont prétendu que la lessive de potasse et l'eau de savon retardaient la coagulation du lait, mais ces moyens ne peuvent que concourir à le détériorer.

C'est à regret que nous avons acquis la preuve que le sucre, qui sert de condiment à tant de liquides susceptibles de s'altérer, coagule le lait, à chaud, lorsqu'on l'emploie dans la proportion de deux parties sur une de lait. Nous nous étions flattés qu'il pourrait le rendre propre à braver les voyages de long cours et offrir une ressource de plus aux navigateurs. Le sucre dissous à froid ne produit pas la coagulation et permet bien de donner au lait la consistance sirupeuse, mais on sait que les sirops préparés sans le concours de la chaleur, ne sont pas de garde.

(Du commerce du lait.)

*
* *

La façon de battre la crème n'est pas indifférente à la séparation du beurre ; nous avons trituré de la crème au

_____

(1) C'est l'origine des crémomètres en usage aujourd'hui.

mortier pendant plus de quatre heures sans qu'elle changeât d'état, alors qu'introduite dans une bouteille, le beurre s'est manifesté après un quart d'heure d'agitation.

Dans le pays de Bray, la matière végétale qui sert à colorer le beurre qu'on y fabrique en grand, est la fleur de souci. Cette fleur, à mesure qu'on la cueille, est entassée dans des pots de grès ; il en résulte, au bout de quelques mois, une liqueur épaisse foncée que l'on passe à travers un linge et que l'on emploie en proportion convenable. Ce procédé qui a été longtemps employé sous le voile du mystère, fournit une belle couleur jaune très solide, sans donner au beurre aucune saveur particulière.

On peut établir comme une règle générale, que vingt-quatre livres de lait donnent à peu près une livre de beurre et que cette quantité est le produit d'une vache par jour : il y a telle vache qui en a donné jusqu'à deux et trois livres, mais ces cas sont rares.

Le sel blanc et le sel gris, dont on se sert pour saler le beurre présentent des différences notables dans leurs effets : nous croyons que l'emploi de l'un ou de l'autre dans les salaisons, n'est pas une chose aussi indifférente qu'on le pense. Les beurrières de Rennes préfèrent le sel de Guérande, préparé par évaporation au soleil ; ce sel a la réputation de mieux saler le beurre et de lui communiquer un goût analogue à celui de la violette.

On a pensé que le sel introduit dans le beurre y formait, après un certain temps, une sorte de combinaison savonneuse, mais les expériences faites à Rennes, par Hue, pharmacien en chef adjoint de l'armée d'Angleterre, sur du beurre salé qui avait une année de fabrication, ont prouvé que le sel y existait tout entier interposé sous forme de cristaux ou en dissolution dans la partie humide.

Pour saler le beurre, on le pétrit par portions avec du

sel broyé, puis on les met dans des pots de grès de la contenance de quarante à cinquante livres. On foule le beurre
dans ces pots, on les remplit jusqu'à deux pouces du bord
et on laisse reposer sept à huit jours. Pendant ce temps, le
beurre salé se détache du pot, se tasse, diminue de volume
et laisse entre lui et le pot, un léger intervalle que l'on
remplit, de façon à ce que tout le beurre en soit recouvert,
avec une saumure assez forte pour qu'un œuf puisse y
surnager.

(Des fabriques de beurre.)

L'art de faire les fromages est trop négligé chez nous.
C'est à l'attention suivie que la Hollande, la Suisse et l'Angleterre ont apportée dans cette branche de l'économie rurale,
que ces nations doivent la qualité supérieure des fromages
dont nous sommes encore tributaires. Cependant nous ne
manquons pas de pâturages excellents, qui ne le cèdent en
rien à ceux de ces pays. Ne pourrait-on pas dans plusieurs
départements, tels que le Calvados et la Seine-Inférieure, où
l'on fabrique d'excellents beurres et de très bons fromages,
étendre la consommation de ces derniers, en favorisant par
toutes les voies possibles leur exportation ? Nous préviendrions par ce moyen la sortie du numéraire qui va à
l'étranger.

Indépendamment du sel employé comme condiment et
assaisonnement des fromages, on fait entrer dans leur
composition différentes substances pour en varier l'odeur,
la saveur et la couleur. Dans les Vosges, par exemple, on
mêle au fromage de Gérardmer des semences d'ombellifères ; dans le pays de Limbourg, on y incorpore le persil,
la ciboule et l'estragon ; les Italiens se servent du safran pour
colorer le fromage de Parmesan ; les Anglais ont aussi
l'habitude de pratiquer, au milieu de certains fromages, une
cavité qu'ils remplissent de vin de Malaga.

On peut rapporter les fromages à trois grandes divisions :

1° Les fromages dont le petit-lait se sépare spontanément et qui, conservant plus ou moins de mollesse, sont ordinairement en petite masse ;

2° Les fromages dépouillés de leur petit-lait par la compression, qui ont plus de consistance et de volume ;

3° Les fromages auxquels on applique l'action de la presse et de la chaleur pour leur donner une grande fermeté et le plus de durée possible.

Les fromages de la première division se conservent rarement plus d'une année. Les expériences de Payssé (1), pharmacien en chef de l'hôpital militaire de Maestricht, prouvent que, plus le lait qui sert à la confection de ces fromages est abondant en crème, moins ils acquièrent de disposition à s'altérer. Parmi ces fromages, il en est quelques-uns dans lesquels la crème se trouve par surabondance, tels sont ceux de Neufchâtel, de Marolles, de Rollot, du Mont-d'Or, de Brie, de Livarot, etc.

Les fromages d'Auvergne, connus sous le nom de *fromages de ferme*, sont compris dans la deuxième division. Comme les deux tiers des revenus du département du Cantal consistent en fromages qui pourraient suppléer les fromages de Hollande, leur être même préférés, il est étonnant que les fabricants ne cherchent pas à les améliorer.

Les fromages de Gruyère, de Chester et de Parmesan, les plus propres à se conserver en grosses masses et à circuler dans le commerce, appartiennent, à la troisième division. Ces trois sortes de fromages, si connus en Europe, diffèrent sensiblement, malgré la ressemblance des procédés de fabrication.

(Des fabriques de fromages,)

---

(1) Procédés pour faire les fromages de Herve, Rekem, Mersem, etc., in *Feuille du cultivateur* des 7, 12 et 27 vendémiaire, an VII (oct. 1798).

*
* *

Pour clarifier et conserver les liqueurs connues sous le nom de ratafias, il suffit d'ajouter par litre, une cuillerée à café de bonne crème nouvelle. C'est à ce procédé, long-temps tenu caché, qu'était due la réputation de quelques ratafias, qu'on a cherché bien des fois à imiter sans y avoir jamais pu réussir.

On peut blanchir la toile en la laissant macérer pendant vingt-quatre heures dans un bain de petit-lait aigre ; on la lessive ensuite et on l'expose sur le pré avec la précaution de l'arroser de temps en temps avec de l'eau.

On peut avoir recours au lait caillé pour conserver les viandes pendant plusieurs jours : ce procédé, qui est adopté dans les départements du Rhin, conserve à la viande son odeur et sa saveur et la rend plus tendre.

(Emploi du lait dans les arts.)

XVII. — Mémoire sur les différences que présente le lait d'une même traite (1).

Si on divise le lait d'une même traite en plusieurs parties, on remarque qu'elles varient essentiellement entre elles, par le goût et par la consistance.

Ce phénomène inconnu aux physiciens, ne l'était cependant pas aux nourrices. Plusieurs avaient déjà observé que le lait, qui sort d'abord de leurs mamelles, est constamment séreux ; en sorte que celles qui vendent leurs soins et leur lait aux femmes, qui n'ont pas le courage ou la faculté de remplir ce devoir sacré, dont la nature fait une loi aux mères, et dont il n'appartient qu'à elles seules de se bien acquitter, n'offrent jamais au médecin chargé de les examiner, le premier lait dont leurs mamelles sont remplies ; elles commencent toujours par se faire téter, et ce n'est que quand le sein est un peu dégorgé, qu'elles font couler leur lait dans un vase, pour le soumettre ensuite au jugement de l'inspecteur.

D'un autre côté, les trayeuses attentives avaient aussi remarqué que le lait qui coule sous leurs doigts, lorsqu'elles compriment le pis des femelles, augmentait de consistance, à mesure que la traite approchait de sa fin ; mais cette observation resta, pour ainsi dire, dans l'oubli, jusqu'au moment où Mme Anderson essaya de la rendre profitable aux arts et au commerce, en indiquant tous les avantages qu'on pourrait en tirer dans beaucoup de circonstances. Ce sont les belles expériences sur le gouvernement des laiteries, publiées après la mort de cette fermière intéressante, qui m'ont fait naitre l'idée du travail dont je vais rendre compte.

En divisant une traite en trois portions égales et mettant chaque portion dans un vase à part, Mme Anderson a sou-

(1) Voy. *Bibliographie*, n° 96.

vent observé qu'elle offrait dans la qualité et dans les proportions des principes, une différence telle que le lait le premier tiré ne ressemblait point au dernier.

Déterminé à suivre ce fait dans tous ses détails, je me suis procuré une vache qui avait vêlé depuis trois mois et qui donnait communément 9 kilogrammes de lait environ, dans le cercle de vingt-quatre heures, c'est-à-dire 4 kilogrammes et demi le matin, et autant le soir. C'est sur cette quantité que j'ai fait les expériences suivantes.

Première expérience. — La traite du matin a été successivement reçue dans trois bouteilles à large ouverture, d'une capacité égale, étiquetées et numérotées. Ce lait, après avoir pris la température du milieu dans lequel j'opérais, a manifesté à l'œil, au toucher et au palais, des différences remarquables ; celui du n° 1, qui contenait la première portion de la traite, avait moins de saveur que le n° 2, et le n° 3, qui contenait la dernière portion de la traite, était plus gras et d'un blanc plus mat que les deux autres.

Deuxième expérience. — Après ce premier témoignage des organes, j'ai plongé l'aréomètre dans le lait des trois vases ; le n° 1 a marqué moins de densité que le n° 2, et le n° 3, est celui dans lequel l'immersion de l'instrument a été moins considérable.

Troisième expérience. — Le lait contenu dans ces trois bouteilles ayant été distribué par portions égales, dans trois écuelles de porcelaine de même forme et placées dans une température de 12° du thermomètre de Réaumur (15°C.), chaque vase, au bout de vingt-quatre heures, s'est couvert, à sa surface, d'une couche crémeuse. Celle du n° 1 était extrêmement mince, celle du n° 2 l'était moins, enfin la couche du n° 3 avait le plus d'épaisseur et de consistance.

Quatrième expérience. — Ayant séparé, le plus exactement possible, de la surface du lait, la crème dont elle était recouverte, je l'ai portée successivement à la balance ; celle du n° 1 pesait quatre décagrammes, la seconde douze décagrammes et la troisième seize décagrammes.

Cinquième expérience. — Les trois crèmes ont présenté, dans leur dégustation, des différences également remarquables ; celle du n° 3, provenant de la dernière portion de la traite, était infiniment plus agréable, plus onctueuse et plus sapide que les deux premières.

Sixième expérience. — Les différentes crèmes ayant été soumises successivement et dans le même moment à la percussion, j'ai obtenu de la crème du n° 1, qui pesait quatre décagrammes, le quart de son poids de beurre ; celle du n° 2 pesant douze décagrammes, en a fourni la moitié, enfin la crème de la dernière portion de la traite qui pesait seize décagrammes, a donné les trois quarts de son poids de beurre.

Septième expérience. — Les proportions de crème et de beurre que fournissent les différentes fractions d'une même traite étant déterminées, j'ai versé le lait ainsi écrémé dans trois vaisseaux évaporatoires, placés sur le même bain de sable. Le n° 1 a laissé un résidu moins abondant que le n° 2 et celui-ci moins que le n° 3.

Huitième expérience. — Pour connaître d'une manière plus positive la proportion des autres parties constituantes d'une même traite, divisée comme on l'a dit plus haut. J'ai distribué du lait parfaitement écrémé dans trois vases égaux, exposés à une température de vingt-quatre degrés (30° C.) et j'ai remarqué que le lait n° 3 se coagulait le premier, ensuite celui du n° 2 et enfin le n° 1. J'ai observé aussi que, dans ce dernier, le coagulum flottait dans une grande quantité de sérum et que, dans les autres, la matière caséeuse se trouvait plus consistante, plus sapide et plus rapprochée.

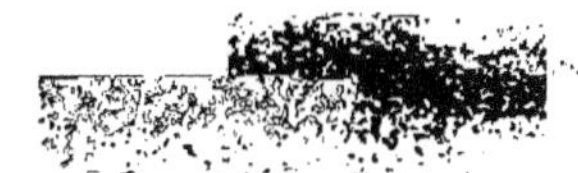

Neuvième expérience. — La traite du soir divisée dans le même ordre et examinée de la même manière, a présenté des résultats entièrement semblables : c'est-à-dire que le vase du n° 3 qui contenait la dernière portion de lait, avait trois fois plus de crème que le n° 1 et que le beurre s'y trouvait encore dans une plus grande proportion.

Dixième expérience. — J'ai répété plusieurs fois les expériences qui viennent d'être citées sur le lait de la traite du matin et du soir, provenant de la même vache et toujours ce fluide a présenté des résultats semblables aux précédents.

Onzième expérience. — Il s'agissait de voir si la traite d'une vache plus laitière ou qui donnerait plus de lait que celle qui avait été l'objet de mes expériences, offrirait des différences dans les fractions ; mais la dernière portion de la traite s'est toujours trouvée augmentée dans les mêmes proportions.

Douzième expérience. — Ayant à ma disposition du lait de plusieurs vaches qui avaient vêlé à des époques différentes, j'ai opéré comme dans les expériences précédentes, et toujours j'ai remarqué que la dernière portion de la traite était plus riche en principes que la première.

Treizième expérience. — Pendant mon séjour dans l'île de la Camargue (1), j'ai fait traire en ma présence, plusieurs mères brebis, à diverses époques de leur agnèlement et j'ai encore, dans cette circonstance, remarqué les mêmes différences entre le premier lait tiré et le dernier.

Quatorzième expérience. — J'ai fait les mêmes recherches sur le lait d'une chèvre, trois mois après qu'elle avait chevroté ; la dernière portion de la traite a paru constam-

(1) Voy. *Bibliographie*, n° 83.

ment plus épaisse que la première et a fourni des résultats semblables.

Quinzième expérience. — Dans la vue de rendre encore plus sensible la différence de la première portion de la traite à la dernière, au lieu de la diviser en trois parties, je me suis borné à deux, c'est-à-dire que, sur les quatre kilogrammes et demi de lait que donnait communément la vache, j'ai mis de côté le premier demi-kilogramme de lait tiré, et autant du dernier ; l'un avait l'apparence du lait ordinaire, mélangé de son poids égal d'eau ; l'autre pouvait être comparé à une crème liquide, telle qu'on peut se la procurer dans l'été.

Seizième expérience. — Après un repos de vingt-quatre heures, la crème a été séparée et battue ; celle de la première portion de la traite, pesant un demi-kilogramme a donné 1/64 de beurre et la dernière 1/16 ; tandis que le lait de la meilleure qualité qu'on obtient d'une traite, sans la diviser, ne fournit ordinairement que 1/24 de beurre au plus.

Mais il ne suffit pas d'avoir établi, par cette espèce d'analyse spontanée, les différences notables qui existent dans les proportions des principes du lait d'une même traite, divisée en trois parties ; je dois prouver encore que ces principes sont d'autant plus élaborés et plus parfaits que le fluide dans la composition duquel ils entrent, approche de la fin de la traite.

Dix-septième expérience. — J'ai soumis à la butyrisation, et dans le même moment, les crèmes résultantes de la traite divisée en trois parties et par la dégustation, je me suis assuré que le beurre du n 3 avait un caractère de finesse et de bonté qui pouvait faire soupçonner qu'il provenait de la crème du lait d'une autre vache, caractère qui s'affaiblissait dans le beurre du n° 2 et encore plus dans le n° 1.

Dix-huitième expérience. — En exposant pendant vingt-quatre heures à une douce chaleur les laits écrémés, le coagulum qui est résulté spontanément de chacun a présenté des différences frappantes dans sa contexture : la dernière portion de la traite, plus caséeuse, s'il est permis de s'exprimer ainsi, paraissait encore plus élaborée et évidemment plus abondante que celle du n° 1.

Dix-neuvième expérience. — Après avoir séparé les différents coagulums de leur sérosité, au moyen de l'éclisse ou moule d'osier usité dans les fromageries, je les ai assaisonnés avec une égale quantité de sel ; il a été facile de juger par la dégustation que le caillé du n° 1 n'était ni aussi moelleux, ni aussi fin que celui du n° 2, ni celui-ci que le n° 3.

Vingtième expérience. — Pour éviter toute prévention, j'ai fait goûter, à diverses reprises, par une personne douée d'un organe exquis, et qui ne connaissait nullement le motif de mes expériences, le beurre et le caillé que j'en avais obtenu, et toujours son jugement a été conforme au mien, savoir que les produits du lait trait le dernier, étaient plus savoureux et plus délicats que les deux autres.

On doit facilement concevoir, d'après ces expériences, combien est vicieux l'usage de traire successivement une femelle, pour obtenir le lait destiné au service de plusieurs individus. Supposons, en effet, trois malades, auxquels le médecin aura prescrit le lait d'ânesse. On conduit la femelle chez le premier malade et on tire la mesure de lait dont il a besoin ; on va ensuite chez le second, et enfin chez le troisième, auquel on donne, comme aux deux premiers, la dose de lait prescrite. Dans ce cas, le premier malade aura le lait le plus séreux, tandis que le dernier n'a, pour ainsi dire, que de la crème.

Si l'on admet que le lait le plus gras, le plus épais, est en même temps le plus efficace, il en résulte que le malade qui a eu la première portion de la traite a été moins favorisé que le dernier. Si, au contraire, un lait administré comme médicament réunit d'autant plus de qualité qu'il ne contient ni trop de crème, ni trop de matière caséeuse, on conclura qu'aucun des trois malades n'a pris le lait approprié à son état et que, pour éviter un pareil inconvénient, il aurait fallu avoir la précaution de traire l'ânesse une seule fois le matin et de partager ensuite la traite encore chaude en trois doses égales.

C'est sans doute, à défaut de cette précaution, qu'on entend les malades se plaindre que le lait ne passe pas toujours également bien et que souvent, il leur cause des pesanteurs d'estomac ou d'autres indispositions.

Les fermiers qui désireraient retirer de leurs laiteries le le plus grand bénéfice, pourraient calculer jusqu'à quel point il serait intéressant pour eux de mettre à part le lait tiré le premier et d'éviter de le mêler avec celui qui vient le dernier ; l'un servirait à faire le beurre commun et l'autre le beurre de choix. Peut-être que quelques fabriques doivent la réputation, dont elles jouissent, à la manière dont la traite est pratiquée plutôt qu'aux pâturages, à la nature desquels cependant on n'hésite pas de l'attribuer. Ce qui me porte à penser ainsi, c'est ce qui a lieu dans les montagnes d'Écosse. Attachés surtout à faire des élèves, les habitants de cette contrée séparent des mères tous les veaux et les gardent ensemble dans des pâturages clos ; chacun, à des heures régulières, sort et court, sans se tromper, vers sa mère pour la téter, jusqu'à ce que la vachère juge qu'il a pris assez de lait : alors, elle fait écarter le veau, trait la vache et en tire ce qui reste, pour le porter à la laiterie ; et, c'est cette dernière portion de la traite, qui sert à la préparation du beurre.

Une autre observation non moins intéressante, c'est qu'une

fermière qui aurait retiré de chaque traite quatre kilogrammes de lait environ et qui, par négligence ou par maladresse, en laisserait trois ou quatre hectogrammes dans les mamelles, perdrait non seulement autant de crème qu'il s'en trouve dans les quatre kilogrammes, mais encore la crème la plus propre à concilier au beurre le goût et les qualités qui caractérisent sa perfection. Cette seule considération suffit pour prouver combien il est essentiel d'avoir, dans les fermes, des filles de basse-cour intelligentes.

Il y a une foule d'autres conséquences qu'on peut déduire des expériences que je viens de présenter ; mais il me suffit, pour le moment, d'avoir constaté, par des expériences décisives que la première portion de la traite est plus séreuse que la dernière et que l'une est trois fois plus riche en principes que l'autre ; que ces principes sont d'autant mieux élaborés et plus parfaits que le lait approche de la fin de la traite.

La différence que présente une même traite divisée par fractions, n'appartient pas seulement au lait des animaux ; elle paraît exister dans toutes les humeurs qui s'échappent de nos organes par les vaisseaux sanguins, lymphatiques, spermatiques et urineux. C'est aux physiologistes à expliquer ces phénomènes ; mais en attendant leurs recherches et leurs expériences, je suis autorisé à croire qu'avec le lait d'une même traite on peut, sans apporter des changements à la nourriture des femelles, obtenir plusieurs qualités de beurre et de fromage en se bornant à manipuler séparément les deux portions d'une même traite ; peut-être même devra-t-on un jour à cette manière de procéder, l'amélioration de nos fabriques de beurre et de fromage.

XVIII. — Rapport sur les soupes aux légumes (1).

La soupe est, après le lait, le premier aliment de l'enfance et dans toutes les périodes de la vie, le Français ne s'en lasse jamais.

Pour ne pas remonter à des temps trop reculés, Vauban, ce guerrier philanthrope, nous a laissé dans ses manuscrits la recette d'une soupe économique dont il proposait l'usage pour les soldats (2).

(1) Voy. *Bibliographie*, nº 101.

(2) La curieuse lettre suivante d'un officier général dont le nom n'est pas donné, a été publiée par le *Journal général de France* et reproduite dans l'*Esprit des journaux français et étrangers* d'octobre 1786 (t. X, quinzième année, p. 352). On la retrouve aussi dans la *Bibliothèque physico-économique* (année 1787, t. II, p. 197-201).

« Monsieur, vous ne trouverez peut-être pas déplacée dans votre journal une recette dont *le grand Vauban* ne dédaigna pas de s'occuper. Plus on s'efforce de nos jours, à dépriser ce diamant de la couronne, plus les esprits justes se plairont à le considérer sous toutes ses faces.

» J'ai tiré la recette ci-après des nombreux manuscrits du cabinet de M. le maréchal de Vauban. Elle y est chargée d'une grande quantité de corrections et additions de sa main : les deux notes marquées *a* et *b* sont entièrement de son écriture, assez difficile à lire. J'y joindrai par renvois quelques notes d'expérience.

» *Soupe au blé, inventée par M. de Vauban, en faveur de ses vieux amis, les soldats de la Sarre* (*). — Prenez une livre de bon bled froment (*a*) lavez-le, et en ôtez tout ce qui nagera sur l'eau ; après quoi faites chauffer d'autre eau jusqu'à bouillir : mettez-y tremper le bled couvert d'un linge ou d'autre chose ; et si c'est le soir, laissez-le tremper toute la nuit. Le lendemain, il n'y aura qu'à jeter l'eau dans laquelle il aura trempé toute la nuit, y en mettre de la nouvelle, et le faire bouillir jusqu'à ce qu'il soit crevé. Otez-en le trop d'eau (**), et l'écrasez avec la cuiller à pot, comme on fait les pois. Cela fait, prenez un quarteron de lard coupé par petits morceaux gros comme de gros lardons (*b*), faites-le fondre à part, avec un oignon ou des poireaux, des

(*) J'ai un mémoire de M. de Vauban qui commence comme il suit : « Dans le temps que l'on traitait la paix des Pyrénées (1659), étant capitaine d'infanterie au régiment de la Sarre... ».

(*a*) Quand on n'a pas de froment, on peut faire de même avec toute autre sorte de bled, avec la différence qu'il faut monder l'orge et l'épeautre, afin de les décharger de leur son ou enveloppe. (*Note de M. de Vauban.*)

(**) *Le trop d'eau.* C'est tout ce qui peut en sortir en penchant la marmite, sans presser le grain. Plus on en laisse, plus on affaiblit le goût que le lard et les légumes donnent à la soupe.

(*b*) Cette dose peut être augmentée ou diminuée, comme on veut, en suivant la même

Cette recette consiste à prendre une livre de froment qu'on fait macérer dans l'eau chaude toute une nuit; on renou-

ciboules, même de toute autre sorte de bonnes herbes, coupées bien menues, avec du sel. Fricassez cela avec le lard fondu; après quoi versez-le dans la marmite; remuez-le bien et laissez de rechef bouillir un peu de temps : moyennant quoi la soupe sera en état d'être mangée.

» Le bled préparé de la sorte peut tenir lieu de pain et de potage, et ne saurait manquer de faire une nourriture excellente, parce que le bled sera net et purgé de toutes ordures, d'un fort bon goût, et à fort bon marché, puisque la livre de bled ne coûtera le plus souvent au soldat que la peine de le battre pendant et après la moisson, et qu'il s'en trouve presque toujours partout. Il n'y a donc que le lard qui pourra coûter quelques six à sept sols la livre, auquel cas un quarteron leur reviendra à dix-huit deniers, c'est-à-dire à neuf deniers par chaque homme; car deux ou trois feront un très bon repas avec une livre de bled et un quarteron de lard ainsi accommodés. Pour lequel lard pouvoir acheter, chaque chambrée pourra vendre la moitié ou le tiers de son pain (***). Par ce moyen, ils trouveront celui d'apaiser leur faim agréablement, à juste prix, par une bonne nourriture, qui ne les exposera pas à toutes les saletés et corruption des farines des vivres, qui sont souvent échauffées et à demi pourries; le pain mal cuit, mal levé, mal paitri avec de méchantes eaux troubles, le plus souvent sales et remplies d'ordures; ce qui cause la plus grande partie des maladies dont ils sont affligés pendant le cours des campagnes (****). Il est enfin constant que cette nourriture les entretiendra sains et gaillards, leur donnera de l'embonpoint et des forces en leur conservant la santé.

» Ce potage à la Vauban que j'ai fait faire plusieurs fois devant moi dans toute sa simplicité, d'une demi-livre de bled, sans autres légumes qu'un oignon, un poireau et une bonne pincée de ciboules, exactement comme la recette, a été trouvé de bon goût par tous ceux qui dinaient chez moi et mangé avec plaisir par mes domestiques. Je crois bien que la plupart des gens habitués à la bonne chère ne trouveraient pas agréable de mâcher l'écorce du bled et son germe, toujours durs et qui ne se laissent pas diviser sous les dents, au lieu que le soldat et même beaucoup de personnes de plus haut étage ne trouveront pas plus d'inconvénients à manger le tout qu'à avaler l'enveloppe des légumes secs, la peau et les pépins des fruits, les noyaux de cerises, etc. »

Par un Officier Général.

proportion : comme, par exemple, en mettant deux livres de bled et une demi-livre de lard ou une demi-livre de bled et un demi-quarteron de lard ; le potage aura le même goût et le même degré de bonté. Le plus de lard ne saurait y rien gâter. On peut mettre aussi d'autre viande quand on en a. (*Note de M. de Vauban.*)

(***) À présent le lard coûterait dans les camps plus du double et le pain de munition ne se vendrait peut-être pas plus qu'alors, puisque de 1680 à 1700 le bled valait 15 à 20 livres, comme aujourd'hui. Il faudrait donc faire un autre calcul, quant au prix de cette soupe.

(****) Quoique nous ayons vu pendant les guerres de Louis XV le service des vivres tout autrement fait pour l'ordinaire, qu'il n'est ici dépeint par M. de Vauban, il peut toujours à la guerre se rencontrer des circonstances où le pain du soldat soit nécessairement plus ou moins atteint de ce défaut et où cette recette serait utilement praticable.

velle ensuite l'eau et on fait bouillir jusqu'au moment où le grain crève ; puis on l'écrase avec une cuiller à pot, comme pour une purée. Après cela on prend un quarteron de lard coupé par morceaux comme de gros lardons ; on le fait fondre à part avec un oignon ou des poireaux, ou des ciboules ou tout autre assaisonnement. On y ajoute du sel et on cuit le tout avec le lard fondu ; on verse ensuite de l'eau dans la marmite, on remue bien, on laisse bouillir de nouveau un certain temps et la soupe est en état d'être servie et mangée.

On a droit d'être étonné que Vauban n'ait pas songé à faire écorcer le blé, puisque dans son temps il y avait déjà, à la suite des armées, des moulins à bras...

Nous ignorons si Rumford (1) a imaginé la composition des soupes qui portent son nom ou s'il en a pris la recette dans quelque ouvrage ; mais ce qu'il y a de certain, c'est qu'on la retrouve, à très peu de chose près, dans un petit écrit de 31 pages in-12 imprimé à Saintes chez Étienne Bichon, en 1680. L'auteur, qui est un missionnaire, donne la composition de deux espèces de soupes économiques, l'une pour les pauvres et l'autre pour les personnes riches ; l'orge et les légumes en font la base.

Nous nous abstiendrons de faire ici mention d'une foule de recettes de ce genre, exécutées en France à différentes époques. Les soupes à la farine, aux légumes, aux herbes, aux racines, occupent dans tous nos traités d'économie domestique une place distinguée et il semblerait que les soupes à la Rumford appartiennent originairement à la nation française. Loin de nous cependant la pensée d'affaiblir la reconnaissance qu'on doit à Rumford, en revendiquant une partie de ce qu'il a fait pour le soulagement des pauvres et pour arrêter la mendicité à Munich où ses lumières et sa

(1) Benjamin Thompson, comte de Rumford, né en Amérique en 1753, colonel au service de l'Angleterre, puis de la Bavière ; se fixa en France en 1799 où il fut nommé membre de l'Institut ; mort à Auteuil en 1814.

philanthropie laisseront un long souvenir. Ce qu'on ne pourra jamais lui ravir, c'est l'idée d'avoir établi des cuisines publiques où la classe la moins fortunée peut se procurer, à un prix très modique, un aliment tout à la fois substantiel et salubre.

Il n'y a pas de doute que ce ne soit l'orge qui, de tous les grains, doit avoir la préférence pour servir de base à la soupe de légumes : tous les moulins en opèrent facilement la mouture et nous pouvons maintenant en France, la monder, la perler et la gruer.

Après l'orge, ce sont les haricots, dont on connaît les avantages à l'état de purée, puis les pommes de terre qui se prêtent à tant de formes et dont l'utilité est aujourd'hui si généralement reconnue. On peut substituer à ces dernières, les pois, les fèves et autres semences légumineuses que l'on cultive partout.

Les substances destinées à fournir l'assaisonnement sont très variables suivant la saison et les localités...

L'usage des soupes de légumes ne diminuerait pas seulement la consommation du pain en France ; il produirait aussi une épargne considérable sur le combustible. La préparation de la nourriture en commun offre en effet des bénéfices qu'on ne saurait assez faire sentir. S'il était possible de n'avoir qu'un four pour cuire le pain de tous les habitants d'une commune et une seule marmite pour préparer la soupe, on réaliserait bien des économies et on obtiendrait une nourriture plus parfaite.

L'économie individuelle, l'économie publique et l'économie politique se réunissent en faveur des soupes de légumes ; mais ces grands intérêts sont-ils capables de balancer les préventions (1) contre cette nouvelle forme de nourriture?

(1) Nous verrons plus loin (p. 375) que les soupes à la Rumford, malgré les efforts du gouvernement, eurent peu de succès, à Paris et dans les départements.

Cet aliment, quand on en adopterait l'usage, peut-il devenir exclusif et le seul que la bienfaisance ait à offrir aux indigents ? Non, sans doute ; on se fatigue du meilleur mets ; on se fatiguerait de celui-ci, avec d'autant plus de raison qu'on ne l'aurait pas préparé soi-même et à sa guise...

De puissants motifs doivent engager à adopter la soupe aux légumes et nous ne pensons pas qu'il en existe d'assez fondés pour justifier ceux qui ont lancé contre cette soupe un arrêt de proscription sans en avoir jamais goûté.

On proposa l'année dernière au gouvernement une soupe à la farine (1) pour la nourriture des troupes. Sa préparation

(1) Percy, ancien inspecteur général du service de santé des armées, mort en 1825, a donné quelques détails sur cette soupe dans l'article suivant publié dans l'*Hygie*, journal médical créé en 1823.

Les soupes extemporanées entrent aujourd'hui dans les approvisionnements de réserve de l'armée, sous le nom de *potages condensés*.

« *Soupes extemporanées dites à la minute ou tôt faites.* — En 1754, le sieur Bouëb, chirurgien-major du régiment de Salis, suisse, proposa au gouvernement une poudre ou farine au moyen de laquelle un soldat, sans surcharger son sac, pouvait vivre, en se portant bien, soit dans une marche forcée, soit dans une expédition de long cours. La France était alors en paix avec ses voisins et on ne pensait plus à la guerre. Aussi on ne donna qu'une médiocre attention à la farine alimentaire dont on croyait n'avoir pas besoin de si tôt. Cependant, il en fut fait, par ordre du ministre, à l'Hôtel royal des Invalides, plusieurs essais qui réussirent très bien. Des jeunes gens gardés à vue ne vécurent que de cette farine, à raison de six onces par jour, durant quelques semaines, après lesquelles on reconnut qu'ils n'avaient rien perdu de leurs forces, ni de leur agilité, mais, malgré un tel résultat, malgré d'autres preuves non moins convaincantes de la bonté et de l'utilité du nouveau mode d'alimentation, rien ne fut décidé, et on ne songea pas même à se procurer le secret du Dr Bouëb, qui n'eût pas mieux demandé que d'en faire hommage à l'État. Morand crut reconnaître dans la farine en question du maïs légèrement torréfié, moulu fin et mêlé d'un peu de sel, en quoi Duchesne et Macquer furent de son avis. La manière d'en faire usage consistait à délayer la farine dans une quantité d'eau telle qu'elle acquît la consistance de la polenta et qu'elle pût, comme elle, être soumise à une certaine mastication. Quinze ans plus tard, un officier grison, au service de la France, offrit au ministre de la guerre la recette d'une soupe qu'il appelait *tôt faite* ou *à la minute*, laquelle pouvait, en campagne, dans les voyages des mers, etc., être d'une grande ressource pour la nourriture de la troupe, des marins et des gens de guerre en général. Cette soupe eut le sort de la farine nutritive. On eut l'air de l'accueillir, on en fit même préparer un échantillon qu'on ne trouva pas mauvais, et bientôt on n'en parla plus. L'auteur, longtemps après, revint à la charge ; c'était vers

se bornait à faire frire de l'oignon dans du beurre ou du
saindoux, à y jeter ensuite de la farine de froment, puis à

1803. Le gouvernement de cette époque décida que l'officier serait
admis à préparer sa soupe à l'Hôtel des Invalides, où se rendraient les
membres du Conseil de santé pour assister à cette manipulation, pour
la déguster et en rendre compte au ministre de la guerre. MM. Coste,
Parmentier et Biron (tous morts depuis) remplirent leur mission avec
toute la ponctualité et la dignité qu'on devait attendre d'eux. En moins
d'un demi-quart d'heure, la soupe fut prête, et on en remplit trois de
ces soupières d'étain qui font la ration de douze invalides. Il faut dire
qu'on n'attendit point après l'eau bouillante ni après le pain coupé.
Les commissaires prirent chacun une cuillerée de cette soupe, qui
sentait bon et qui leur parut savoureuse et agréable. Dois-je ajouter
qu'au moment où on enlevait les trois soupières, il survint un médecin appelé Boussille de Champseru, qui les fit rapporter, et ne
lâcha prise qu'après les avoir vidées, ce qui fit un assez mauvais effet,
non pour son estomac, qu'il avait vaste et robuste, mais pour son
habit de médecin d'armée dont il s'était affublé pour faire son cynique
repas!
» Cette épreuve, si solennelle, si authentique, valut à peine une modique gratification au bon vieillard helvétique qui, voyant qu'on ne lui
faisait pas même l'honneur, dans les bureaux, de se montrer curieux
de sa recette, la communiqua à quiconque lui témoignait un peu
d'intérêt, et lui faisait une honnêteté. C'est ainsi qu'un de mes parents
en eut connaissance et je ne puis dire combien elle nous a rendu service pendant les campagnes de guerre que nous avons faites jusqu'en
1813 inclusivement. Voici sa composition :
» On met dans une grande casserole de cuivre étamée ou simplement
dans une marmite de fer, six livres de beurre; on y fait frire une forte
poignée d'oignons coupés menus, et plein la main d'aulx hachés de
même. On remue sans cesse avec une cuiller de bois, en y ajoutant,
peu à peu, autant de bonne farine de blé que le beurre peut en absorber. (Pour en incorporer davantage, on peut verser environ une livre
d'huile d'olive ou d'œillette.) On met du sel et du poivre en poudre
en suffisante quantité, mais plutôt plus que moins. On continue de
remuer aussi longtemps que possible ce magma, ou mélange, qu'on
laisse bien refroidir et qu'on enferme ensuite, ou dans un pot convenable, ou dans une boîte de fer-blanc à couvercle. Avec la masse résultant de la préparation ci-dessus, on peut faire jusqu'à quarante-cinq
soupes, qu'on mange avec plaisir, et qui, j'aime à m'en souvenir, firent
notre bonheur et notre salut pendant les cinquante-deux jours de
tranchée ouverte au premier siège de Dantzick, lorsque chacun souf-
frait de la rareté et de l'excessive cherté des vivres. C'était presque
toujours moi qui faisais la provision et qui la mettais en œuvre. Pour
faire la soupe, je prenais gros comme un œuf de notre masse alimentaire; je la délayais dans de l'eau que l'on faisait bouillir au feu du
premier bivouac, ou que nous allumions nous-mêmes; pendant cette
opération, on coupait le pain, et quand la gamelle en était remplie, je
versais mon dilutum par dessus, je couvrais bien, et, en quelques
minutes, cinq mangeurs, dont l'odeur d'ail et d'oignons excitait de
plus en plus l'appétit, avaient fait un bon repas, pour un repas de
guerre. Plus d'une fois, en Espagne, nous avons vécu de cette res-

délayer le tout dans une grande quantité d'eau, pour former un bouillon dans lequel on mettait du pain à tremper.

Le Conseil de santé des armées fut chargé par le ministre de la guerre, de l'examen de cette soupe. On reconnut unanimement qu'elle présentait les caractères d'une bonne soupe et qu'en raison de la facilité et de la promptitude de sa confection, elle pouvait être, dans beaucoup de cas, d'une grande ressource à l'armée. Mais quand il fut question de la mettre à l'essai dans les compagnies, la majeure partie des soldats se prononça contre, avant même d'en faire la dégustation. Ceci ne doit pas étonner ceux qui ont vécu avec le soldat ; ils savent qu'il accepte difficilement les innovations, même les plus avantageuses pour lui : les hommes réunis sont extrêmement susceptibles de préventions et de préjugés.

On a proposé dernièrement au ministre Carnot (1), d'appliquer au régime des troupes l'usage des soupes de légumes : il suffisait que la proposition laissât entrevoir l'espérance d'améliorer la nourriture du soldat, pour qu'elle fût bien accueillie par ce ministre. Nous fûmes chargés de l'examen

source, lorsque nos camarades tombaient de langueur et d'inanition.

» Les Espagnols, au milieu des champs, font une soupe presque aussi expéditive que la nôtre, et qu'ils aiment beaucoup. Ils emportent avec eux une grande terrine, qu'ils emplissent de pain, coupé en feuillets minces. Ils saupoudrent ce pain de sel et de piment, ils le couvrent d'une couche de ces énormes pois qu'ils appellent *carbenssos* et qu'ils apportent tout cuits de chez eux ; ils arrosent le tout de leur huile rance, qu'ils préfèrent à la plus douce qu'on puisse leur offrir, et ils finissent par l'eau bouillante, dont ils inondent le vase, lequel étant bien bouché et couvert, fait que tout y trempe facilement et se gonfle parfaitement, ce qui plaît beaucoup aux quinze ou vingt ouvriers qui, tout en disant le *Benedicite*, ont en l'air leur cuiller de buis toute prête à engloutir leur volumineux potage. »

(*Opuscules de médecine, de chirurgie, d'hygiène et critiques médico-littéraires publiées dans l'Hygie*, par le baron P. Percy, membre de l'Institut, ancien professeur de la Faculté de médecine de Paris, etc., et C.-J.-B. Comet, docteur en médecine. A Paris, chez Delaunay, libraire, 1827. In-8 de 296 pages.)

(1) Carnot « l'organisateur de la Victoire » (1753-1823), ministre de la guerre du 2 avril au 8 octobre 1800. En 1889, ses restes ont été transférés solennellement de Magdebourg au Panthéon.

de cette question de concert avec le général Coustard-Saint-Lo, membre du directoire des hôpitaux militaires, et avec le citoyen Blanchard, commissaire-ordonnateur de l'Hôtel des Invalides. Ce dernier s'est chargé de faire le rapport. Il observe avec raison — ce que tout homme qui a fait la guerre et suivi les armées sentira facilement — qu'il est réellement impossible d'admettre ce genre d'aliment pour les troupes en campagne, vu la rapidité de leurs mouvements, la multiplicité des détachements et l'embarras qu'exigerait dans les marches l'attirail de sa préparation ; il ajoute qu'on ne peut le proposer que pour les garnisons sédentaires.

C'est aux hommes placés à la tête des grandes administrations qu'il appartient de donner l'impulsion ; les ministres surtout doivent l'exemple dans les établissements (hospices, maisons de réclusion, etc.) où le gouvernement est obligé de nourrir beaucoup d'individus soumis au même régime. Le ministre de l'intérieur, en particulier, doit éveiller l'attention des préfets sur le bien qu'ils pourraient répandre autour d'eux par l'adoption de ce système de nutrition. Nous ne doutons pas qu'en faisant un appel à la bienfaisance ils n'intéressent bientôt et le patriotisme et le sentiment. Les premiers frais d'un établissement de ce genre, dans chaque ville, ne seraient par considérables ; ils pourraient être faits par voie de souscription et les souscripteurs recevraient pour le prix de leur mise, des cartes qu'ils distribueraient aux pauvres.

Le four à pain, qui permet à un seul ouvrier de cuire, dans l'espace d'une heure, l'aliment principal d'un jour pour la nourriture de cinq cents personnes, est une de ces découvertes dont on n'a pas senti suffisamment l'importance. Les grandes marmites à soupe deviendraient pour le moins aussi utiles dans toutes les maisons d'industrie ou d'éducation ; elles y opéreraient une économie considérable de temps, de bois et de main-d'œuvre.

On ne calcule pas que le plus petit pot-au-feu demande six à sept heures d'une ébullition continue, la surveillance active d'un individu et une quantité de combustible d'autant plus considérable qu'on ne connaît point en France les moyens de l'économiser; les cheminées, telles qu'elles existent, sont l'instrument le plus dévorant du calorique, et il en coûte souvent quatre ou cinq décimes de bois pour n'obtenir que deux ou trois litres de mauvais bouillon.

C'est surtout dans les ateliers où il y a beaucoup d'hommes à nourrir, qu'il est important de préparer en grand et sous leurs yeux leur aliment principal. Pénétré de cette vérité, le citoyen Delaitre s'est empressé d'adopter les soupes de légumes dans son établissement à l'Épine, près Arpajon. Son exemple ne manquera pas d'être suivi par d'autres manufacturiers : l'intérêt personnel leur commande d'améliorer le sort des ouvriers qu'ils occupent. Formons également des vœux pour que les citoyens Delessert (1), Decandolle (2) et Gilet, qui ont établi la distribution de ces soupes dans la division du Mail et dans celle des Quinze-Vingts, trouvent des émules nombreux dans notre patrie (3).

(1) Benjamin Delessert (1773-1847) fut créé baron de l'Empire pour avoir établi, à Paris, la première fabrique de sucre de betterave.

(2) Augustin Pyrame de Candolle (1778-1841) quitta Genève pour Paris, après la réunion de Genève à la France et rentra, en 1816, dans sa ville natale, où l'on créa pour lui une chaire spéciale d'histoire naturelle.

(3) « Vers la fin de 1800, il existait à Paris six fourneaux économiques. Le premier fut établi rue du Mail par Delessert; le second dû à madame Bonaparte, était situé rue de Miromesnil; le troisième dont le Sénat conservateur a fait les frais, était dans l'ancien séminaire Saint-Sulpice; le quatrième, en face du Panthéon; le cinquième dans la rue du Petit-Crucifix-Saint-Jacques-la-Boucherie et le sixième rue de Sèvres, dans l'ancien couvent des religieuses Saint-Thomas. Ce dernier a été fondé au moyen d'un don de 1 000 francs qu'ont fait les ministres de l'intérieur, de la guerre, de la police et des relations extérieures, conjointement avec le citoyen Béthune-Charost (Armand de Béthune, duc de Charost).

» Le Comité des Soupes économiques était constitué comme il suit : Cadet-Devaux, de la Société d'agriculture, président; François (de Neufchâteau), sénateur; Parmentier, membre de l'Institut national; Thouret, directeur de l'École de médecine; Molard, président du Conservatoire des Arts et Métiers; Lasteyrie, de la Société d'agriculture; Say, membre du Tribunal; Gelin, receveur du droit d'enregistrement, président du bureau de bienfaisance de la division du Mail; Rousseau,

Aux approches de l'hiver, nous espérons fournir à la classe laborieuse de Paris, aux Halles, à la grève, etc., etc., ces soupes dans lesquelles les pauvres trouveront plus de ressource et de soulagement qu'ils ne pourraient s'en procurer par eux-mêmes avec la même somme, quand ils la posséderaient.

Au Comité général de bienfaisance, séance du 25 floréal de l'an VIII de la République (15 mai 1800).

PARMENTIER.

membre du Corps législatif; Cottart, membre du bureau de bienfaisance de la division du Mail; Frochot, préfet du département de la Seine; Bénézech, conseiller d'État; Richeaume, président du bureau de bienfaisance de la division de Brutus (des Arcis); Bouriat, pharmacien; Delaroche, négociant; Delessert, négociant, trésorier; Decandolle, de la Société philomatique, secrétaire. » (Extrait d'un rapport de De Candolle, signalé d'autre part. Voy. *Bibliographie*, n° 101).

XIX. — Rapport sur la substitution de l'orge mondé au riz, avec des observations sur la soupe aux légumes (1).

Le citoyen Grignet vient d'adresser au ministre de l'intérieur un Mémoire dans lequel il expose qu'ayant fait venir d'Ulm un ouvrier exercé dans la construction des moulins propres à dépouiller l'orge de ses enveloppes corticales, il est parvenu à rendre ce genre de fabrication aussi parfait dans les environs de Paris que sur les bords du Danube. Le grain ainsi privé de son enveloppe peut remplacer le riz et fournir un aliment d'autant plus économique, que l'auteur de la proposition offre de le donner à deux décimes le demi-kilogramme, alors que le prix du riz, dans le commerce des détailleurs de Paris, est d'un franc.

Avant de prendre un parti, le ministre a cru devoir consulter le Comité général de bienfaisance qui m'a chargé d'examiner les propositions du citoyen Grignet.

[Le rapporteur s'étend longuement sur les propriétés du riz et de l'orge et sur les procédés usités en Allemagne pour préparer l'orge mondé et l'orge perlé. Il donne une description minutieuse des meules employées qu'il fait suivre de ces observations.]

Il n'est pas douteux que l'opération que l'on fait subir à l'orge pour le monder et le perler ne puisse être applicable aux autres semences farineuses, même aux légumineuses.

On lit d'autre part dans la *Feuille du Commerce* du 14 prairial (3 juin 1801), qu'on vient de découvrir en Angleterre un procédé pour enlever la première pellicule du blé. Mais je dois revendiquer cette découverte, si c'en est une, en faveur de la France. En effet, le citoyen Desmarets, membre de l'Institut national, a présenté autrefois à l'ancienne Société d'agriculture de Paris, une notice ainsi conçue: *Description des moulins pour perler ou monder l'orge,*

____
(1) Voy. *Bibliographie*, n° 102.

le froment et l'avoine. Plus récemment, en l'an III (1794), le citoyen Ovide, l'un de nos plus habiles meuniers, alors directeur des moulins à feu (à vapeur) de l'île des Cygnes, annonça aussi qu'il possédait un moyen facile de perler toute espèce de grains et de leur enlever les premières et les secondes pellicules sans leur rien faire perdre de leur forme. Le résultat de ses expériences forme le troisième des tableaux insérés dans l'*Encyclopédie méthodique* à l'article FARINE. Enfin le savant et vertueux Malesherbes (1) m'a assuré, au retour de ses voyages en Helvétie, que dans le nombre des machines utiles recueillies dans ses excursions philosophiques, il comptait un modèle de moulin propre à enlever l'écorce du sarrasin...

J'ai fait sur la coction de l'orge et du riz des expériences comparatives dont voici le résultat :

Orge mondé.

	Grammes.	Livres.	onces.	Heures.	minutes.
Quantité..........................	245	»	8	»	»
Eau employée dans la cuisson.......	2 200	4	8	»	»
Temps qu'elle a duré..............	»	»	»	1	30
Sa pesanteur dans cet état..........	1 652	3	6	»	»

Orge concassée.

	Grammes.	Livres.	onces.	Heures.	minutes.
Quantité..........................	245	»	8	»	»
Eau employée dans la cuisson......	1 710	3	8	»	»
Temps qu'elle a duré..............	»	»	»	»	45
Sa pesanteur dans cet état..........	1 683	3	7	»	»

Orge en farine.

	Grammes.	Livres.	onces.	Heures.	minutes.
Quantité..........................	245	»	8	»	»
Eau employée dans la cuisson.......	1 710	3	8	»	»
Temps qu'elle a duré..............	»	»	»	»	30
Sa pesanteur dans cet état..........	1 683	3	7	»	»

*Riz entier.

	Grammes.	Livres.	onces.	Heures.	minutes.
Quantité..........................	245	»	8	»	»
Eau employée dans la cuisson.......	1 710	3	8	»	»
Temps qu'elle a duré..............	»	»	»	»	45
Sa pesanteur dans cet état..........	1 350	2	12	»	»

(1) Ministre de Louis XVI (1721-1793).

Riz concassé.	Grammes.	Livres.	onces.	Heures.	minutes.
Quantité	245	»	8	»	»
Eau employée pour la cuisson......	1 710	3	8	»	»
Temps qu'elle a duré..............	»	»	»	»	36
Sa pesanteur dans cet état.........	1 440	2	15	»	»

Riz en farine.					
Quantité	245	»	8	»	»
Eau employée pour la cuisson......	1 710	3	8	»	»
Temps qu'elle a duré..............	»	»	»	»	30
Sa pesanteur dans cet état.........	1 590	3	4	»	» (1)

Ces expériences répétées plusieurs fois, ont toujours présenté les mêmes résultats : elles confirment l'observation des brasseurs, qui nous apprennent que, de tous les grains qu'ils traitent, il n'y en a point qui consomme plus d'eau au trempoir, qui se renfle davantage et ait une saveur plus sucrée que l'orge ; mais la cuisson qui s'opère sur les grains entiers et celle qu'ils subissent, lorsqu'ils sont plus ou moins divisés, n'offrent pas de différences assez sensibles pour s'y arrêter. Je crois avoir seulement observé que les premiers ont une saveur plus marquée et donnent plus de corps à l'aliment.

La proposition de substituer l'orge mondé au riz, n'est point une innovation : dans plusieurs de nos départements qui confinent à l'Helvétie, cet usage est connu et adopté depuis longtemps. On mange l'orge mondé crevé et cuit ;

---

(1) D'après ces expériences de Parmentier,
L'orge mondé aurait pris 574 grammes d'eau pour 100 grammes.

— concassée	—	587	—	—	—
— en farine	—	587	—	—	—
Le riz entier	—	455	—	—	—
— concassé	—	488	—	—	—
— en farine	—	549	—	—	—

La farine de riz peut donc retenir cinq fois et demie son poids d'eau. Cette propriété n'est pas inconnue de certains boulangers ; j'ai constaté en 1890, qu'un procédé secret de panification proposé au ministère de la guerre pour augmenter le rendement du pain de munition consistait à pétrir la farine de blé avec de la bouillie de riz. Avec 125 kilogrammes de farine, on pouvait ainsi obtenir 181 kilogrammes de pain au lieu de 172 kilogrammes.

souvent on le prépare avec de la viande et c'est surtout de cette manière qu'il sert dans plusieurs fermes, où les ouvriers s'en trouvent fort bien... Quoiqu'il n'existe pas encore d'expériences assez concluantes pour établir le degré de nutrition du riz comparé à celui de l'orge mondé, il n'est pas douteux que ces deux grains ne se comportent à peu près de la même manière. Dans tous les cas où le riz est distribué aux troupes, l'orge mondé pourrait le remplacer avantageusement. Il serait possible d'en approvisionner les places fortes exposées à un siège ou à un blocus. Il y aurait toujours des avantages à préférer l'emploi d'un grain indigène à une denrée exotique souvent fort chère et qui contracte facilement le goût de poussière.

Ces vérités ont frappé le Conseil de santé des armées : un rapport qu'il vient d'adresser au ministre de la guerre, sur l'orge mondé apprêté sous forme de riz crevé, a déterminé le ministre à en autoriser l'usage graduellement et concurremment avec ce dernier grain, dans les hôpitaux militaires de Paris et de Franciade (Saint-Denis).

Les mêmes mesures de prudence ont dirigé l'École de médecine de Paris (1) consultée par le ministre de l'intérieur, sur l'usage de l'orge mondé dans les hospices de Paris.

Cependant, en applaudissant aux avantages de l'orge mondé, nous sommes bien éloignés d'en proposer l'emploi à l'entière exclusion du riz ; mais nous observerons que, quand il s'agit de grands établissements, où il se fait une consommation considérable de cet aliment, on ne saurait trop mettre à profit les ressources de l'économie. En ce moment, le riz coûte 90 francs à 100 francs le quintal ($48^{kg},950$),

____

(1) Le rapport adressé au ministre par Thouret, directeur de l'École, le 19 germinal an IX (9 avril 1801) conclut en ces termes :

« L'École de médecine estime que, dans le cas où le citoyen Grignet pourrait fournir l'orge mondé ainsi que le gruau qu'il prépare, à un prix bien inférieur à celui où l'on trouve ordinairement le riz dans le commerce, il serait à désirer que les administrateurs des hospices civils, ainsi que ceux des Comités de bienfaisance, s'entendissent avec ce citoyen pour la fourniture qu'il demande à faire des deux denrées dont il s'agit. »

et le citoyen Grignet offre son orge mondé à 25 francs. Pourrait-on être indifférent au moyen de tarir une source, par laquelle s'échappe notre numéraire pour aller enrichir nos ennemis ?

Ce rapport ayant pour objet de développer les avantages de l'orge, je crois pouvoir assurer que ce grain peut avantageusement en remplacer d'autres et en particulier l'avoine.

[Après avoir consacré plusieurs pages à l'avoine, au gruau d'avoine et à la bouillie d'avoine, comparés aux bouillies de froment et d'orge, l'auteur aborde la question des soupes économiques.]

La souscription ouverte en faveur des soupes économiques a eu un succès tel, que, pendant l'hiver précédent, on a distribué cent soixante mille rations de soupe aux indigents, qui ont manifesté envers ce genre de secours une prédilection que les préjugés et les critiques n'ont pu affaiblir.

L'orge, la pomme de terre, les lentilles, les pois, les fèves, les haricots sont la base de ces soupes. Les herbes et racines potagères, telles que la carotte, l'oignon, le poireau, le céleri, l'oseille, etc., doivent être moins considérées comme aliment, que comme moyen propre à relever la fadeur de l'orge et de la pomme de terre. Il a été reconnu que cette dernière, quoique coupée par tranches et bouillie longtemps, ne se délayait pas entièrement et restait en morceaux assez volumineux. On évite ces inconvénients en faisant passer la pomme de terre, cuite à la vapeur et pelée, à travers un cylindre creux percé de trous ; on obtient ainsi une pâte homogène.

L'orge mondé doit être employé de préférence, car il donne beaucoup de corps à la soupe. Pour lui faire absorber le plus d'eau possible, on en ajoute d'abord une petite quantité que l'on augmente insensiblement jusqu'à ce que le grain soit très renflé et présente la consistance du riz très épais.

C'est dans cet état qu'on l'ajoute aux autres substances pour
préparer la soupe.

Les pois, les fèves, les haricots et les lentilles exigent
quelques préparations réglées sur l'état où se trouvent ces
semences. Sèches et entières, on les laisse macérer dans
l'eau froide pendant douze ou vingt-quatre heures ; on les
retire et on les cuit à petit feu dans une suffisante quantité
d'eau, jusqu'à parfaite cuisson. Une partie, passée au
cylindre creux comme les pommes de terre, est employée
en purée et l'autre reste entière ; par ce moyen, la soupe
acquiert plus de consistance et de saveur et le consommateur, qui aime à rencontrer sous la dent la semence légumineuse, est satisfait. La purée de lentilles doit être faite dans
un autre vase, car cette graine trop petite passerait à travers les trous du cylindre sans être écrasée.

Ces légumes, convertis en farine, peuvent aussi être
employés avantageusement ; mais avant de les moudre, il
faut avoir la précaution de les faire sécher au four et même
de les torréfier. Pour éviter les grumeaux, les farines doivent
être d'abord délayées dans une petite quantité d'eau que l'on
augmente progressivement jusqu'à ce que l'on ait une
bouillie claire. Les substancee que l'on emploie dans leur
état de verdeur (oseille, céleri, cerfeuil, persil, etc.) sont
toujours lavées et épluchées avec soin. La provision,
pendant l'été, ne doit être faite que pour deux ou trois
jours au plus. Pour l'hiver, on a recours aux herbes cuites
conservées.

Tout le monde connaît la manière de les préparer ; je me
dispenserai donc d'en donner le procédé. La seule remarque
que je ferai, c'est qu'on doit les saler et les épicer le plus
fortement possible, les recouvrir ensuite d'une bonne
couche d'huile d'olive et les tenir dans un endroit sec et
frais. Indépendamment de l'agrément qu'elle donnent à la
soupe en relevant la fadeur de l'orge et de la pomme de terre,
les herbes cuites ont l'avantage de remplacer les légumes,

qu'on ne pourrait se procurer l'hiver que très difficilement et à très grands frais.

Les aromates, quoique peu nutritifs, ont cependant un rôle important dans la soupe : ils lui communiquent un goût qui la fait savourer avec plaisir. Il suffit d'en mettre assez peu, pour que le consommateur puisse à peine deviner à quelle substance aromatique il doit cette saveur agréable. Les aromates ne doivent être mis à la marmite qu'une demi-heure ou trois quarts d'heure avant la distribution de la soupe. Le sel peut y être ajouté une heure avant les aromates.

Les substances grasses qui entrent dans la composition des soupes économiques, sont de plusieurs espèces. D'après le citoyen Bouriat, dont le zèle pour tout ce qui est utile aux pauvres est sans bornes, le beurre, l'huile, le lard, le saindoux, les graisses d'oie, de bœuf, de mouton et de rôti, peuvent être indifféremment employés ; cependant lorsqu'on est à portée de se procurer la dernière, on doit lui donner la préférence. Les graisses de bœuf ou de mouton fondues ensemble et légèrement torréfiées doivent être également recherchées, car elles possèdent une sapidité plus marquée. On les prépare comme il suit : on prend parties égales de graisse de mouton et de graisse de bœuf, on les divise par morceaux et on les liquéfie ensemble dans un vase de terre ou de fer ; on les tient sur le feu, jusqu'à ce qu'il s'élève un peu de fumée et que la surface commence à noircir ; on les retire du feu et on les coule dans un vase de grès, en ayant soin d'en séparer le dépôt, pour assurer leur conservation. Dès que le mélange est refroidi à moitié, on y ajoute un bouquet de thym et de laurier, quelques clous de girofle brisés et un peu de poivre concassé ; il ne s'agit plus ensuite que d'ajouter cette graisse à la soupe, trois heures avant d'en faire la distribution.

Les tableaux que nous allons présenter, serviront à prouver qu'on peut varier les soupes à l'infini ; l'orge peut

d'ailleurs être remplacée par des substances d'un prix infé
rieur, telles que le maïs, le sarrasin et le millet.

Premier tableau pour 300 soupes.

	kg. g.	
Eau ordinaire	190.910	390 livres
Pommes de terre	39.160	80
Orge mondé	17.130	35
Haricots	12.730	26 —
Graisse préparée	0.980	2 —
Sel	2.450	5 —
Oignons	0.490	1 —
Céleri (les feuilles seulement)	0.980	2 —
Herbes cuites	1.220	2 — 1/2
Persil	0.092	3 onces.
Poivre	0.031	1 —
Thym et laurier secs (de chaque).	0.012	3 gros.
Bois brûlé pendant la cuisson	19.580 à 24.480	40 à 50 livres.

Dès le veille au soir, on commence à cuire les pommes
de terre, dans une petite marmite placée à côté de la
grande, qui doit contenir les soupes; une heure, au plus,
suffit pour cette opération. Lorsqu'elle est achevée, on met
dans la même marmite les haricots, qui trempent depuis la
veille dans un vaisseau de terre. A mesure que l'eau s'évapore, on en ajoute de la nouvelle, avec la précaution de ne
jamais les noyer, pour que la cuisson s'opère mieux. Dès
qu'on les juge cuits, on en passe une partie à travers le
cylindre creux pour en former une purée, et on mêle le
reste sans être écrasé, avec cette purée.

On conserve le tout dans un vaisseau de terre ou de bois,
et on profite de la chaleur du fourneau, pour laisser l'orge
pendant la nuit en contact avec une quantité d'eau suffisante
pour produire le gonflement du grain.

Pendant ces diverses cuissons, qui n'exigent qu'un peu de
surveillance, on pèle les pommes de terre et le lendemain, au
moment de les ajouter à la soupe, on les passe au cylindre.

C'est le matin, à six heures, qu'il faut commencer à allu-
mer le feu sous la grande marmite, dans laquelle on a mis
l'excédent de l'eau nécessaire aux diverses cuissons qui ont
eu lieu. On délaye l'orge, les haricots et les pommes de terre;

on ajoute les légumes verts coupés en petits morceaux. Après une heure d'ébullition, on met la graisse et le sel ; les aromates ne doivent y être mêlés qu'une demi-heure avant de distribuer la soupe.

Deuxième tableau pour 300 soupes.

	kg. gr.	
Eau...........................	186.000	380 livres.
Orge mondé....................	29.370	60 —
Farine de haricots.............	5.870	12 —
— de lentilles.............	4.410	9 —
Graisse.......................	0.980	2 —
Sel..........................	2.450	5 —
Poireaux	0.490	1 —
Oignons......................	0.245	1/2 —
Carottes......................	0.490	1 —
Persil........................	0.092	3 onces.
Laurier et sarriette (de chaque)...	0.031	1 —
Poivre	0.015	1/2 —
Girofle.......................	0.008	2 gros.
Bois	17.130	35 livres.

On allume le feu à cinq heures du matin ; on fait crever l'orge, en ajoutant de l'eau à mesure qu'elle est absorbée, ensuite on met les légumes coupés, puis les farines qu'on a eu la précaution de délayer, dans un vase séparé, avec de l'eau chaude. On verse alors le tout dans la marmite avec le sel et la graisse ; on ajoute les aromates au temps indiqué. Il y a ici une économie de bois et de peine ; ce procédé doit être employé dans la saison qui ne permet plus la jouissance des pommes de terre.

Troisième tableau pour 300 soupes.

	kg. gr.	
Eau.......................	176.220	360 livres.
Farine d'orge..............	29.370	60 —
— de pois.............	7.340	15 —
— de lentilles..........	4.900	10 —
Graisse....................	1.470	3 —
Sel.......................	2.450	5 —
Herbes cuites..............	1.960	4 —
Poireaux..................	0.980	2 —
Oignons...................	0.490	1 —
Persil.....................	0.123	4 onces.
Ail.......................	0.031	1 —
Poivre	0.031	1 —
Thym, laurier (de chaque)...	0.015	1/2 —
Bois......................	13.710 à 14.690	28 à 30 livres.

Il ne s'agit que de délayer, dans un vase séparé, les farines avec de l'eau préalablement chauffée, on ajoute l'eau peu à peu, jusqu'à ce que l'on ait une bouillie assez claire, que l'on passe à travers un tamis de crin peu serré ; on mêle cette bouillie à l'eau restée dans la marmite avec les légumes qui, cette fois, y ont été mis les premiers. La soupe peut être commencée à neuf heures du matin et finie à une heure de l'après-midi. On ne donne ce procédé, que pour prouver combien il est facile de varier les soupes ainsi que les substances qui les constituent. La soupe une fois faite, doit être maintenue au degré qui précède l'ébullition.

Il convient de joindre à chaque portion une once de pain grillé au four. Dans cet état, comme l'a observé le comte de Rumford, le pain prolonge le plaisir de manger ; rendant la mastication nécessaire, il contribue à ce que le repas soit plus sain : cependant les indigents préfèrent quelquefois le pain non grillé ; alors il faut le laisser sécher.

A midi commence la distribution ; elle dure deux heures. On met dans un vase particulier une certaine quantité de soupe et avec une mesure de fer-blanc, on la distribue aux consommateurs.

Cette distribution comprend deux classes d'individus : l'ouvrier qui voudra y participer moyennant sept centimes, ou le pauvre qui présentera la carte qu'il aura reçue.

PARMENTIER.

XX. — Conservation et falsification du vinaigre (1).

Conservation du vinaigre. — Pour conserver le vinaigre, on doit le tenir dans un lieu frais, à l'abri de l'air extérieur, dans des vases fort propres, bien bouchés et ne jamais le laisser en vidange.

Un autre procédé consiste à faire bouillir un moment le vinaigre dans une marmite bien étamée et à le mettre de suite en bouteilles. Il est préférable de suivre les indications de Schééle qui consistent à remplir de vinaigre des bouteilles de verre et à placer ces bouteilles dans une chaudière pleine d'eau. Quand l'eau a bouilli un quart d'heure, on les retire et ou les bouche. Le vinaigre se conserve ainsi pendant plusieurs années.

Le vinaigre employé aux usages économiques est souvent faible et impropre à la conservation. Pour le convertir en un vinaigre fort, il suffit, d'après Stahl, de l'exposer à une ou plusieurs gelées dans des terrines en grès ; on enlève successivement les glaçons qui s'y forment et qui ne contiennent que les parties les plus aqueuses.

Falsifications du vinaigre. — Le meilleur vinaigre doit être d'une saveur acide, mais supportable, d'une transparence égale à celle du vin, moins coloré que lui, conservant une sorte de parfum, un montant, un spiritueux, en un mot un *gratter* qui affecte agréablement les organes. C'est surtout en le frottant dans les mains, que ce parfum se développe.

La cupidité de certains fabricants de vinaigre les porte souvent à employer des vins faibles ou extraits des lies. Ils savent bien que les vinaigres retirés de ces vins sont inférieurs en qualité et ils en relèvent la saveur par le moyen de substances âcres, telles que la pyrèthre, le galega et sur-

(1) Voy. *Bibliographie*, n°s 107 et 108.

tout le piment ou poivre d'Inde. L'acheteur qui goûte ce vinaigre se sent la bouche en feu et attribue à l'acidité ce qui n'est que l'irritation violente que ces substances excitent sur l'organe du goût. Aussi, quand on achète du vinaigre, il ne faut jamais s'attacher à la saveur, parce que les indications qu'elle fournit sont souvent illusoires. La saturation par la potasse est le moyen le plus sûr que l'on puisse employer : une once (30^{gr},59) de bon vinaigre exige ordinairement 60 grains (3^{gr},187) de cet alcali (1), tandis qu'une once de ces vinaigres sophistiqués qui, par leur saveur brûlante, paraissent si forts, est saturée avec 24 grains (1^{gr},272).

Lorsque les fabricants auront employé l'acide sulfurique pour augmenter l'acidité de leur vinaigre, il sera facile de démasquer cette fraude en goûtant le vinaigre : il agacera les dents et exhalera, en le brûlant sur du charbon de terre, l'odeur de l'acide sulfureux. Si on le sature avec la potasse, on en obtiendra par la cristallisation, au lieu d'un acétate de potasse, un sulfate de potasse.

On falsifie aussi le vinaigre avec l'acide muriatique (chlorhydrique). Cette falsification est assez difficile à reconnaître au goût. On peut s'en assurer par la dissolution d'argent (nitrate d'argent) que l'acide muriatique précipite en blanc. Mais il est une falsification plus difficile à reconnaître, plus tolérable sans doute, puisqu'elle a l'acide propre du vin pour base. Elle consiste à faire bouillir du tartre avec de l'acide sulfurique : ce dernier acide s'unit avec l'alcali et en sépare l'acide du vin. On obtient par ce moyen une liqueur très acide, dont quelques gouttes suffisent pour bonifier une certaine quantité de mauvais vinaigre. C'est avec cette liqueur mêlée à l'eau, que l'on fortifie le verjus, le jus de citron, etc.

---

(1) Il s'agit du carbonate de potasse cristallisé. Les proportions indiquées par Parmentier correspondent à un vinaigre qui contiendrait 7,2 p. 100 d'acide acétique cristallisable. C'est la moyenne acceptée de nos jours pour les bons vinaigres de vin.

Il y a encore une foule de sophistications employées pour procurer au vinaigre une saveur âcre et brûlante ; mais il convient de n'en point parler, dans la crainte de les apprendre à ceux qui les ignoreraient, et parce qu'il n'est pas facile d'offrir des pierres de touche pour déceler ces fraudes.

XXI. — Sur la composition et l'usage du chocolat (1).

C'est avec le cacao que les Mexicains préparaient de temps immémorial le chocolat, leur boisson favorite : elle consistait en cacao grillé et broyé, qu'ils délayaient dans l'eau, à laquelle ils ajoutaient de la farine de maïs, pour lui donner de la consistance et du piment pour l'assaisonner... Les Espagnols partagèrent l'enthousiasme des Mexicains pour le chocolat et cachèrent soigneusement sa préparation. Ce n'est que longtemps après, que les autres nations parvinrent à fabriquer le chocolat avec du cacao et du sucre aromatisé à la vanille...

Baumé (2), dans ses *Éléments de pharmacie* et Demachy dans l'*Art du distillateur* ont dévoilé une partie des abus qui se commettent dans le débit du chocolat. Je m'estimerai heureux si, en ajoutant quelques observations à celles que ces chimistes ont déjà publiées, je parviens à lui conserver la juste réputation qu'il mérite et qu'il n'a perdue dans l'opinion de quelques particuliers que par les vices de sa préparation ou l'addition de matières étrangères à sa composition.

J'ai examiné des chocolats provenant de plusieurs fabricants ; j'en ai trouvé de parfaitement préparés ; j'en ai trouvé aussi qui contenaient les uns de la farine de froment, les autres des farines de lentilles, de pois et de fèves, enfin de la fécule de pomme de terre. Il y a encore d'autres fraudes plus nuisibles que j'ai reconnues : quelques fabricants se procurent à vil prix les résidus de la pâte de cacao, d'où le

(1) Voy. *Bibliographie*, nos 37 et 116.
(2) Né à Senlis en 1728, mort à Paris, en 1804 ; membre de l'Académie des sciences (1752) ; a publié de nombreux travaux de chimie et de pharmacie. Les *Éléments de pharmacie*, ont eu huit éditions ; ils contiennent toutes les opérations de la pharmacie avec de nombreuses recettes sur les médicaments alors en usage, sur les eaux de senteur, les liqueurs de table, etc.

beurre a été enlevé et le remplacent par des huiles ou par des graisses animales; d'autres y ajoutent des amandes grillées, de la gomme adragante, de la gomme arabique; enfin, il y en a qui s'approvisionnent des cacaos âcres, amers et nouvellement récoltés parce que ces qualités, qu'on a toujours à bon compte, sont en état de supporter une plus grande quantité de sucre, ce qui diminue d'autant le prix du chocolat...

Le bon chocolat ne doit présenter dans sa cassure rien de graveleux. En le goûtant, il doit se fondre dans la bouche et en se fondant, y laisser une espèce de fraîcheur; ne contracter enfin, quand on le convertit en boisson, dans l'eau ou dans le lait, qu'une médiocre consistance. Toutes les fois qu'un chocolat répand dans la bouche un goût pâteux; qu'en le préparant, la liqueur exhale au premier bouillon, une odeur de colle et qu'après son entier refroidissement, elle se convertit en une espèce de gelée, on doit être assuré que le chocolat contient une matière farineuse d'autant plus abondante, que les effets énoncés seront plus marqués; s'il dépose au fond de la tasse de petits corps solides, un sédiment terreux ou graveleux, c'est une preuve qu'il a été mal mondé et qu'on y a employé de la cassonnade commune au lieu de sucre. L'odeur de fromage décèle la présence de graisses animales et la rancidité, celle des semences émulsives; enfin le goût amer, mariné ou de moisi annonce que le cacao était trop vert, trop grillé ou avarié.

XXII. — Sur la clarification des liqueurs et des vins (1).

Parmi les substances employées à la clarification des liqueurs, l'albumine occupe le premier rang, puis viennent le sérum du sang, la colle forte, la colle de poisson, le lait...

On connaît les effets du sang dans les raffineries de sucre. La brasserie se sert également du sérum, lorsqu'il est bien séparé du caillot ; mais les brasseurs se gardent d'en convenir. Ils emploient généralement la colle de poisson ou la colle de Flandre, toujours à un prix inférieur. Baunach, pharmacien en chef des hôpitaux militaires, a remarqué que dans les plus célèbres brasseries d'Allemagne, on utilisait les pieds de bœuf ou de veau après leur avoir fait subir une longue décoction.

Le moyen qui m'a le mieux réussi pour obtenir des liqueurs de table très limpides consiste à dissoudre le sucre blanc dans l'eau froide, à mêler cette solution avec l'alcool et à l'agiter vivement avec quelques blancs d'œufs. Trois ou quatre jours suffisent ordinairement pour que la dépuration du liquide soit bien faite ; le sédiment qui se forme est considérable et la liqueur passe facilement à travers les filtres. Dans cette opération j'ai souvent substitué à l'albumine, la colle de poisson, de même que le lait et la crème ; mais la clarification des liqueurs est plus longue et elle n'est jamais aussi complète qu'avec le blanc d'œuf ; leur consistance est huileuse et elles ne passent que difficilement à travers le papier à filtrer.

Le lait chaud et la crème, le premier surtout, présentent l'inconvénient grave de laisser dans la liqueur une certaine quantité de sérum, qui en altère la saveur délicate.

Le sable lavé est, comme nous l'avons déjà observé, une

(1) Voy. *Bibliographie*, nᵒˢ 104 et 121.

substance très propre à la clarification ; il est en même temps très économique. Le charbon en poudre et bien lavé a aussi cet avantage...

D'après les expériences que j'ai faites, les vins blancs clarifiés avec la colle de poisson sont plus transparents et gardent plus longtemps leur limpidité que les mêmes vins clarifiés avec les blancs d'œufs. La colle de poisson peut également clarifier toutes sortes de vins rouges, remplacer par conséquent l'énorme quantité d'œufs que consomme cette opération domestique et rendre à la masse alimentaire du peuple une ressource précieuse que rien ne supplée.

XXIII. — Rapport sur les eaux-de-vie destinées aux troupes (1).

La majeure partie des eaux-de-vie que l'on rencontre maintenant dans le commerce, ne sont que des mélanges d'alcool et d'eau. Ces mélanges s'opèrent plus promptement en été qu'en hiver et pendant cette dernière saison il convient d'avoir la précaution de chauffer l'eau entre 25° et 38° (31° 25 et 37° 50 C.).

La qualité de l'eau à employer n'est pas une chose aussi indifférente qu'on le croit communément. L'expérience a prouvé que l'eau de puits quand elle n'aurait d'autres défauts que d'être plus séléniteuse que l'eau de rivière, mérite la préférence, parce qu'elle a la propriété d'imprimer plus promptement et plus efficacement au mélange une limpidité qui plaît au consommateur.

Combien de fois n'est-il pas arrivé que des eaux-de-vie qui, à l'exception de la transparence, possédaient toutes les conditions requises, ont été proscrites dans les armées à cause de la mauvaise qualité de l'eau employée. Que faire dans ce cas? Jeter une poignée de sable lavé qui entraînera avec lui tout ce qui trouble le liquide.

Une autre opération qu'il faut tolérer, parce que ce sont les préjugés et le goût des consommateurs qui la déterminent, consiste à restituer à l'eau-de-vie une partie de la couleur ambrée qu'elle a contractée pendant son séjour dans les tonneaux et dont l'identité s'est nécessairement affaiblie par le mélange avec l'eau. On peut se servir, dans ce but, de sucre en partie décomposé par la chaleur, c'est-à-dire carbonisé (caramel). Cette matière, tout en colorant sans danger les eaux-de-vie, leur donne une sorte de moelleux qui caractérise les vieilles eaux-de-vie.

Ce n'est pas ici le lieu d'examiner si on peut établir une

____

(1) Voy. *Bibliographie*, n° 131.

comparaison entre les eaux-de-vie naturelles et les eaux-de-vie factices ; il nous suffit de savoir qu'elles ne diffèrent pas essentiellement dans leurs effets.

L'expérience de plusieurs, siècles prouve que l'alcool, délayé dans une quantité suffisante d'eau, produit un effet tonique et restaurant et qu'on peut sans inconvénient l'admettre pour l'usage des troupes. Comme les alcools expédiés de nos brûleries n'ont pas tous le même degré de spirituosité, qu'on ne peut rigoureusement se procurer d'une extrémité à l'autre de la France, la même quantité d'eau-de-vie, que c'est absolument le degré qu'on lui donne qui en rend l'usage dangereux ou bienfaisant, je pense qu'il serait de la sagesse du ministre directeur de l'administration de la guerre, d'adopter un pèse-liqueur à l'usage des troupes, gradué suivant la force de l'eau-de-vie, c'est-à-dire à 18° et 20°, Cartier (46° à 53° à l'alcoomètre de Gay-Lussac) au plus à la température de 10° (12°,5 C.) et de mettre ceux qui sont chargés de recevoir les eaux-de-vie, à portée de juger par eux-mêmes si elles sont au titre convenable (1).

L'alcoomètre de Cartier tel qu'il existe aujourd'hui peut être gradué exclusivement pour le service des armées et devenir pour les officiers supérieurs et les commissaires des guerres, l'étalon pour fixer le degré en force des eaux-de-vie.

(1) Les eaux-de-vie, jouaient, à cette époque, un grand rôle dans l'alimentation des troupes. « Dénués de tout, vous avez suppléé à tout. Vous avez gagné des batailles sans canons, passé des rivières sans ponts, fait des marches forcées sans souliers, bivouaqué sans eaux-de-vie et souvent sans pain... » (Proclamation de Bonaparte à l'armée d'Italie après les batailles de Montenotte et de Millesimo, en avril 1796.)
Aujourd'hui, les eaux-de-vie destinées à l'armée doivent marquer 47° à l'alcoomètre centésimal et à la température de 15° C.

XXIV. — Moyens de conserver les viandes (1).

Viandes salées. — Le sel doit être employé en certaine proportion, car à petite dose il devient plutôt l'instrument de leur altération que de leur conservation. Comme je l'ai proposé, il y a plus de vingt-cinq ans (2), au département de la marine, les viandes doivent être désossées, parce que les os ne prennent pas le sel et que les chairs qui les recouvrent immédiatement sont celles qui se gâtent avec le plus de facilité.

Viande confite. — On emploie l'huile, l'axonge, le beurre et la graisse.

Viande marinée. — On a recours à la macération dans le vinaigre, l'acide chlorhydrique très étendu, le lait caillé (Voy. p. 299), l'alcool ou l'eau-de-vie. De la viande laissée pendant neuf mois dans l'alcool à treize degrés (18° centésimaux) a fourni au bout de ce temps un excellent bouillon.

Viande boucanée. — Les soldats, auxquels on distribue quelquefois de la viande pour neuf ou dix jours, sont dans l'usage de lui faire éprouver une légère dessication préalable au feu et à la fumée; ils parviennent par ce moyen à la manger le dixième jour sinon aussi délicate, au moins aussi saine que quand elle est nouvelle. Les viandes préalablement salées avant d'être fumées (bœuf d'Hambourg, lard, petit-salé, jambons, harengs-saurs) sont d'une longue conservation.

(1) Voy. *Bibliographie*, n° 145.
Avant les ingénieux procédés imaginés par François Appert pour conserver les substances alimentaires dans les boîtes en fer-blanc (*Art de conserver les substances animales et végétales*. Paris, 1831), on se contentait des moyens préconisés par Parmentier.
(2) Ces propositions de Parmentier sont donc bien antérieures au Mémoire de 1793 sur les salaisons (Voy. *Bibliographie*, n° 73).

Viande desséchée. — La dessication est un des plus puissants moyens de conservation des viandes. Elle est plus efficace, quand on l'applique à la viande salée.

Il y a une trentaine d'années, M. Casalet, professeur à Bordeaux, a présenté un procédé pour conserver le bœuf et le mouton pendant cinq à six ans. Il consiste à mettre la viande crue désossée à l'étuve et à la vernir ensuite, soit avec de la gomme, soit avec de la colle de poisson ou de la gélatine (1). Cette viande renflée dans l'eau et préparée avait autant de saveur que la même viande fraîche.

Viande refroidie et congelée. — On peut conserver la viande dans un endroit où il ne règne que 10 à 12º de chaleur (12º,5 à 16º C.), mais on doit s'abstenir de la porter à la cave, où elle contracte toujours un goût désagréable.

Exposée à une température au-dessous de zéro, la viande reste dans l'état de fraîcheur qu'elle avait à l'instant où le froid l'a surprise : lorsqu'il s'agit d'en faire usage, il faut la soumettre au dégel insensiblement, afin qu'elle perde moins de sa saveur naturelle.

Viande altérée. — C'est en vain qu'on se flatte de rétablir la viande qui a éprouvé un commencement d'altération, en la lavant avec l'eau saturée d'acide carbonique ou en la faisant bouillir avec un morceau de charbon ; elle ne reprend jamais la couleur, la saveur et la consistance d'une viande fraîche.

(1) De nombreux brevets ont été pris de nos jours, sans succès d'ailleurs, pour conserver les viandes à l'aide d'enduits protecteurs (paraffine, silicate de potasse, etc.).

XXV. — Sirops et conserves de raisin (1).

Son Excellence le ministre de l'intérieur (le comte de
Champmol) a fait appel aux chimistes, pour les inviter à se
livrer à la recherche des moyens de suppléer le sucre dans
les principaux usages de l'économie domestique... Ma première *Instruction*, rédigée en 1808, n'était qu'une espèce de
manuel populaire. Les lettres qui m'ont été adressées de
toute part, pour avoir plus de renseignements m'ont forcé,
dans l'édition de 1809, d'entrer dans certains détails et
d'excéder, malgré moi, les bornes d'une simple instruction... ·
Je qualifie l'édition de 1810, dédiée aux ménagères des cantons vignobles, du nom de *Traité*, qui convient mieux au
genre de mon ouvrage.

*
* *

Lorsque toute l'attention publique se porte vers les
moyens de diminuer la consommation des denrées colo-
niales, maintenant entre les mains de nos éternels ennemis,
j'ai pensé que l'intérêt de la patrie et celui de l'humanité
me faisaient un devoir de communiquer sommairement les
expériences et les observations que j'ai faites pour atteindre
ce but d'utilité nationale...

Dans son *Système de chimie*, Thomson (2) assure que ce
fut le duc de Bouillon qui retira le premier le sucre du raisin, mais on ne saurait contester à M. Proust (3) tous les

____

(1) Voy. *Bibliographie*, nᵒˢ 137, 148 et 154.
(2) Thomson, Chimiste anglais, mort en 1852, à soixante-dix-neuf ans.
(3) Mort en 1826, à soixante-douze ans.

« Ardent comme l'était Parmentier pour l'utilité publique, on conçoit
qu'il dut prendre beaucoup de part aux efforts occasionnés par la dernière guerre pour suppléer aux denrées exotiques : c'est lui, en effet,
qui a le plus perfectionné et préconisé le sirop de raisin, cette préparation qui a pu faire tourner en ridicule ceux qui voulaient entièrement
l'assimiler au sucre, mais qui n'en a pas moins réduit la consommation
du sucre de bien des milliers de quintaux; qui n'en a pas moins facilité

droits qu'il a acquis à cette découverte. Quoique nous soyons d'avis différents, je me flatte que nous avons une pensée commune, celle de suppléer le sucre exotique par le sucre de raisin et de prouver que la France peut se suffire à elle-même... Nul pays en Europe n'offre une aussi grande quantité de vignobles que la France ; nos caves sont pleines, la récolte prochaine semble promettre autant de richesses que les précédentes. Ce ne sera donc nullement préjudicier aux intérêts du vigneron, que de l'inviter à distraire une portion de sa vendange, pour la faire servir de supplément au sucre ordinaire.

à nos hôpitaux des épargnes immenses dont les pauvres ont profité ; qui n'en a pas moins donné une nouvelle valeur à nos vignes, à une époque où déjà la guerre et les impôts les faisaient arracher en plusieurs endroits et qui, enfin, n'en restera pas moins utile et recherchée pour beaucoup d'aliments, même s'il arrive jamais que le sucre retombe à son ancien prix. » (Cuvier.)

« Parmentier proclame en tous lieux l'excellence du sirop de raisin, plus sucrant dans cette forme qu'à l'état concret. Il renouvelle ses instructions ; il les propage partout ; ses conseils, ses soins, son influence créent des établissements pour la fabrication en grand de ces sirops ; il en introduit l'usage dans l'économie domestique sous les formes les plus variées et les plus agréables ; il intéresse le gouvernement à ces entreprises patriotiques : le dirai-je ? Portant lui-même ce sirop, il en poursuit les grands et les ministres ; il s'avance jusqu'au pied du trône, le sucre du pauvre à la main, et obtient d'un grand monarque la faveur de le faire approuver (Voy. le *Moniteur*, en 1810 et les autres journaux de cette époque). Tantôt, il décerne des récompenses, tantôt, il offre la douce amorce de la renommée, en publiant le nom, la louange de tous ceux qui concourent à fabriquer, employer, propager les produits de la vigne. Quoique septuagénaire, la vieillesse ne ralentit pas son ardeur, il semble revivre dans des travaux où il se complaît. Il communique son enthousiasme à tout ce qui l'environne ; les journaux en retentissent par ses soins, la presse multiplie les détails des procédés de fabrication de ce sirop et, jusque dans ces derniers jours, dans les douloureuses angoisses de la mort, nous l'avons vu entretenir ses pensées de nouvelles applications de ce liquide sucrant aux usages de la vie. Combien n'a-t-il pas apporté de consolations à l'indigent infirme ? Combien n'a-t-il pas diminué l'exportation du numéraire pour l'achat du sucre ? Combien n'a-t-il pas créé de moyens de perfectionner les vins acerbes du nord de la France par cette étonnante persévérance ? » (Virey)

TABLE DE CE QUI EST CONTENU DANS CE TRAITÉ.

PREMIÈRE PARTIE. — *Considérations générales sur les végétaux d'où l'on a extrait du sucre. — Sucre de maïs, de betterave, de canne. — De la vigne, du raisin, du moût. — Préparation du moût. — Moût destiné à faire du vin de paille. — Piquette. — Conservation du moût, mutisme, par l'acide sulfureux et d'autres substances antifermentescibles. — Évaporation du moût par les bâtiments de graduation, par la gelée (procédé Astier), par le calorique. — Saturation du moût par les cendres, la craie, le marbre blanc. — Clarification du moût par les blancs d'œufs, les sulfates d'alumine et de fer (à rejeter), le charbon. — De la cuissson du moût. — Préparation des sirops et conserves de raisin. — Sirops doux, acides. — Conserves de raisin douces et acides ; procédés de la ménagère, du pharmacien, du manufacturier. — Des fabriques de sirops et conserves de raisin. — Des raisins secs ; leur préparation à Roquevaire et dans la Calabre. — Sirops doux et sirops acides de raisin sec. — Caractères spécifiques des sirops de raisin. — Analogie du sirop avec le miel. — Des effets de la matière sucrante. — Inconvénients des sirops de raisin. — Prix des sirops de raisin. — Tableaux des produits en sirop de raisin obtenus, en 1807, à la pharmacie de l'hôpital de Toulon et à la pharmacie des hôpitaux civils de Paris.*

SECONDE PARTIE. — *Application des sirops et conserves de raisin à la cuve en fermentation. — Emploi des sirops de raisin dans l'économie animale. — Usages dans l'économie domestique, la médecine, les pharmacies civiles et militaires. — Rapports des inspecteurs généraux du service de santé des armées sur l'emploi des sirops de raisin du midi dans les préparations pharmaceutiques.*

— Lettre de M. Sérullas, pharmacien en chef de l'hôpital militaire de Montcalier, à MM. les membres de la Sociéte d'agriculture du départemement de la Seine. — Confitures de raisin. — Préparation du raisiné. — Choix des fruits pour la confection du raisiné. — Procédés divers pour préparer le raisiné dans le nord et le midi. — Caractères d'un bon raisiné ; conservation, commerce, usage du raisiné. — Sirops de pommes et de poires. — Raisiné au cidre et au poiré. — Compotes de fruits. — Gelée et marmelade de coings. — Sirops de carottes. — Du miel, qualité, sophistication. — Pain d'épice. — Des liqueurs de table ; hippocras, vin cuit. — Ratafia des quatre fruits, de curaçao, de noyaux. — Élixir de Garus. — Coings confits. — Des boissons employées à l'état chaud ; bavaroise, chocolat, thé, café. — Des crèmes et fromages glacés. — Des hydromels. — Vins de liqueur. — Réflexions générales sur le sucre. — Résumé.

.*.

Il n'est aucun département où la préparation du sirop de raisin ait été aussi générale que dans celui du Gers. On peut évaluer à deux mille quintaux, la quantité fabriquée et il est revenu à 50 centimes le kilogramme. Il serait à souhaiter qu'il y eût dans le midi de la France une fabrique de sirops par département. Plusieurs grands dignitaires de l'empire, propriétaires dans le midi, m'ont communiqué le projet qu'ils ont de fonder des fabriques de sirops de raisin. Je n'ai pu qu'y applaudir et les inviter à donner ce grand exemple dans leur voisinage ; ils en ont reçu la leçon de l'empereur qui, en ordonnant que ce sirop parût sur sa table, a plus fait en un instant pour le succès et la propagation de cette nouvelle ressource nationale, que mon zèle et mes écrits pendant quatre années...

Les avantages qu'il y aurait à établir pour le compte de l'administration des hôpitaux militaires une fabrique de

sirop de raisin dans la commune d'Acqui, ont été présentés
à Son Excellence le ministre directeur de l'administration
de la guerre par M. Astier (1), pharmacien-major de l'hôpital militaire d'Alexandrie, près Turin, et l'on ne saurait les
mettre en doute. Une seconde fabrique serait supérieurement
placée à Toulouse et il serait à désirer que la direction en
fût confiée à M. Sérullas (2), actuellement pharmacien-major
à Montcalier. Ces deux fabriques, entretenues aux frais de
l'administration de la guerre, réuniraient le double avantage
d'approvisionner à très bas prix les hôpitaux militaires,
d'une denrée de premier besoin et d'établir une concurrence
utile à l'intérêt public entre les particuliers qui se proposent
d'ouvrir des ateliers de ce genre (3).

L'art de concentrer le moût à l'aide du calorique et de
l'ajouter, ainsi concentré, à la cuve en fermentation, a été
pratiqué de temps immémorial. Les anciens n'avaient pas
seulement en vue de se procurer, par ce moyen, un sucre
capable de servir de condiment à leurs fruits et à leurs
liqueurs ; ils se proposaient encore d'améliorer la qualité
des vins, d'adoucir la verdeur et l'âpreté des uns et de

(1) Astier, pharmacien principal, né à Montdauphin en 1771, mort en
1835. A publié de très curieuses observations où il attribue à des *ani-
malcules microscopiques*, à des ferments organisés, les causes des
fermentations et l'origine des maladies épidémiques. « Astier, dit
Schutzenberger, ne doutait pas, en 1813, que le ferment reconnu d'es-
sence animale par Fabroni, en 1787, ne fût en vie et ne se nourrît aux
dépens du sucre. C'est ainsi, dit-il, qu'on explique que toutes les causes
qui tuent les animaux ou empêchent leur développement doivent s'opposer à la fermentation. »
Dans d'autres publications, Astier établit les propriétés *antifermentescibles* du camphre, de l'ail, des acides, de la fumée, de la suie et
surtout des sels de mercure. Il a, le premier, proposé d'appliquer le
sublimé corrosif à la conservation du bois de construction.
(2) Sérullas, né à Poncin (Ain) en 1774, mort à Paris, du choléra, en
1832 ; pharmacien principal, membre de l'Académie des sciences, professeur de chimie au Val-de-Grâce et au Muséum. On lui doit des
études sur les alliages des métaux alcalins avec l'arsenic, l'antimoine,
le bismuth, l'étain, le mercure, etc. Il a découvert l'iodoforme (1822),
l'iodure de cyanogène, le bromure d'éthyle, etc.
(3) Ces deux fabriques ont été organisées, plus tard, comme le
demandait Parmentier.

donner aux autres plus de force et de bonté. Virgile (*Géorgiques,* livre I) mentionne ce moyen, qui s'est conservé dans quelques cantons vignobles, et Pline (*Hist.,* livre XIV) assure que les Romains poussaient l'évaporation du moût jusqu'à la moitié, aux deux tiers, quelquefois même aux trois quarts de son volume, avec l'intention d'obtenir des vins tellement riches en spirituosité, qu'il était impossible de les boire même après la quatrième année.

La concentration du moût et son addition à la cuve dans les petits vignobles ne suppléant souvent que très imparfaitement la matière sucrée, on crut que le meilleur moyen de réparer les torts de la vendange, consistait à ajouter du sucre de canne au moût. Juncker (1), et plus tard Préfontaine, ont proposé ce moyen, qui fut préconisé par Macquer (2) en 1779 (3). Bientôt tous les chimistes l'adoptèrent; j'ai moi-même été partisan de cette méthode, mais en y réfléchissant, je crois qu'il convient d'en restreindre l'usage aux vignobles du nord..... C'est à la conserve du raisin du midi qu'il faut avoir recours dans tous les cas, où l'addition de la matière sucrée à la cuve en fermentation est jugée indispensable. Rien n'est comparable à cette substance. J'apprends que quelques vignerons d'Argenteuil ont obtenu par ce moyen, un succès tel que leurs vins de 1809 ne diffèrent pas en qualité de ceux des bonnes années.

Les raisins secs devraient opérer plus efficacement que le moût, mais il est impossible de parvenir à déguiser assez le vin des raisins secs et les vins cuits en général, pour que l'on puisse s'y méprendre et leur trouver la saveur et le bouquet des raisins frais.

Le point principal n'est pas de faire des vins de première qualité avec des raisins médiocres; il s'agit seulement de

(1) Mort en 1759 à quatre-vingts ans.
(2) Membre de l'Académie des sciences (1718-1784).
(3) Puis par Chaptal qui lui a laissé son nom (*chaptalisage* ou *chaptalisation* des vins).

donner à des vins plats, naturellement faibles et légers, de
courte durée, qui ne peuvent se transporter loin du vignoble,
ni se garder d'une vendange à l'autre, de la force et du corps
pour circuler. Mais jamais la meilleure conserve de raisin
du midi, mise dans la cuve des excellents vignobles n'amé-
liorera leurs vins; elle préjudicierait plutôt à leur qualité.
En vain on se flatterait de réussir : ce n'est qu'au moyen
d'un raisin frais, d'un moût vierge, d'une cuve sans mélange, qu'il est possible d'obtenir un vin sec et parfait.

RÉSUMÉ.

La vigne est le supplément de la canne à sucre ; aucun
végétal, quelle que soit sa fécondité, ne saurait soutenir la
comparaison avec cet arbrisseau sarmenteux, dont le fruit
nous fournit d'excellents sirops, les meilleurs vins, les
eaux-de-vie les plus délicates et les vinaigres les plus esti-
més.

***

Le sol qui convient à la vigne, n'étant propre ni à la culture des grains, ni à celle des prairies, on doit s'empresser
de le couvrir de cet arbrisseau dans les cantons qui lui sont
le plus favorables.

***

Il existe beaucoup de terrains au midi qui, ne rapportant
pas en grains la semence qu'on y a jetée, deviendraient plus
utiles, s'ils étaient plantés en vigne.

***

Dans nos meilleurs pays vignobles, il y a des variétés de
raisins tellement riches en matière sucrée, qu'il ne faut
pas hésiter de les employer à la chaudière plutôt qu'à la
cuve.

Les raisins blancs doivent être préférés aux noirs, parce qu'ils sont moins chargés d'extractif, plus communément précoces et féconds et fournissent des sirops moins colorés.

La maturité du raisin est l'époque où la presque totalité du sucre est formée ; il faut le cueillir après le lever du soleil, quand il est un peu fané ; préférer les grappes qui ont mûri à la base des sarments et dont les grains sont peu serrés.

On peut accélérer, au midi, la maturité du raisin en dépouillant la vigne des pampres qui interceptent les rayons du soleil, en laissant les grappes séjourner au cep jusqu'après le temps des vendanges, et, au nord, en les rentrant à la maison et en les étendant sur la paille. On augmente par là le sucre du raisin, on lui fait perdre son humidité surabondante et on diminue les frais d'évaporation de son moût.

Après avoir séparé avec soin de la grappe les grains verts et les grains gâtés, on doit se borner à ne retirer que la moitié de ce que le raisin contient de jus, afin de n'avoir que le *moût vierge*, la *mère-goutte*, qui appartient à la portion la plus mûre du fruit.

L'égrappage et le foulage, bons pour la préparation de certains vins, sont inutiles et même dangereux pour la préparation des sirops. C'est le premier suc, provenant des raisins les plus mûrs, qui coule naturellement par l'effet de la plus légère pression, qu'on doit réserver pour ce genre de fabrication.

.*.

Le moût restant du marc, après une faible expression, contient plus d'extrait que de sucre; soumis à la fermentation, il peut fournir ou des vins communs ou une piquette plus ou moins forte et, par l'acétification, un bon vinaigre.

.*.

Le *mutisme* est le moyen connu et pratiqué de temps immémorial, dans plusieurs de nos départements, pour garantir le moût, au sortir du pressoir, de la fermentation. Ce moyen conservatoire, inutile à la ménagère, est d'une nécessité indispensable pour le fabricant, c'est-à-dire pour le travail en grand.

.*.

Ce serait un grand pas de fait vers la perfection des sirops, si l'on venait à bout de concentrer le moût aux trois quarts de son volume, sans feu, par l'évaporation spontanée à l'air, au moyen des bâtiments de graduation employés pour les eaux salines ou par la congélation.

.*.

La saturation du moût peut s'exécuter à diverses températures, mais il est préférable d'opérer à chaud à une température n'excédant pas soixante degrés (75° C.).

.*.

Le mode de saturation par les cendres est défectueux; on doit employer la craie ou le marbre blanc ; ce dernier a l'avantage sur la craie, de se séparer instantanément du moût.

*
* *

La proportion des désacidifiants varie infiniment; il en faut plus au nord qu'au midi. Pour cent pintes (93 litres) de moût, c'est environ six onces (183 grammes) de craie et deux livres de marbre; on ne doit ajouter l'un ou l'autre, que quand la liqueur est sur le point de bouillir et après en avoir enlevé toutes les écumes. Un excédent de craie ou de marbre ne saurait nuire à la qualité du sirop, car il resterait sur le filtre avec les écumes.

*
* *

Parmi les clarifiants recommandés, il n'y a que les blancs d'œufs battus avec un peu d'eau, qu'on puisse employer avec sécurité; trois suffisent pour vingt-cinq livres de moût.

Quand les œufs sont trop chers, il faut les remplacer par la sérosité du sang de bœuf ou de mouton; c'est un kilogramme par quintal (100 livres ou 50 kilogrammes).

Les autres clarifiants qui ont été essayés ne sauraient être admis, parce qu'ils réagissent sur les principes du sirop de raisin et changent sa qualité. Tout sirop trouble, par une cause quelconque, n'est admissible pour aucun service.

*
* *

Le moût, parfaitement saturé et clarifié, laisse toujours précipiter, à mesure qu'il se rapproche de l'état de sirop, une matière *salino-terreuse*, qui n'est autre chose que des tartrates ou malates calcaires, de nul effet dans l'économie et que l'on peut facilement séparer par décantation.

*
* *

Les sirops du moût, désacidifié ou non, perdent, dans le mois qui suit leur préparation, la fluidité et la transparence qu'ils avaient au sortir de la chaudière. Cet effet est d'autant plus marqué, que le sirop a plus de cuisson.

Dans cet état, le sirop n'en est pas moins propre à tous les usages ; il reprend au premier bouillon sa fluidité et sa transparence.

L'attention tant recommandée de ménager le feu et d'éviter que le moût n'atteigne le degré de l'ébullition, est une précaution absolument inutile, contraire même à la qualité du sirop ; c'est à la rapidité de l'évaporation qu'il doit toutes ses qualités ; la simple chaleur du bain-marie lui est extrêmement préjudiciable.

La préparation du sirop doux exige le concours de cinq opérations principales, savoir : 1° la *saturation du moût ;* 2° la *clarification ;* 3° la *cuisson brusquée ;* 4° le *refroidissement prompt ;* 5° la *décantation.*

La première opération consiste à chauffer le moût dans des chaudières peu profondes, à larges surfaces et placées sur des fourneaux, qui ne reçoivent l'action du calorique que sous leurs parties inférieures ; à enlever les écumes lorsqu'on approche de l'ébullition ; à y ajouter, à différentes reprises, les acidifiants ; à agiter chaque fois la liqueur retirée du feu et à la laisser déposer un moment avant de la décanter.

Dans la deuxième opération, on replace le moût écumé sur le feu et, quand il est prêt de bouillir, on y jette les clarifiants et on passe la liqueur bouillante à travers un tissu de laine.

La troisième opération, concernant l'évaporation du moût, doit être brusquée et la cuisson poussée jusqu'à ce que le liquide file comme l'huile.

Dans la quatrième opération, on fait passer le moût évaporé dans un serpentin entouré d'eau froide.

La dernière opération consiste à verser les sirops dans des vaisseaux plutôt étroits que larges, à les décanter quinze jours après, pour en séparer le dépôt et à les répartir dans des bouteilles que l'on place au frais.

**

Pour préparer sa provision annuelle de sirop, la ménagère doit évaporer le moût à mesure qu'il est exprimé, attendu que, dans les pays chauds, où la fermentation commence deux heures après la mise en cuve et se termine quelquefois en un jour, le moindre délai lui ferait éprouver un grand déchet dans le produit.

**

Moyennant deux procédés différents, on peut obtenir de la même espèce de raisin, au midi comme au nord, deux espèces de sirops, l'un doux et l'autre aigrelet : le premier, en saturant le moût; le second, en réduisant la liqueur à moitié, la laissant déposer pendant trois jours, la décantant, et lui donnant ensuite la consistance requise.

**

La conserve de raisin n'est, à proprement parler, que la réunion des principes du moût sous un petit volume ; pour la préparer, on peut évaporer brusquement le moût, jusqu'à la consistance d'un miel fort épais, en ayant le soin d'agiter continuellement le liquide jusqu'à la fin de la cuisson, pour qu'il n'adhère pas au vaisseau, et ne contracte pas un goût âcre de caramel.

**

- L'aréomètre de Baumé permet de déterminer à peu près la quantité de sirop que le moût est en état de fournir, et plus tard le degré de cuisson : il doit marquer de trente-trois à trente-six degrés dans le sirop bouillant. Les sirops préparés dans le midi pèsent davantage que les sirops du nord ; les premiers doivent leur pesanteur à la matière sucrée, et les seconds aux matières gommeuses et extractives.

La faculté sucrante du sirop de raisin décroît à mesure qu'il demeure sur le feu, pour se rapprocher de l'état concret ; l'écume qu'on en sépare à mesure qu'il bout, est plus douce que le liquide sur lequel on l'a enlevé.

Quoique le raisin soit au maximum de puissance sucrante sous forme de sirop, il dulcifie moins à poids égal que celui de cassonade ; il faut en employer un tiers de plus pour le suppléer.

* * *

Les *raisins de caisse*, noirs ou blancs, dont on distingue plusieurs espèces dans le commerce, ont perdu deux tiers de leur poids, c'est-à-dire que trois cents livres de raisins verts donnent cent livres de raisins secs. Ils recèlent dans un grand état de concentration le corps sucré et peuvent fournir, non seulement des sirops, mais encore des vins, de l'eau-de-vie, des ratafias, du vinaigre, dont la qualité pourrait déterminer les habitants du nord à les adopter, en remplacement de ceux qu'ils ne peuvent se procurer sur place.

* * *

La conserve du midi peut réparer au nord les vices de la vendange, et celle du nord donner aux raisins trop sucrés du midi la faculté de subir plus avantageusement la fermentation, de fournir un vin plus généreux et d'une garde moins difficile ; c'est par un tel échange qu'on parviendrait à donner à tous les vins de France de la qualité, et même les avantages qu'on recherche dans les vins de liqueur étrangers.

*
* *

Pour employer cette conserve à la cuve, il faut la délayer dans quatre fois son poids de moût chauffé, et lorsque le mélange est voisin de l'ébullition, le verser dans la cuve en agitant le tout vivement.

*
* *

La proportion de conserve à ajouter à la cuve doit varier chaque année; c'est communément huit à dix kilogrammes par hectolitre.

*
* *

Quand la végétation ou l'art associe des acides au sucre de canne, il éprouve des modifications qui lui donnent toutes les propriétés inhérentes à la matière sucrée du raisin et à celle du miel, qui lui est analogue.

*
* *

Le procédé des ménagères pour préparer le raisiné est défectueux; elles peuvent le perfectionner en employant le moût extrait par une légère pression du raisin le plus mûr, sans égrappage ni foulage; en évaporant le liquide à un quart ou un tiers, suivant le climat; en laissant déposer pendant deux jours; en séparant le dépôt par la décantation et en continuant le rapprochement jusqu'à la consistance requise.

XXVI. — Notice historique sur le sucre (1).

L'usage de la matière sucrante remonte à la plus haute antiquité. Les Romains, dans les derniers temps de la République, préparaient déjà une espèce de conserve, demi-solide, pour remplacer le miel et même pour le sophistiquer.

Dans les écrits de Caton et d'autres économistes (2), il est question de la saturation du moût par le marbre et Pline nous apprend que les Romains préparaient différentes espèces de vins cuits et de conserves de raisin. Ces dernières, d'après André Baccio (3), étaient utilisées par les légions romaines cantonnées dans les pays privés de vignes. Nous regrettons de ne pas savoir comment on préparait ces provisions de guerre (4), car elles ne seraient pas moins utiles

(1) Voy. *Bibliographie*, n° 156.

(2) « Africa gypso mitigat asperitatem... Græcia argilla, aut marmore, aut sale, aut mari, lenitatem excitat... Aliquibus in locis, decoquunt ad sapas musta. » (Pline, *Hist.* XIV, 25.) « L'Afrique adoucit l'âpreté de ses vins avec du plâtre ; la Grèce relève la douceur des siens avec de l'argile, du marbre, du sel ou de l'eau de mer. En certains lieux, on amène le moût à l'état de vin cuit. »

(3) Médecin du pape Sixte-Quint.

(4) Il s'agit sans doute de préparations dans le genre du saucisson (el halaoua) des indigènes algériens. Voici, sur ce produit, tel qu'on le prépare à Médéah de temps immémorial, un extrait d'une note que j'ai publiée dans le *Journal de pharmacie et de chimie* de 1880 :

« Lorsque le raisin est arrivé à maturité, on en exprime le suc, que l'on verse dans une bassine avec une pelletée de sable siliceux. On porte lentement à l'ébullition. Sous l'influence de l'albumine végétale et du sable projeté en tous sens au sein de la masse liquide, la clarification ne tarde point à s'opérer. On enlève les écumes au fur et à mesure de leur formation ; on laisse refroidir et on décante pour isoler le sable. Le liquide décanté est de nouveau chauffé. On pousse l'évaporation jusqu'à consistance très sirupeuse, et, à ce moment, on ajoute peu à peu de la semoule semblable à celle que l'on emploie pour obtenir le traditionnel *kous-kous*. On facilite le mélange par l'agitation continue à l'aide d'un bâton ; puis, lorsque la masse est suffisamment compacte, on y plonge de petits chapelets d'amandes, préparés et vendus pour cet usage par les marchands mozabites. On les retire, on les fait sécher un instant à l'air, puis on recommence de nouveau l'immersion jusqu'à ce que le saucisson ait atteint la grosseur voulue. On le dessèche alors et on le conserve pour la vente sur place ou l'exportation. Il renferme en moyenne 16 p. 100 d'eau, 20 p. 100 de matière amylacée et 64 p. 100 de matière sucrée. »

que ne le sont les dattes séchées et comprimées, dont se servent aujourd'hui les Arabes et les Égyptiens.

On voit dans les Ve et VIe livres des *Géoponiques* (1), que les Grecs se servaient de la poudre de marbre, de la craie et des cendres pour adoucir leurs vins : c'est sans doute d'après eux que les Espagnols ont adopté cet usage... D'après le témoignage de Théophraste, de Pline, d'Arrien, de Lucain, etc., les anciens connaissaient le sucre de la canne ou du bambou, celui du moins qui, sous le nom de *saccharon* ou de *tabaxia*, leur était envoyé des Indes et de l'Arabie.

Comme ce saccharon était rare, il est probable que ce n'était pas le même qui, du temps d'Horace et de Pline, assaisonnait les sauces et les ragoûts des gourmets de Rome ; on doit même présumer que la fabrication des sirops de fruits et de raisin était alors considérable et très perfectionnée, puis que ces sirops, concurremment avec le miel, pourvoyaient aux besoins des habitants de l'Europe.

C'est seulement lors des Croisades que les Européens connurent la plante qui avait fourni jadis le saccharon. Cette plante, originaire des Indes orientales, avait été apportée par les Arabes en Égypte, en Syrie, en Morée et dans l'île de Chypre et de Candie. Les Européens la transportèrent en Sicile, en Calabre, en Provence, à Madère, aux Canaries et plus tard en Amérique, où elle s'est tellement

(1) Geoponicorum, sive de Re Rustica, libri XX. Cassiano Basso scholastico collectore. Antea Constantino Porphyrogeneto a quibusdam adscripti. Græce et latine. *Cantabrigiæ* : typis academicis. *Impensis* A. & J. Churchill *bibliopolarum Londinensium*. MDCCIV. Vol. in-8 de 532 pages.

L'édition de Leipzig de 1781 est en 4 vol. in-8. La traduction de quelques passages a été donnée dans les *Mém. de la Soc. d'agric.* de 1810, t. XIII, p. 312-345.

La traduction suivante que possède la bibliothèque de l'École de pharmacie est très incomplète : elle ne donne pas le texte original :

Les XX livres de Constantin César ausquelz sont traictez les bons enseignemens d'agriculture : traduictz en françoys par M. Anthoine Pierre, licentié en droict. — On les vend à Poictiers, à l'enseigne du Pélican, chez Jehan et Enguilbert de Marnef frères. MDXLIII.

propagée, qu'elle a rendu partout ailleurs la culture de la canne onéreuse.

Cette culture était autrefois pratiquée à Naples, comme le prouve un titre de 1242, conservé aux archives de cette ville, où il est question d'un certain Pietro, sous la qualification de *magister saccharius.*

On sait encore par Chiari, que la canne était cultivée en Sicile sous Frédéric II ; par Farges Davanzali, qu'elle l'était sous Charles d'Anjou ; par Trogli, qu'on faisait du sucre en Calabre ; et enfin, par Olivier de Serres (1), qu'on cherchait de son temps à l'acclimater en Provence...

Glauber savait séparer sous une forme solide, une partie du sucre que contient le raisin et Junker assure que plusieurs particuliers, à l'exemple de Glauber (2), ont obtenu de diverses plantes des liqueurs sirupeuses qui leur ont fourni des cristaux de sucre...

En 1615, Droyn (3) annonce que le suc de pommes non fermenté pouvait, ainsi que le moût de raisin ou le vin doux, se réduire par la cuisson en un rob, dont on faisait usage au lieu de sucre. On savait si bien, à cette époque, préparer le sirop de pommes dans le ci-devant Perche, qu'on l'avait jugé digne d'être envoyé en présent à la Cour... Je ne puis assurer que, pour la préparation des sirops de pommes, on employait la saturation ; mais il est certain que cette opération était alors pratiquée en Normandie, pour la confection du cidre et que c'était avec la terre résultant des charrées de lessive ou avec des carbonates calcaires qu'elle avait lieu.

On savait, au commencement du dernier siècle, qu'au moyen de saignées faites à certains arbres, on retirait du sucre. Nicolas Lémery (4) a imprimé, en 1714, qu'au Canada,

(1) Mort en 1619 à quatre-vingts ans.
(2) Mort à Amsterdam, en 1668, âgé de soixante-quatre ans.
(3) Médecin, auteur du *Royal sirop de pommes*, si recherché des bibliophiles.
(4) Membre de l'Académie des sciences (1645-1715).

il sort de l'érable une sève douce, laquelle, étant recueillie
et évaporée, donne un sucre gris qui a le goût du sucre
ordinaire.

On sait aussi que, dès 1747, Margraf (1) chercha à extraire
le sucre de différentes racines et surtout de la betterave. Ce
savant, comme l'a très bien observé M. Boudet (2) dans le
Bulletin de pharmacie de 1811, n'a négligé aucun moyen
d'offrir le sucre de bettrave aux spéculateurs, comme un
objet de grande fabrique, et aux cultivateurs, comme une
ressource dont ils pouvaient faire leur profit. C'est en suivant la route tracée par Margraf qu'un de ses compatriotes
(Achard) a imprimé depuis à cette découverte un très grand
intérêt.

A l'exemple de Margraf, et provoqué par son travail, j'ai
démontré la présence du sucre dans une foule de plantes
de tous les climats, mais en trop petite quantité pour fournir un aliment au commerce. Leur liste, présentée en 1781
dans mes *Recherches sur les végétaux nourrissants*, figure
aujourd'hui dans le *Système de chimie* de Thomas Thomson.

Dans mon *Traité sur la châtaigne*, non seulement j'ai
annoncé que ce fruit contenait un sucre cristallisable, mais
que la châtaigne greffée en produisait beaucoup plus ; ce
qui m'a donné occasion de parler du pouvoir de la greffe
sur la saccharification...

En 1784, dans un mémoire qui fut couronné par l'Académie des sciences de Bordeaux, j'ai indiqué que le maïs
contenait du sucre, mais qu'il y en avait trop peu pour le
retirer industriellement. A cette époque, où l'analyse végétale avait encore fait peu de progrès, j'étais déjà très
familier avec le sucre indigène. Aussi, dans son programme
des prix pour le sucre indigène, la Société d'agriculture du

----

(1) Mort à Berlin, en 1782, à soixante-treize ans.
(2) Pharmacien en chef de l'armée d'Égypte, membre de l'Institut
d'Égypte et de l'Académie de médecine, mort en 1829 à quatre-vingt-un
ans.

département de la Seine a-t-elle inscrit mon nom, après celui de Margraf, parmi les auteurs qui se sont occupés de cette matière.

Malgré les notions déjà acquises en 1782, les différentes espèces de sucre n'étaient pas reconnues. Le suc ou moût de raisin fut en 1786 l'objet d'un travail particulier de Bullion, qui en retira un sucre très blanc.

En 1790, Dutrône-la-Couture(1), dans son *Précis sur la canne à sucre* et, avec lui Prozet, reconnaissent deux espèces de sucre dans la canne d'Amérique...

En 1791, M. Forster chercha à utiliser la matière sucrante, découverte dans la carotte par Margraf, et proposa d'en faire de l'eau-de-vie.

En 1793, Lowitz montre que le miel contient deux espèces de sucre...

En 1794, Joseph Montgolfier (2) forma le projet de concentrer à froid, à l'aide d'un ventilateur spécial, les sucs des fruits et notamment des pommes et des raisins, pour les transporter dans les pays septentrionaux, afin de les convertir en vin. Vers la même époque, MM. Bucci, Cavezzali, Giulini, Colizzi, le père Olivetana et le marquis Sardini s'occupaient aussi très activement, en Italie, de la concentration des moûts de raisin.

En 1797, M. Tommasi a publié à Florence ses procédés pour obtenir le sirop et le sucre de raisin : il employait le marbre pour désacidifier le moût ; il se servait du charbon et du blanc d'œuf pour le clarifier, et c'était avec l'alcool qu'il blanchissait le sucre obtenu.

Je signale d'autant plus volontiers ces divers auteurs, que M. Cavezzali m'a reproché, ainsi qu'à tous les Français qui se sont occupés du sucre indigène, de n'avoir point fait mention de ses concitoyens, quoique leurs travaux fussent antérieurs aux nôtres. Cette omission, involontaire de ma part,

____

(1) Médecin, mort en 1814, à soixante-cinq ans.
(2) L'inventeur des aérostats, avec son frère Étienne ; mort en 1818, à soixante-dix-huit ans.

n'a d'autres causes que mon ignorance de la langue italienne...

En 1799, Vauquelin (1) a analysé la sève du bouleau qui est employée par les Suédois pour remplacer le sucre dans plusieurs usages domestiques. Il a trouvé que cette matière est susceptible de subir la fermentation vineuse, mais non de donner des cristaux ; qu'elle diffère essentiellement du suc de la canne, ce qu'avait déjà entrevu Margraf.

Le premier mémoire de M. Achard (2) sur le sucre de betterave a été publié la même année. Il démontre qu'on peut obtenir ce sucre en grand, et qu'il est absolument de la même nature que celui de la canne.

Ces deux vérités, établies cinquante ans avant par Margraf, confirmées en Allemagne par MM. Scherer, Gotting, Lampadius, Hermstaedt, etc., et en France par MM. Deyeux, Barruel, Charles Derosne, Drapiez, etc., ont donné depuis une très grande extension à la culture des betteraves.

Prévoyant, en 1802, la nécessité d'avoir recours à une matière sucrante qui pût suppléer le sucre des colonies, je conseillai de la retirer du raisin qui, de l'aveu des chimistes, en contient, après la canne, la plus grande quantité. M. Proust annonçait, la même année, qu'il avait extrait de ce fruit un sucre particulier...

En 1804, je conseillai en France la fabrication du raisiné, en vue de diminuer la consommation du sucre de canne (3).

On désirait surtout, à cette époque, un mode de saturation qui conservât dans ces préparations une légère pointe d'acide propre à les rendre plus agréables. Dans ce but, je proposai d'évaporer le moût à moitié de son volume, et d'en séparer par la cristallisation la plus grande partie du tartre.

En 1807, M. Proust fit imprimer dans le *Journal de physique* le travail qu'il avait entrepris sur le sucre de raisin. Il sature le moût et en obtient une moscouade dont il espère

(1) Directeur de l'École de pharmacie de Paris, membre de l'Institut (1763-1829).
(2) Mort en 1821, à soixante-huit ans.
(3) Voy. *Lettre de Parmentier* du 30 sept. 1804, insérée au *Moniteur*.

qu'on retirera un jour un sucre propre à être employé aux confitures de luxe ; il reconnaît avec Bullion que le sucre de raisin lavé par l'alcool devient blanc ; qu'il cristallise comme le sucre de canne ; qu'il est moins soluble dans l'eau et moins sapide que ce dernier. Il reconnaît dans le miel deux espèces de sucres qui se séparent avec le temps en deux parties : l'une, grenue, cristalline, opaque ; l'autre, tranparente et fluide.

Il voit, mieux que ceux qui l'ont précédé, les nuances qui existent entre les différents sucres ; il donne du raisin une meilleure analyse ; il reconnaît plus exactement les principes qui constituent ce fruit et découvre une cause plus vraisemblable de sa fermentation.

Ses travaux lui ont valu, et à bon droit, un témoignage honorable de la Société d'agriculture du département de la Seine.

Tel était, en 1807, l'état de nos connaissances sur la matière sucrante ; on savait où la trouver en quantité telle qu'elle pût remplacer le sucre de l'Amérique. M. Proust la présentait sous forme concrète ; je l'annonçais sous forme de sirop. Nous ne prétendions, à la vérité, ni l'un ni l'autre, qu'elle fût aussi parfaite que celle qu'on retire de la canne ou de la betterave ; mais nous pensions que par son abondance et la modicité de son prix, elle pourrait suffire aux besoins de la classe la moins aisée de la société...

Au commencement de juin 1808, le ministre de l'intérieur fit un appel aux chimistes, et leur demanda de chercher les moyens les plus prompts et les plus efficaces pour remplacer le sucre exotique par un sucre indigène.   —

Chargé de rédiger un avis sur ce sujet (1), j'adoptai la matière sucrante du raisin que proposait déjà M. Cretet, et dont j'avais introduit l'usage dans les hôpitaux civils et militaires. Je la signalai comme le meilleur supplément du sucre des colonies...

(1) Voy. *Lettre de Parmentier* du 8 juin 1808, insérée au *Moniteur.*

A peine ma première *Instruction* a-t-elle paru, que tous les départements vinicoles ont préparé en abondance du sirop de raisin, qui a reçu des applications utiles et telles que la consommation du sucre exotique a considérablement diminué en France pendant les années 1809 et 1810.

Combien il m'est agréable de penser que deux millions de ménages font dans ce moment usage de sirops de raisin.

Mais je n'ai garde de me faire illusion sur ce succès ; je le dois moins à mon zèle pour tout ce qui porte l'empreinte de l'utilité publique, qu'à l'accueil favorable que Sa Majesté Impériale et Royale a fait aux sirops ; qu'à l'émulation qu'ont excitée et l'Académie de Marseille, et la Société d'agriculture du département de la Seine, et la Société d'encouragement pour l'industrie nationale.

Je dois encore ce succès au renchérissement du sucre de canne, au vil prix où sont tombés nos meilleurs vins, aux perfectionnements apportés par nos fabricants et à l'active prévoyance du ministre de l'intérieur, qui a bien voulu m'autoriser à faire venir, sous son couvert, des échantillons de tous les essais tentés en France.

Trop heureux d'avoir mis sur la voie ceux qui pourront mieux faire, je ne leur demande pour prix de mes efforts que de vouloir bien me communiquer leurs observations sur cette nouvelle ressource nationale.

XXVII. — **Mémoire sur le maïs** (1).

Les expériences que renferme ce mémoire ont été faites dès 1780 ; ce n'est qu'en 1784, à l'époque où l'Académie royale des sciences, belles-lettres et arts de Bordeaux réveilla l'attention sur le maïs qu'elles parurent. L'Académie, contre son usage, fit imprimer ce mémoire, mais à un si petit nombre d'exemplaires, qu'il a été impossible de les mettre en vente. Faut-il s'étonner si une de nos Académies (2) a proposé, longtemps après, le même sujet au concours ? Cependant je n'ai laissé échapper aucune circonstance pour en répandre la connaissance.

J'ai rédigé dans le sixième volume du *Cours d'agriculture* de Rozier, l'article *Maïs*, dont une partie a été insérée en 1785 dans la *Bibliothèque physico-économique* et l'autre dans les *Trimestres* de l'ancienne Société d'agriculture de Paris. C'est particulièrement dans l'*Instruction sur les moyens de suppléer à la disette des fourrages et d'augmenter la subsistance des bestiaux*, qui me fut demandée par M. de Calonne et publiée par ordre du roi, que je parvins à faire sentir les avantages que le maïs pouvait fournir à toutes les périodes de sa végétation... Malgré de légers changements, je déclare que mon ouvrage est tel qu'il a été jugé par l'Académie, moins quelques paragraphes que j'ai cru devoir supprimer et remplacer par d'autres, d'un intérêt plus direct. En un mot, c'est une nouvelle édition corrigée et diminuée que je publie, dans laquelle j'ai cependant laissé subsister les anciennes expressions.

⁎
⁎ ⁎

EXPOSÉ SOMMAIRE DE CE QUI EST CONTENU DANS L'OUVRAGE.

Chapitre premier. — CULTURE DU MAÏS. — *Origine du maïs.* — *Description du maïs ; racines, tiges, feuilles, fleurs,*

(1) Voy. *Bibliographie*, nᵒˢ 29 et 160.
(2) L'Académie des sciences, belles-lettres et arts de Montauban en 1787.

épis. — Variétés du maïs; maïs rouge, jaune, blanc. — Maladies du maïs; charbon. — Terres propres au maïs, préparations du terrain, semailles, labours, effeuillage, étêtement, récolte, fécondité du maïs.

Chapitre deuxième. — DES DIFFÉRENTES MÉTHODES DE CONSERVER LE MAÏS EN ÉPI, EN GRAIN ET EN FARINE. — *Analyse du maïs. — Examen des produits de l'analyse du maïs. — Conservation du maïs par dessiccation à l'air libre, au soleil, au four. — Différentes façons d'égrener le maïs. — Mouture du maïs. — Conservation de sa farine à l'air libre, en sacs isolés.*

Chapitre troisième. — DES DIFFÉRENTS EMPLOIS DU MAÏS POUR LA NOURRITURE DE L'HOMME ET DES ANIMAUX. — *Maïs en boisson; chiccha des Indiens, bière de maïs. — Maïs-légume; maïs grillé, frit, confit. — Maïs en potage, maïs mondé, maïs-gruau, maïs-semoule, maïs-vermicelle. — Maïs pour les voyages de long cours, maïs-biscuit de mer, maïs en farine grillée, en poudre alimentaire. — Emploi du maïs en bouillie, polenta, millasse ou cruchade, pouding, gaudes. — Galettes de maïs, gâteaux de maïs, pains de maïs. — Maïs pour la nourriture du bétail. — Maïs-fourrage, vert ou sec. — Maïs en guise d'avoine. — Conclusion.*

* *
* *

Les écrivains qui ont parlé du maïs, ne remontent guère au delà du xve siècle : c'est aux Espagnols, que nous sommes redevables de la première description de ce grain et il est étonnant que les sentiments soient encore partagés sur son origine. Appuyons-nous des autorités les plus recommandables, pour fixer l'opinion à cet égard.

L'ouvrage où les historiens modernes ont puisé le plus de faits touchant la conquête du nouveau monde est celui de don Antonio de Solis(1) : on y voit que quand Cortez prit congé du cacique de Tabasco, ce prince fit présent au général espagnol de vingt Indiennes fort habiles à faire le pain de maïs.

Garcilasso de la Vega (2), qu'on peut regarder comme le dernier historien contemporain de la conquête du Pérou, assure que, lorsque les Espagnols découvrirent l'Amérique, l'une des principales productions de ce pays était le maïs, avec lequel les habitants préparaient du pain.

Jean de Laët (3) entre dans les détails les plus circonstanciés, relativement aux différents usages que les sauvages de l'Amérique faisaient du maïs comme aliment, comme boisson ou comme remède.

Un missionnaire espagnol, le père Joseph Gumilla(4), prétend que les Indiens qui vivaient dans les bois, semaient et recueillaient toute l'année du maïs ; et Gonsalve Fernandez d'Oviedo(5) rapporte que c'était la seule culture dont ils s'occupassent.

Enfin, Joseph d'Acosta(6) assure que le maïs tenait le premier rang parmi les substances dont se nourrissaient les Indiens et qu'ils en préparaient du pain. Il ajoute que le Créateur, en départissant à chaque région ce qui lui était nécessaire, avait donné à l'ancien continent le froment, et le maïs au nouveau. Mais il est étonnant, comme le remarque très judicieusement M. Robertson (7), que cet auteur, l'un des plus exacts et des plus instruits de l'Amérique, prétende ensuite que le maïs, quoique cultivé au continent, n'était point connu dans les îles, où l'on ne mangeait que du pain de cassave. Cependant Martyr, dans le premier livre de ses

(1) *Histoire de la conquête du Mexique ou de la Nouvelle-Espagne*, par Fernand Cortez. Publiée pour la première fois en 1684.

(2) *Histoire des Incas, rois du Pérou.* Amsterdam, 1704.

(3) *Histoire du nouveau monde ou Description des Indes occidentales.* Leyde, 1740.

(4) *Histoire naturelle, civile et géographique de l'Orénoque et des principales rivières qui s'y jettent*

(5) *Histoire naturelle et générale des Indes.* Paris, 1556.

(6) *Histoire naturelle et morale des Indes, tant orientales qu'occidentales.* Paris, 1606.

(7) *Histoire de l'Amérique.* Paris, 1778.

décades, qu'il écrivait en 1493, après le premier retour du voyage de Christophe Colomb, cite expressément le maïs comme une plante cultivée par les insulaires et servant à faire du pain ; François Lopez de Gomara (1), l'un des plus anciens historiens espagnols de l'Amérique, affirme aussi qu'ils connaissaient la culture du maïs.

Quelles que soient les raisons sur lesquelles se fondent des auteurs, d'ailleurs recommandables, pour essayer de démontrer que le maïs n'est pas originaire d'Amérique, il est certain que les plus anciens historiens n'ont fait aucune mention de ce grain.

Plusieurs auteurs, entre autres M. Desplaces (2) ont prétendu que Pline connaissait le maïs ; mais les plus célèbres botanistes assurent que le millet d'Inde, dont parle Pline, n'est que le sorgho à tête de roseau.

Il n'est plus permis aujourd'hui de douter que le maïs ne soit une production indigène du continent, ainsi que des îles de l'Amérique ; c'est de ce nouvel hémisphère qu'il a été transporté dans les autres parties de l'univers (3).

(Origine du maïs.)

*
* *

Les Américains de la Nouvelle-York préfèrent le maïs blanc à tous les autres et lorsqu'ils n'ont récolté que du

---

(1) *Histoire générale des Indes occidentales.* Paris, 1584.

(2) *Histoire de l'agriculture ancienne extraite de l'Histoire naturelle de Pline,* 1765.

(3) « La bibliothèque de Séville ne renfermait que de vieux livres, parmi lesquels dominaient les ouvrages religieux. Ce qui surtout m'y attirait, c'était le bibliothécaire, *inquisiteur honoraire.* Il me mit entre les mains des documents curieux, adressés du Mexique à la junte de Séville, vers l'an 1500, annonçant un envoi considérable de maïs destiné à des essais d'acclimatation ; ce serait donc de l'Espagne que cette graminée se serait répandue dans les diverses parties de la terre où elle est aujourd'hui cultivée. Ainsi le nom de *blé de Turquie* donné au maïs est impropre. » (*Souvenirs de la guerre d'Espagne (1809-1813),* par A.-L.-A. Fée, ancien pharmacien principal des armées, professeur de la Faculté de médecine de Strasbourg. Berger-Levrault, 1856, p. 128).

maïs jaune, ils le vendent pour en acheter du blanc, dont la galette, selon eux, est de meilleure qualité. Voilà du moins ce que nous a appris M. Ferrand, apothicaire-major de l'armée de M. le comte de Rochambeau (1) ; qui a eu occasion de faire cette remarque pendant le séjour des Français dans cette province des États-Unis. Mais s'il s'agissait de décider dans ce moment si cette préférence est fondée, nous serions fort embarrassé de prononcer, puisque l'analyse ne nous a présenté aucune différence essentielle dans la nature et la proportion des parties constituantes.

(Des variétés du maïs.)

Pour connaître la nature de la couleur qui revêt le maïs à sa surface, j'ai fait bouillir dans l'eau toutes les variétés de ce grain et la décoction ne s'est chargée d'aucune de leurs nuances particulières. L'alcool mis en contact avec du maïs jaune, du maïs blanc et du maïs rouge n'a pris, au bout d'un très long temps, qu'une légère couleur jaunâtre. Au lieu d'employer les grains entiers, je les ai concassés et traités avec l'eau et ensuite avec l'alcool : ces deux dissolvants n'ont encore extrait qu'une couleur jaunâtre.

Ayant réduit en poudre grossière deux livres de maïs, j'en ai délayé la moitié dans l'eau froide. Huit heures après, j'ai passé la liqueur avec expression, par un linge fort serré, et j'ai répété le même traitement jusqu'à ce que l'eau cessât d'être laiteuse. J'ai rassemblé toutes les liqueurs dans un vase, il s'est déposé insensiblement une matière blanchâtre qui, lavée et séchée à une douce chaleur, a présenté tous les caractères d'un véritable amidon. Les différentes liqueurs décantées de dessus le précipité et exposées sur plusieurs assiettes dans une étuve dont la température était de 40

_____

(1) Maréchal de France en 1790, mort en 1804 à soixante-dix-neuf ans.

à 50° (50° à 62°,5 C.) ont laissé un extrait un peu sucré qui attirait puissamment l'humidité de l'air.

L'autre moitié de maïs concassé fut mise à digérer dans l'alcool, qui acquit bientôt une belle couleur jaune. Alors je le décantai et, sur le résidu, je versai une nouvelle quantité d'alcool qui se colora encore, mais plus faiblement que le premier. Les deux liqueurs colorées réunies et soumises à l'évaporation dans une capsule de verre, ont fourni une petite portion de liqueur assez sirupeuse, pour faire juger qu'elle contenait une matière sucrée. En la goûtant, j'en ai acquis la preuve.

Pour voir si la matière glutineuse contenue primitivement dans le froment et l'épeautre se trouvait également dans le maïs, j'ai formé avec sa farine et suffisante quantité d'eau froide, une pâte d'une consistance molle, laquelle, malaxée longtemps, n'a pu acquérir ni de liant, ni de ténacité. Je l'ai traitée néanmoins à l'instar de la farine de froment, sans rien rencontrer de glutineux ni d'élastique.

Je ne fais aucune mention des résultats que j'ai obtenus du maïs en le distillant à la cornue, car on sait que l'analyse à feu nu est le moyen le plus infidèle pour déterminer la nature des substances.

(Analyse du maïs.)

*

Nous avons annoncé que le grain de maïs contenait du sucre : mais il y en a si peu et le procédé pour l'en extraire est si dispendieux qu'il serait ridicule d'indiquer ce produit comme pouvant devenir une ressource en ce genre. Il n'en est pas ainsi de la tige où la matière sucrée semble tellement développée, qu'on croirait, en la mâchant, avoir dans la bouche un morceau de réglisse vert. Quarante-huit livres de

tiges de maïs cueillies au moment où elles sont le plus savoureuses, c'est-à-dire lorsque le panicule est prêt à sortir
du fourreau, ont été pilées dans un mortier de marbre et
mises dans un sac à la presse. Il en est sorti une liqueur
trouble, épaisse, verdâtre. Le marc restant ayant été pilé
de nouveau avec de l'eau, j'en ai extrait, à l'aide de la
presse, tout ce qu'il pouvait contenir de soluble.

Les deux liqueurs exprimées ayant déposé une matière
féculente, ont été décantées et versées sur un filtre : la
liqueur passée était claire et colorée comme le suc de la
bourrache... J'ai distribué cette liqueur sur plusieurs
assiettes que j'ai exposées à la chaleur du bain-marie jusqu'à
consistance de sirop. Le premier phénomène que j'ai apprécié pendant l'évaporation, c'est que la saveur sucrée n'augmentait point à raison du rapprochement de la liqueur et
que de vingt livres de suc que m'avaient fourni les
quarante-huit livres de tiges employées à l'expérience,
je n'ai obtenu que huit onces (1) d'une liqueur sirupeuse,
ayant tous les caractères d'un miel chargé de matières
extractives.

Cette espèce de sirop, ayant été mise dans une capsule et
portée ensuite à l'étuve pour favoriser la cristallisation, je
n'ai pu obtenir qu'une masse noirâtre, sucrée, poissant les
mains et attirant l'humidité de l'air.

Dans la crainte que le sucre ne pût se manifester à cause
de l'abondance de matière visqueuse et extractive dont il se
trouvait enveloppé, j'ai tenté une nouvelle expérience.
J'ai pris douze livres de jeunes tiges de maïs, également
dépouillées de leurs feuilles et cueillies au même point de
maturité que celles employées dans l'expérience précédente ;
j'ai fait sécher ces tiges et les ai mises, après cela, à digérer
dans l'esprit-de-vin ; il s'est bientôt coloré en jaune et a
contracté une saveur sucrée. Cet esprit-de-vin, soumis à

(1) Soit 1ᵍʳ,04 d'extrait pour 100 grammes de tige ayant donné 41ᵍʳ,67
de suc.

l'évaporation, a donné une petite quantité de matière sirupeuse qui a fini par montrer, pendant son séjour à l'étuve
de petits cristaux semblables à ceux du sucre. Il s'en trouvait
à peine douze grains (0^{gr},64).

Je n'ai pas voulu abandonner cette suite de recherches
sans m'arrêter un moment aux épis encore verts et qui, dans
cet état, me donnaient l'espoir que la très petite portion de
sucre obtenue des jeunes tiges, pouvait avoir augmenté en
quantité par le progrès de la végétation. J'ai pris, en conséquence, trente livres de ces épis que j'ai pilées dans un mortier et données ensuite à la presse. Elles ont fourni dix-huit
livres d'un suc blanchâtre que j'ai laissé déposer pendant
vingt-quatre heures. Après avoir décanté la liqueur, je l'ai
évaporée au bain-marie ; elle m'a donné dix-huit onces (1)
d'un sirop épais qui, réduit à la consistance de miel, a
présenté une substance sucrée semblable à de la mé-
lasse unie à une matière extractive, laquelle a refusé de
cristalliser.

L'esprit-de-vin digéré sur l'extrait dont il vient d'être
question, s'est chargé également d'une matière sucrée ; mais
à peine en ai-je-pu obtenir, par l'évaporation insensible,
quelques cristaux de sucre.

(Examen des produits de l'analyse du maïs.)

* *

Il résulte des expériences de mouture que nous avons
entreprises, que le maïs donne une farine d'autant moins
colorée, qu'elle a acquis plus de finesse sous les meules, et
qu'en appliquant les procédés de la mouture finie ou à blanc,
on peut en tirer, comme du froment, plusieurs espèces de
farine et un son aussi bien fini. Nous estimons que les produits doivent être conformes au tableau ci-après :

(1) Soit 3^{gr},75 d'extrait pour 100 grammes d'épis ayant fourni
60 grammes de suc.

État des produits de cent livres de maïs moulues par la meilleure méthode.

Première farine	36 livres.	
Gruau, 53 livres qui, après avoir passé deux fois sous les meules, doivent produire 50 livres de farine	50	—
Recoupes	3	—
Gros sons	10	—
Déchet	1	—
Poids égal à celui du maïs	100 livres.	

On voit que le son, moins abondant que dans le froment, peut être porté à un dixième.

On est assez généralement persuadé que les moulins à bras conservent au maïs sa saveur naturelle, tandis que les moulins qui tournent rapidement la détériorent. Je ne révoquerai pas en doute cette observation, sur laquelle des expériences ultérieures fixeront les idées.

(Mouture du maïs.)

* *

Le maïs grillé, comme le seigle et l'orge, peut fournir une boisson analogue au café, boisson de luxe inconnue aux anciens, mais devenue tellement indispensable pour les Européens que les ordonnances les plus rigoureuses ne sauraient en établir la prohibition ; témoins les habitants du nord, qui, plutôt que d'y renoncer, ont mieux aimé y substituer des racines amères et des grains torréfiés, avec lesquels ils préparent une liqueur caféiforme.

Les jeunes épis, fendus en morceaux, peuvent être frits avec de la pâte, comme les artichauts : c'est un mets délicat et excellent. Ils peuvent également être confits au vinaigre.

Le maïs en légume n'est point une nourriture agréable, et ne remplacera jamais les lentilles, les pois, les fèves et les haricots.

Le maïs grossièrement moulu peut fournir de très bons potages.

La consommation qui se fait maintenant des pâtes d'Italie en France, et dont il s'est établi plusieurs fabriques à Paris, d'après notre conseil, m'a laissé entrevoir l'espérance d'en préparer également avec le maïs. J'ai suivi chez un de nos vermicelliers toutes les opérations de son art, sans pouvoir donner à la pâte cette continuité dont elle a besoin pour s'allonger, mais en mêlant la farine de maïs avec parties égales de gruaux de froment, on obtient un vermicelle excellent, qui cuit très bien dans le bouillon ainsi que dans le lait sans avoir cependant la viscosité du froment.

Le maïs sert le plus généralement à faire de la bouillie. Les Bourguignons, les Comtois et leurs voisins donnent à cette bouillie le nom de *gaudes*. Le grain a toujours passé au four avant d'être converti en farine. On prépare d'excellentes gaudes avec deux cinquièmes d'eau et trois cinquièmes de lait. Le lait d'amande, l'eau de fleurs d'oranger, les écorces de citron, rien n'a été épargné pour augmenter leur délicatesse.

Nous avons fait des gaudes avec du maïs blanc et du maïs jaune. Nous avons observé que le dernier est préférable et que si la farine très fine fait des gaudes plus délicates, elles sont plus savoureuses avec la farine moins divisée.

La bouillie de maïs refroidie et coupée par tranches, que l'on fait frire à la poêle, donne un entremets extrêmement délicat.

Le pain de maïs pur est toujours gras et compact : les yeux en sont petits et il se moisit d'autant plus vite que la saison est plus chaude. Je n'exagère point, en assurant que j'ai employé trois mois consécutifs en recherches pour tâcher de diminuer ces défauts ; j'ai essayé la levure de de bière, dont l'effet plus prompt et plus actif me donnait lieu d'espérer un pain plus léger : jamais l'insuffisance de l'art ou de mes moyens ne m'a coûté plus de regrets.

Tous les animaux montrent un goût décidé pour le maïs ;
ils en sont extrêmement friands et le préfèrent aux autres
graminées.

Le maïs-fourrage, seul ou mêlé avec d'autre fourrage, est
une nourriture excellente pour les bêtes à cornes. J'ai même
remarqué que le lait des vaches, dont l'aliment consistait
uniquement en fourrage de maïs, était plus sucré que celui
de ces animaux entretenus avec des herbages ordinaires.

Les chevaux le préfèrent au foin. Plusieurs employés à la
suite de l'armée française en Virginie, n'avaient d'autres
ressources pour nourrir leurs chevaux que le maïs-fourrage.

Tout est utile, rien n'est perdu dans le maïs.

(Différents emplois du maïs.)

* *

CONCLUSIONS.

Je crois avoir atteint le but que se proposait l'Académie.
Si j'ai été au delà de ce qu'elle demandait dans son programme ; si dans le nombre des ressources alimentaires
qu'offre le maïs, j'ai paru insister sur la panification, je prie
cette savante Compagnie d'être bien convaincue que je suis
fort éloigné de donner l'exclusion aux autres formes sous
lesquelles ce grain sert de nourriture. Personne, je ne crains
pas de le dire, n'a plus cherché à ridiculiser cette manie du
jour qui propose de tout mettre en pain, sans faire attention que c'est absolument contre le vœu de la nature que
l'on s'obstine à vouloir réduire les farineux à une seule et
même préparation, à une préparation pénible et coûteuse,
pour laquelle ils ne conviennent pas. Mon unique intention
a été de généraliser l'usage du maïs...

Français qui aimez votre patrie, cultivez le maïs dans
tous les cantons où la nature du sol et la température du
climat ne s'opposent point à sa végétation. C'est le grain qui
produit le plus de nourriture à l'homme et aux animaux, le

meilleur engrais. S'il exige quelques travaux de plus que les autres graminées, ces travaux ne sont perdus ni pour la plante qui en est l'objet, ni pour l'agronome qui s'y livre. Une récolte passable en maïs vaut mieux que la plus riche en avoine et en sarrasin.

[L'ouvrage se termine par la note suivante datée de 1812, antérieure d'un an seulement à la mort de Parmentier :]

On ne peut aujourd'hui refuser au maïs d'être, après la pomme de terre, le plus utile présent que le nouveau monde ait fait à l'ancien. Ces deux plantes, que j'ai eu le bonheur de propager en France (1), sont les plus propres à la mettre à l'abri des horreurs de la famine... Si dans le cours de ma vie j'ai beaucoup caressé l'idée de ceux qui attachaient une grande importance à la panification des pommes de terre ; si j'ai cherché à exécuter sous leurs yeux et à varier les procédés qu'ils devaient employer pour y parvenir, c'est parce qu'il fallait entrer dans leurs vues pour les déterminer à suivre, à étendre la culture de ces racines, et à leur faire concevoir en même temps l'espoir d'une réussite complète. Aussi, il n'y a point de circonstances que je n'aie mises en usage pour réduire la pomme de terre sous la forme de notre aliment fondamental ; mais la propagation de sa culture était toujours le but auquel tendaient mes efforts et le désir de la disculper des maux imaginaires qu'on lui avait attribués. Grâce aux exemples, aux instructions, aux conseils d'une foule de seigneurs propriétaires, aux honorables encouragements des sociétés savantes, cette plante n'est plus qu'un sujet d'éloges et de reconnaissance ; ses partisans augmentent journellement ; elle figure aussi bien sur les dunes de Calais et de Dunkerque que dans les landes de Bordeaux ; enfin, elle n'a plus maintenant que des

______

(1) Dans une note additionnelle, Parmentier dit que la culture du maïs avait pour ennemis, dans le siècle précédent, les seigneurs décimateurs, ainsi que leurs fermiers, parce que ce grain était exempt de la dîme.

amis, même dans les cantons d'où l'esprit de système et de contradiction l'avait bannie à jamais. Ses avantages étant partout bien sentis, je déclare hautement, comme ma profession de foi, qu'il est absolument inutile de recourir à la meunerie et à la boulangerie pour faire de la pomme de terre un comestible salutaire.

XXVIII. — Instruction sur les soupes aux légumes (1).

Aujourd'hui que Sa Majesté, par son décret du 24 mars dernier a accordé une distribution journalière et gratuite de deux millions de soupes aux légumes à répartir entre tous les départements de l'Empire, j'ai cru nécessaire de rappeler sommairement les faits consignés dans les deux rapports présentés en 1800, au ministre de l'intérieur par le Comité central de bienfaisance chargé à cette époque d'examiner toutes les propositions ayant pour but de multiplier les ressources alimentaires des indigents.

Cette instruction n'est qu'un résumé des rapports dont il a été question précédemment (p. 308 et 318). On y trouve en plus le tableau suivant :

Tableau pour la préparation des soupes aux légumes, en été.

Nombre de soupes.	Farine de pois, lentilles ou haricots. décal.	Haricots entiers. décal.	Graisse, saindoux ou beurre. grammes.	Herbes, oignons, carottes, choux, etc. pour une valeur de fr. c.	Sel. kilogr.	Pain coupé en petits morceaux. kilogr.	Eau. litres.
50	1/2	1/2	· 120	0.15	1/2	1 1/2	45
100	1	1	250	0.30	1	3	90
200	2	2	500	0.60	2	6	180
300	3	3	750	0 90	3	9	270
400	4	4	1 000	1.20	4	12	360
500	5	5	1 250	1.50	5	15	450
600	6	6	1 500	1.80	6	18	540
700	7	7	1 750	2.10	7	21	630
800	8	8	2 000	2.40	8	24	720
900	9	9	2 250	2.70	9	27	810
1 000	10	10	2 500	3.00	10	30	900

Chaque soupe est de trois quarts de litre et pèse environ trois quarts de kilogrammes (une livre et demie).

Voici un extrait du décret précité, du 24 mars 1812 :

« A partir du 1er avril, il est ordonné une distribution journalière et gratuite de 2 millions de soupes à la Rumford composée de telle sorte que deux soupes équivalent à une livre de pain. Une somme de 22 500 000 francs pour cinq mois est mise à la disposition des préfets

(1) Voy. *Bibliographie,* n° 161.

pour l'exécution de ce décret. Dans les vingt-quatre heures de la réception du décret, les préfets feront la répartition des secours et chaque mois mettront le cinquième de cette somme à la disposition des maires ou Comités de bienfaisance.

» Les sous-préfets nommeront, pour chaque canton, un Comité composé du juge de paix, président, de deux maires des principales communes et de deux curés du canton. Ce Comité de bienfaisance réuni sur-le-champ au chef-lieu de canton, fera la distribution des soupes offertes au canton en le subdivisant en autant de sections qu'il y a de principales communes.

» Dans les villes, le Comité sera composé du maire, président, de deux notables et d'un curé désignés par le préfet et du président du Comité de bienfaisance de la ville.

» Les Comités de bienfaisance feront immédiatement établir les fourneaux nécessaires pour préparer les soupes; ils pourront s'en servir pour distribuer, au prix coûtant, aux habitants qui le désireraient, des soupes à la Rumford, outre le nombre des soupes gratuites.

» Les Comités rendront compte, chaque mois, de l'emploi des fonds mis à leur disposition. Les comptes arrêtés par les sous-préfets seront adressés au préfet qui en fera un rapport général au ministre de l'intérieur. »

Napoléon espérait ainsi conjurer la crise alimentaire de 1812, mais il n'obtint qu'un succès relatif. Voici ce qu'écrit M. Louis Passy, dans un un long et substantiel travail sur *L'approvisionnement de Paris et la question des subsistances sous le Consulat et l'Empire (Mémoires publiés par la Société nationale d'agriculture de France*, t. CXXXVII, Paris, 1896, pages 233-344) :

« Il convient de noter le peu de succès des soupes à la Rumford. C'est avec enthousiasme que le procédé de la soupe inventée par Rumford, à la fin du xviiie siècle avait été accueilli par quelques philanthropes politiques. Cette soupe, faite avec des légumes, avait la prétention de remplacer avec avantage et économie l'usage du pain. Sous le Directoire, on avait essayé de la populariser mais on n'avait pas réussi. Ce procédé d'alimentation était resté à l'étude sous la bienveillante vigilance de l'administration. Napoléon reprit la question; il avait toujours poursuivi ce dessein de trouver et de fournir à la classe ouvrière des aliments à bon marché et la crise de 1812 fut une occasion de faire une expérience générale. Il comptait que le décret du 24 mars réglerait heureusement cette importante épreuve; mais rien ne prévalut contre l'irrésistible force des habitudes, et dans chaque département les préfets trouvèrent des raisons pour les respecter. Ainsi dans l'*Ain*, le préfet dit que le peuple fait usage de *gaudes* et qu'il ne veut pas de soupes à la Rumford. Dans l'*Allier*, les soupes sont remplacées par une soupe faite avec de la farine de sarrasin mêlée soit d'eau, soit de lait. Dans la *Creuse*, on fabrique des crêpes composées de pommes de terre cuites et mélangées de farine de blé noir. Dans la *Gironde*, les *cruchades* sont en faveur : la cruchade est une portion plus ou moins pesante de farine, assaisonnée de sel, réduite en pâte jusqu'à parfaite consistance et qu'on coupe en tranches pour la manger froide ou grillée... Les soupes à la Rumford ne sont acceptées par la plus grande partie de la population que dans les départements où la famine sévit. »

III

BIBLIOGRAPHIE DES PUBLICATIONS
DE PARMENTIER

1771

1. — Éducation singulière d'un moineau (*Mercure de France*, nov. 1771), 6 pages.

Il s'agit d'un moineau apprivoisé par un soldat de l'Hôtel des Invalides.

1773

2. — Mémoire qui a remporté le prix des Arts au jugement de l'Académie des sciences, belles-lettres et arts de Besançon sur cette question : « Indiquer les végétaux qui pourraient suppléer en temps de disette à ceux que l'on emploie communément à la nourriture des hommes et quelle en devrait être la préparation ? » par M. Parmentier, apothicaire-major de l'Hôtel royal des Invalides. A Paris, chez *Knapen* et *Delaguette*, libraires-éditeurs, en face du pont Saint-Michel. MDCCLXXIII. In-12 de 90 pages. .

3. — Examen chimique des pommes de terre, dans lequel on traite des parties constituantes du bled, par M. Parmentier, apothicaire-major de l'Hôtel royal des Invalides. A Paris, chez *Didot le jeune*, libraire, quai des Augustins. MDCCLXXIII. Avec approbation et privilège du Roi. In-12 de 252 pages.

Ce travail, qui a eu plusieurs éditions, figure dans quelques catalogues sous les titres suivants :

Ouvrage économique sur les pommes de terre le froment et le riz. Paris, Monory, 1774. In-12.

Les pommes de terre considérées relativement à la santé et à l'économie. Ouvrage dans lequel on traite aussi du froment et du riz. Paris, Nyon, 1781. In-12.

1774

4. — Récréations physiques, économiques et chimiques de M. Model, conseiller de la Cour, premier apothicaire de l'impératrice de Russie, chef des pharmacies russes, membre de l'Académie des sciences de Pétersbourg. Ouvrage traduit de l'allemand avec des observations et des additions par M. Parmentier, apothicaire-major de l'Hôtel royal des Invalides, de l'Académie royale des sciences, belles-lettres et arts de Rouen, etc., etc. A Paris, chez *Monory*, libraire de S. A. S. Mgr le prince de Condé, rue de la Comédie-Française. MDCCLXXIV. Avec approbations et privilège du Roi. 2 vol. in-8 de 1128 pages.

L'ouvrage comprend trente-deux dissertations sur les sujets les plus divers : *Huile animale de Dippel.* — *Poudre d'Ailhaud.* — *Teinture de Bestuchef.* — *Charbon de terre de Nowgorode.* — *Sel ammoniac.* — *Sel marin.* — *Sel de Perse.* — *Extraits.* — *Gouttes amères du général Lamotte.* — *Raffinage du borax.* — *Sublimation du camphre.* — *Falsification des vins.* — *Danger des vaisseaux métalliques dans l'usage économique.* — *Distillation de l'eau-de-vie.* — *Amélioration des semences.* — *Ergot.* — *Eau de la Newa.* — *Eau d'Olonitz....*

Les annotations de Parmentier tiennent 540 pages, près de la moitié de l'ouvrage.

5. — Examen chimique des champignons (*Journal de physique*, t. III, mars 1774) (1).

6. — Lettre sur l'ergot. (*Id.*, t. IV, août 1774).

Parmentier admet avec Model qu'on a exagéré les effets vénéneux du seigle ergoté. Il cite à ce sujet des expériences personnelles reproduites dans les notes qui accompagnent les *Récréations physiques* de Model

1775

7. — Dissertation physico-chimique et économique sur la nature et la salubrité des eaux de la Seine. (*Id.*, t. V. février 1775, 33 pages).

---

(1) Le *Journal de physique*, fondé par l'abbé Rozier, ancien directeur de l'École de médecine vétérinaire de Lyon, a paru pendant quelques années sous le titre suivant : *Observations sur la physique, sur l'histoire naturelle et sur les arts.* Après la mort de Rozier (sept. 1793), il fut dirigé par Lamétherie.

8. — Éloge de Model. (*Id.*, t. VI, juillet 1775, 9 pages).

A été reproduit en grande partie dans *États de la médecine en Europe pour 1776.*

9. — Chymie hydraulique pour extraire les sels essentiels des végétaux, des animaux et des minéraux par le moyen de l'eau, par M. le comte de La Garaye. Nouvelle édition revue, corrigée et augmentée de notes par M. Parmentier, pensionnaire du roi, maître en pharmacie, ancien apothicaire-major de l'armée saxonne et de l'Hôtel royal des Invalides. A Paris, chez *Didot le jeune.* MDCCLXXV. Avec approbation et privilège du Roi. In-12, de 512 pages.

« Lorsque je m'engageai, il y a six mois, de veiller aux soins de cette nouvelle édition de la *Chymie hydraulique* de M. le comte de La Garaye, j'étais en possession de laboratoires vastes, commodes et meublés convenablement d'ustensiles, où j'espérais achever des expériences que j'avais commencées : 1° sur le sucre qui existe tout formé dans les graminés et les légumineux ; 2° sur le principe qui unit les gommes et les résines pour en faire ces corps surcomposés, qu'on nomme extraits ; 3° enfin sur la véritable nature de l'acide que nous obtenons des végétaux en les distillant à feu nu. Mon intention était d'en insérer le résultat dans les différentes notes qu'il m'a paru nécessaire d'ajouter à cet ouvrage, afin d'en rendre la lecture moins sèche et plus intéressante ; mais des circonstances particulières ayant changé ma position (1), il m'a fallu, sans abandonner mon projet, renoncer pour un temps à son exécution. Ainsi, sans prétendre qu'on doive me savoir gré de ma bonne volonté, je ne puis cependant me dispenser de déclarer ici que mes remarques auraient été moins stériles, si mon goût pour ce genre de travail avait eu un libre essor.

» Je n'ai rien changé à la forme et au fond de la première édition de 1746 : j'ai seulement substitué quelques termes techniques à des expressions anciennes et plus propres au langage des vrais chimistes. En supprimant plusieurs articles absolument inutiles, j'ai eu le soin de dire aux endroits où ils se trouvaient, les raisons qui m'ont déterminé à en user ainsi ; et j'ose me flatter qu'elles seront approuvées ; la grosseur du volume m'a d'ailleurs obligé d'en éloigner toutes les choses superflues. »

Chapitre premier. — *De la possibilité d'extraire, sans feu, les principes efficaces des médicaments. — Du laboratoire. — De l'infusion. — De la filtration. — De l'évaporation. — De la cristallisation.*

Chapitre II. — *Du règne végétal. — Des principes essentiels des végétaux. — Des opérations sur les végétaux. — Du quinquina, et des préparations de quinquina, sel essentiel de quinquina. — Sel essentiel de gentiane, d'ipécacuanha, de casse, de rhubarbe, de séné, de*

---

(1) Parmentier fait allusion à la décision du Conseil d'État qui, en 1774, lui enleva sa charge de pharmacien en chef des Invalides (Voy. p. 5).

gratiola, d'agaric et de jalap, de méchoacan, de gayac, de concombre sauvage ou elatorium, de Pignons d'Inde. — Du tartre cru et de la crème de tartre. — Scammonée et préparation de scammonée, sel hydragogue, sel essentiel, teinture. — Gomme-gutte. — Gomme ammoniaque. — Benjoin, lait virginal. — De l'encens ou oliban. — Du cochlearia, sel et teinture. — De l'absinthe, sel, teinture et huile éthérée. — Sels de fumeterre, de romarin, de genièvre, de lavande, d'oseille. — De la sabine ou savinier. — Du pareira brava. — Sels d'oignon, d'ail, d'échalote, d'œillets rouges, de sumac, de berberis ou épine-vinette, d'oranges amères, de prunes, de pommes de reinette, de clou de girofle, de groseille rouge, d'abricot. — Manière de faire les sirops et les apozèmes ou tisanes.

Chapitre III. — La zoologie ou règne animal. — De la vipère. — Du bois de cerf. — Du lait.

Chapitre IV. — Du règne minéral. — Des métaux. — De l'or et des préparations d'or, huile ou soufre d'or, teinture d'or. — De l'argent. — Du fer ou mars, sel de mars. — Sel de cuivre ou de Vénus, eau ophtalmique. — De la couperose ou vitriol blanc, eau de couperose. — Du mercure ou vif-argent, franc minéral, eau mercurielle, eau-de-vie mercurielle. — Du plomb ou Saturne. — De l'antimoine ou stibium, sel d'antimoine, teinture d'antimoine, émétique. — De l'alun, eau styptique pour arrêter le sang. — Du soufre, soufre pectoral. — Sel de pierre de chaux. — Sels essentiels extraits des remèdes de Mlle Stephens pour la pierre et la gravelle. — De l'utilité des sels essentiels dans la chirurgie.

1776

10. — Expériences et réflexions relatives à l'analyse du bled et des farines, par M. Parmentier, pensionnaire du Roi, maître en pharmacie, de l'Académie royale des sciences, belles-lettres et arts de Rouen ; ancien apothicaire-major de l'armée saxonne et de l'Hôtel royal des Invalides. A Paris, chez *Monory*, MDCCLXXVI. In-8 de 200 pages.

11. — Observations et expériences sur les maladies et les accidents du blé, lues à la Société royale de médecine en 1776.

Ce mémoire n'a été publié pour la première fois qu'en 1784 dans la *Bibliothèque physico-économique* (1).

____

(1) Cette publication a paru périodiquement de 1782 à 1797 (24 volumes), sous le titre suivant :

« Bibliothèque physico-économique, instructive et amusante, contenant des mémoires et observations pratiques sur l'économie rustique, sur les nouvelles découvertes les plus intéressantes; la description de nouvelles machines et instruments inventés pour la perfection des arts utiles et agréables, etc. On y a joint nombre de recettes pratiques et procédés découverts récemment sur les maladies des hommes et des animaux, sur

Conclusions : La carie noircit le blé et le pain qu'on en prépare, mais l'usage de cet aliment ne laisse après lui aucune trace fâcheuses; tous ses effets malfaisants se portent sur les semences dont on les préservera avec la lessive de cendre animée par la chaux vive.

1777

12. — Observations concernant les effets prétendus de l'odeur des fleurs d'aubépine sur certains poissons de mer (*Journ. de physique*, t. IX, février 1777, 3 pages).

Les expériences citées par Parmentier établissent que les fleurs d'aubépine ne font pas gâter le maquereau comme le prétendaient les voituriers de marée. Ces expériences ont été reproduites dans la *Bibliothèque physico-économique* de 1795.

13. — Avis aux bonnes ménagères des villes et des campagnes sur la meilleure manière de faire leur pain, par M. Parmentier. A Paris, de l'Imprimerie royale, MDCCLXVII. In-8 de 108 pages.

On trouve plusieurs éditions, d'ailleurs peu différentes de cet ouvrage, entre autres l'édition de 1782. A Paris, chez *Barrois l'aîné*. In-12 de 96 pages.

D'après Ersh (*France littéraire*, Hambourg, 1798), il y a eu des traductions italienne et suédoise.

14. — Lettres sur le danger des vaisseaux vernissés au plomb pour conserver les aliments (*Journal de Paris* des 26 sept. et 1er octobre 1777) (1).

15. — Lettre au sujet des cheveux tressés en cordon que l'on porte autour du cou ; maladie de peau occasionnée par des colliers fabriqués avec des cheveux venant des hôpitaux (*Id.* du 2 nov. 1777).

l'économie domestique et en général sur tous les objets d'agrément et d'utilité dans la vie. Paris, Buisson, imprimeur ».

Les années 1795, 1796, 1797 ont été rédigées par Parmentier et Deyeux.

La publication, interrompue pendant quelques années, a été reprise en 1805 par Sonnini.

(1) Fondé en 1777 par Cadet de Vaux avec le concours de Suard et de Corancez, le *Journal de Paris* passa, en 1789, entre les mains de Condorcet, de Garat et d'André Chénier. C'est au début de cette publication que circula, dans certains salons de Paris, l'épigramme suivante :

> On lisait au sacré vallon
> Un nouveau recueil littéraire.
> « Quelle drogue ! dit Apollon,
> — Rien d'étonnant, répond Fréron,
> Il sort de chez l'apothicaire. »
> (*Mémoires de Bachaumont.*)

16. Lettre au sujet de l'ergot et des expériences que doit faire l'abbé Tessier sur des animaux (*Id.* du 7 nov. 1777).

1778

17. — Le Parfait Boulanger ou Traité complet sur la fabrication et le commerce du pain, par M. Parmentier, pensionnaire de l'Hôtel royal des Invalides, membre du Collège de pharmacie de Paris, de l'Académie des sciences de Rouen et de celle de Lyon, démonstrateur d'histoire naturelle. A Paris, de l'Imprimerie royale, MDCCLXXVIII. In-8 de 696 pages.

18. — Observations sur les fosses d'aisance et moyens de prévenir les inconvénients de leur vuidange, par MM. Laborie, Cadet le jeune et Parmentier, membres du Collège de pharmacie de Paris, etc., etc. Imprimé par ordre et aux frais du gouvernement. Paris, D. Pierres. MDCCLXXVIII. In-8 de 48 pages.

Cet ouvrage a été l'objet d'un rapport à l'Académie des sciences, en juillet 1778. Les rapporteurs Milly, Lavoisier et Fougeroux de Bondaroy s'expriment ainsi au sujet des expériences des auteurs :

« Nous croyons que le feu, le ventilateur et la chaux employés en grande quantité peuvent rendre le plus grand service à l'humanité et surtout aux habitants des grandes villes en les délivrant de l'affreux supplice auquel on est exposé lorsqu'on vuide les fosses à l'ancienne manière. Le feu et l'appareil du cabinet ventilateur sont sans doute les moyens les plus efficaces, mais nous ajouterons qu'il est nécessaire que les entrepreneurs ne se relâchent point sur la propreté.

« A l'égard de la chaux, nous croyons qu'elle ne peut suppléer que bien imparfaitement aux deux premiers moyens : 1° Parce qu'il en faut une trop grande quantité pour saturer et neutraliser le principe odorant; 2° Parce qu'enfin, pendant la saturation, les émanations infecteraient toujours le voisinage.

« Nous croyons que l'Académie ne peut trop louer le travail de MM. Cadet, Parmentier et Laborie et encourager les opérations du ventilateur. »

1779

19. — Manière de faire le pain de pomme de terre sans mélange de farine, par M. Parmentier, pensionnaire de l'Hôtel des Invalides, censeur royal, membre du Collège de pharmacie de Paris, de l'Académie des sciences de

Rouen et de celle de Lyon, démonstrateur d'histoire
naturelle. A Paris, de l'Imprimerie royale, MDCCLXXIX.
In-8 de 56 pages.

1780

20. — Discours prononcé à l'ouverture de l'École gratuite
de boulangerie, le 8 juin 1780 par M. Parmentier, membre
du Collège de pharmacie, apothicaire-major des camps
et armées et pensionnaire du Roi, professeur d'histoire
naturelle, membre de plusieurs académies, censeur royal.
A Paris, de l'imprimerie de D. Pierres, imprimeur ordinaire du Roi, MDCCLXXX. In-8 de 58 pages.

21. — Traité de la châtaigne, par M. Parmentier, pensionnaire de l'Hôtel des Invalides, censeur royal, membre du
Collège de pharmacie de Paris, des Académies des sciences
de Rouen et de Lyon, honoraire de la Société économique
de Berne, démonstrateur d'Histoire naturelle et apothicaire-major de l'armée du Roi. A Bastia et se trouve à
Paris, chez *Monory*, libraire de S. A. S. Mgr. le prince de
Condé, rue et vis-à-vis de l'ancienne Comédie-Française.
MDCCLXXX. In-8 de 160 pages.

1781   ,

22. — Recherches sur les végétaux nourrissants qui, dans
tous les temps de disette, peuvent remplacer les aliments
ordinaires avec de nouvelles observations sur la culture
des pommés dé terre, par M. Parmentier, censeur
royal, pensionnaire de l'Hôtel royal des Invalides, apothicaire-major des camps et armées du Roi, membre
du Collège de pharmacie de Paris, des Académies des
sciences de Rouen, de Lyon, de Besançon et de Dijon,
honoraire de la Société économique de Berne, etc. A
Paris, de l'Imprimerie royale, MDCCLXXXI. In-8 de
600 pages.

Il existe une édition anglaise de cet ouvrage.

1782

23. — Remarque sur l'usage et les effets des champignons. Paris, 1782.

Cette brochure est extraite du précédent ouvrage.

1783

24. — Moyen proposé pour perfectionner promptement dans le royaume la meunerie et la boulangerie. Lu au Comité de la boulangerie le 24 janvier 1783, par M. Parmentier, censeur royal, etc. A Paris, chez *Barrois l'aîné*, libraire, quai des Augustins, du côté du pont Saint-Michel. MDCCLXXXIII. In-12 de 94 pages.

Ce travail a été publié pour la première fois dans le *Journal d'agriculture* des mois de mars et avril 1783.

25. — Recueil de pièces concernant les exhumations faites dans l'enceinte de l'église de Saint-Éloy de la ville de Dunkerque, imprimé et publié par ordre du gouvernement. A Paris, de l'imprimerie de Monsieur. MDCCLXXXVIII. In-8 de 88 pages.

Ce recueil comprend : Lettre de M. de Calonne, intendant des Flandres et d'Artois à MM. Laborie, Parmentier et Cadet de Vaux (du 8 mai 1783). — Mémoire présenté à MM. du Magistrat de Dunkerque par M. Hocquet, chirurgien-major des hôpitaux du roi (du 30 déc. 1782, 6 pages). — Rapport de MM. Laborie, Parmentier et Cadet de Vaux relatif à l'exhumation des cadavres d'une partie de l'église paroissiale de Saint-Éloi de Dunkerque (30 janvier 1783, 10 pages). — Journal des exhumations par M. Hocquet, 25 pages. — Observations et réflexions : emploi du feu, de la chaux vive, des fumigations aromatiques, du nitre en fusion, du vinaigre, de l'eau-de-vie. — Secours à donner en cas d'asphyxie.

1784

26. — Observations et réflexions sur l'analyse des eaux minérales (*Journal de Médecine militaire de Dehorne*, t. III juillet 1784. 30 pages) (1).

Incertitude des sens. Il est prudent de ne pas s'en rapporter uniquement aux impressions que les eaux minérales peuvent faire sur nos sens. — Insuffisance du pèse-liqueur. Les épreuves de l'aréomètre et du pèse-liqueur ne sont pas plus infaillibles que celles de nos organes.

(1) Ce journal ne comprend que 7 volumes publiés de 1782 à 1788.

— Inutilité de quelques réactifs. On aurait tort de conclure que rien n'est plus facile que d'analyser une eau minérale et qu'on en vient à bout en un moment avec une teinture bleue, un peu de noix de galle et des alcalis. Les auteurs qui sont de ce sentiment ont bien prouvé que si nous avons des analyses en abondance, nous ne sommes pas aussi riches en analyses bien faites. — Nécessité d'examiner les réactifs avant de les employer. L'eau distillée doit être essayée elle-même; on doit étendre ces précautions jusque sur les instruments, les vaisseaux destinés aux évaporations, le papier à filtrer. — Précautions dans l'emploi des réactifs. — Phénomènes illusoires que présentent les réactifs les plus purs. — De l'évaporation. — Manière d'analyser les eaux minérales; décrire la situation de la source, des terres qui l'avoisinent. — Des essais préliminaires : rincer préalablement les vases avec l'eau à analyser, les boucher exactement. — Moyens d'épreuve (teinture de tournesol, de noix de galle, cristaux de soude, eau de chaux, dissolutions de savon, esprit-de-vin).

Des eaux minérales les plus communes. — Des eaux sulfureuses ou hépatiques. — Eaux ferrugineuses ou martiales. — Eaux gazeuses ou acidules. — Des eaux salines. — Évaporation. — Cristallisation des sels. — Eaux mères. — Résidus terreux. — Recomposition des eaux minérales.

Ce travail a paru en brochure sous le titre suivant : *Vues générales sur les principales eaux minérales de France.* Paris, 1787.

27. — Méthode facile de conserver à peu de frais les grains et les farines, par M. Parmentier, censeur royal, etc. A Londres et se trouve à Paris chez *Barrois l'aîné*, libraire, quai des Augustins. MDCCLXXXIV. In-12 de 100 pages.

Un extrait de ce travail a paru dans la *Bibliothèque physico-économique* de 1785.

1785

28. — Cours complet d'agriculture théorique, pratique, économique et de médecine rurale et vétérinaire ; suivi d'une méthode pour étudier l'agriculture par principes, ou Dictionnaire universel d'agriculture, par une société d'agriculteurs et rédigé par l'abbé Rozier, Paris, 1781-1805, 12 volumes (1).

(1) On connaît plusieurs éditions de cet ouvrage plus ou moins modifié : l'une imprimée à Lyon, l'autre à Paris en 1809, sous le titre suivant :

Cours complet d'agriculture pratique, d'économie rurale et domestique et de médecine vétérinaire, par l'abbé Rozier; rédigé par ordre alphabétique. Ouvrage dont on a écarté toute théorie superflue et dans lequel on a conservé les procédés confirmés par l'expérience et recommandés par Rozier; par M. Parmentier et les autres collaborateurs que Rozier s'était choisis. On y a ajouté les connaissances pratiques acquises depuis la publication de son ouvrage sur toutes les branches de l'agriculture et de l'économie rurale et domestique. Paris, Buisson, 6 vol. in-8, 1809.

Le discours préliminaire sur l'agriculture est de Parmentier: « Il convient d'observer la

Les neuf premiers volumes ont été publiés par Rozier. A sa mort, 28 septembre 1793 (il fut tué dans son lit par une bombe pendant le siège de Lyon), la publication fut continuée par Chaptal, Dussieux, Lasteyrie, Cadet de Vaux, Parmentier, Gilbert, Rougier-Labergerie et Chambon qui rédigèrent le tome X (en utilisant des notes de Rozier) et les tomes XI et XII formant le complément de l'ouvrage.

Les articles qui suivent sont de Parmentier : *Four* (t. V, 1784). — *Macre, maïs* (t. VI, 1785). — *Pain* (t. VII, 1786). — *Pomme de terre* (t. VIII, 1789). — *Vinaigre* (t. IX, 1801). — *Artichaut, asperge, aubépine, batate* ou *patate, betterave champêtre, beurre fondu, bouillie, cameline, camomille romaine, canard domestique, cendres, clarification, cochon, colombine* (fiente de pigeon), *culture des plantes colorantes, coralline blanche, dindon* (t. XI, 1805). — *Fumigations, graines* (mettons autant d'ardeur à semer et à replanter, qu'on en a mis à détruire et à abattre, multiplions autant qu'il est possible les arbres étrangers reconnus pour être les plus utiles), *grêle, gruau, jambon, lait, lupuline* (trèfle à fleur jaune), *marron d'Inde, œufs, oies, orge, pain de munition, pain-biscuit* (en vue de perfectionner le biscuit, on a proposé de faire sécher du pain bien levé, de le réduire en poudre et de pétrir cette poudre avec une petite quantité d'eau pour former des galettes de la consistance ordinaire et les repasser ensuite au four : cette proposition ridicule est défectueuse et plus chère), *pain d'épice, pharmacie, pigeons, pintade, plumes, présure, racines potagères, raisiné, rhubarbe, riz, soupes économiques, spergule, topinambour, viande, vin, volière* (t. XII, 1805).

29. — Mémoire couronné le 25 août 1874, par l'Académie royale des sciences, belles-lettres et arts de Bordeaux, sur cette question : Quel serait le meilleur procédé pour conserver, le plus longtemps possible, en grain ou en farine, le maïs ou blé de Turquie, plus connu dans la Guyenne sous le nom de blé d'Espagne ? Et quels seraient les différents moyens d'en tirer parti, dans les années abondantes, indépendamment des usages connus et ordinaires dans cette province ? par M. Parmentier, censeur royal, etc. A Bordeaux, chez *Arnaud-Antoine Pallandre l'aîné*, place Saint-Projet. Au grand Montesquieu, MDCCLXXXV. In-4 de 172 pages.

Un extrait de ce mémoire a paru dans la *Bibliothèque physico-économique* de 1785.

30. — Mémoire sur le chaulage considéré comme préservatif de plusieurs maladies du froment, lu le 28 juillet 1785.

nature et de ne la contrarier jamais, car s'il y a des principes de l'art, il y a aussi des méthodes bonnes pour certains pays et qui ne peuvent convenir à d'autres... Tout est facile dans le cabinet, la plume à la main ; derrière la charrue, les choses changent de face. »

(*Mémoires d'agriculture, d'économie rurale et domestique*,
trimestre d'été 1785, 22 pages).

*Chaulage. — Différents chaulages. — De la carie. — Causes. —
Méthode préservatrice. — Emploi de la chaux, des cendres, de l'eau de
mer, du nitre, de l'urine, de la colombine.*

A été publié en brochure, par ordre du gouvernement.

31. — Mémoire sur la manière de cultiver et d'employer
le maïs comme fourrage, présenté le 30 juin 1785 (*Id. id.*,
15 pages).

Un extrait de ce mémoire a été rédigé par Parmentier, à la demande
de la Société d'agriculture, sous le titre suivant :

*Instruction sur la culture et l'usage du maïs ou blé de Turquie en
fourrage*, publiée par ordre du gouvernement. Paris, 1785. Broch. in-8
et *Bibliothèque physico-économique* de 1786, 5 pages.

32. — Instruction sur les moyens de suppléer à la disette
des fourrages et d'augmenter la subsistance des bestiaux.
Paris, Imprimerie royale, 1785, in-8 et *Biblioth. physico-
écon.* de 1786, 20 pages.

De Candolle a attribué à tort cette instruction à Broussonnet dans
l'éloge qu'il a consacré à ce savant.

Pâturage dans les bois, herbes des bois, glandée (le gland se
conserve; il suffit pour le donner aux animaux, de le mettre tremper
quelques heures dans l'eau). — *Émondages et feuilles des arbres* (il y
a peu d'arbres dont les feuilles et surtout les jeunes pousses ne conviennent aux bestiaux; le bœuf les aime autant que le foin et l'avoine.
L'usage de récolter les pousses d'orme, de peuplier, de charme,
subsiste en Italie de temps immémorial; il existait même assez généralement en France sous le règne d'Henri IV). — *Feuilles de la vigne,
racines de chiendent, de réglisse sauvage, genêts et ajoncs, paille
hachée, avoine mouillée, herbes et plantes potagères, pommes de terre,
choux, navets, carottes, panais, citrouilles, maïs, prairies artificielles*
(les terres en jachère offrent une grande ressource, celle d'en former
des prairies momentanées en y semant de l'orge, du seigle, de l'avoine,
des vesces, lentilles, fèves, qu'on récolte en herbe).

33. — Mémoire sur les accidents que les blés de la récolte
de cette année ont éprouvés en Poitou et moyen d'y remédier, par MM. Parmentier et Cadet de Vaux, imprimé par
ordre du Roi. A Paris, de l'imprimerie de D. Pierres, premier imprimeur ordinaire du Roi. MDCCLXXXV. In-8 de
42 pages.

Conseils donnés : battre tout de suite la totalité de la moisson infectée,
vanner et cribler le blé à diverses reprises afin de séparer l'insecte, faire

moudre les grains après les avoir chaufournés ou plongés dans l'eau bouillante, mettre le feu au chaume ayant porté les épis.

34. — Lettre de Parmentier sur la dégénérescence des pommes de terre en divers endroits de l'Europe (*Bibliothèque physico-économique*, année 1785).

35. — Mémoire sur les moyens d'augmenter la valeur réelle des blés mouchetés dans le commerce et d'en faire du pain de première qualité, présenté le 11 août 1785 (*Id. id.*, 16 pages).

Un extrait de ce mémoire a paru sous le titre suivant :
Instruction sur les moyens de rendre le bled moucheté propre au commerce et à la fabrication du pain. Paris, de l'Imprimerie royale, 1785, in-8.

36. — Mémoire sur les avantages du commerce des farines, lu le 24 juillet 1785 (*Mém. d'agriculture*, trimestre d'automne 1785, 40 pages).

A été publié en brochure.

1786

37. — Expériences qui constatent des abus dans la fabrication du chocolat ; substances avec lesquelles il est falsifié, altéré ; moyen de les reconnaître (*Bibl. physico-écon.*, année 1786, t. I, 6 pages).

38. — Mémoire sur les avantages que la province du Languedoc peut retirer de ses grains, considérés sous leurs différents rapports avec l'agriculture, le commerce, la meunerie et la boulangerie, par M. Parmentier. A Paris, de l'imprimerie des États du Languedoc, sous la direction de *P.-F Didot le jeune*, quai des Augustins. MDCCLXXXVI. In-4 de 448 pages.

La brochure suivante, spécialement destinée aux cultivateurs est un résumé de ce mémoire :

Avis aux habitants des villes et des campagnes de la province du Languedoc, sur la manière de traiter leurs grains et d'en faire du pain, imprimé et publié par ordre des États généraux du Languedoc. A Montpellier, de l'imprimerie de Jean Martel aîné, imprimeur ordinaire du Roi et de Nosseigneurs des États. MDCCLXXXVI. In-8 de 56 pages.

39. — Mémoire sur les semis de pommes de terre, lu à la séance publique du 30 mars 1786, (*Mém. d'agr.*, trim. d'hiver de 1786, 13 pages.)

Dégénération des pommes de terre, causes, moyens de prévenir la dégénération, culture pour semis.

40. — Rapport sur les moyens de purger le blé du noir et sur la préférence que mérite la méthode du lavage, employée par M. le Duc, meunier à Créteil, par MM. Parmentier, Cadet de Vaux et Brocq, lu le 23 mars 1786 (*Id. id.*, 10 pages).

41. — Mémoire sur la culture et les usages du maïs qu'on veut récolter en grains, (*Id.*, trimestre de printemps 1786, 20 pages).

42. — Rapport des expériences faites par M. Tillet sur la carie du froment par MM. l'abbé Lucas, Daubenton, Fougeroux de Bondaroy, Thouin, Parmentier et Cadet (*Id.*, trimestre d'été 1786, 8 pages).

1787

43. — Rapport sur plusieurs mémoires de M. de Chancey, relatifs à la culture des pommes de terre (*Id.*, trimestre de printemps 1787, 8 pages).

44. — Mémoire sur la culture des pommes de terre aux plaines des Sablons et de Grenelle, lu à la séance publique du 19 juin 1787 (*Id.*, trimestre de printemps 1787, 7 pages).

A été publié en brochure.

45. — Observations sur la forme des réservoirs les plus propres à la conservation de l'eau par M. Duchesne, lues le 5 juillet 1787 (*Id.*, trimestre d'été 1787, 4 pages).

« Le procédé de M. Parmentier, simple et économique, consiste à établir vers le milieu de la pièce un axe perpendiculaire à son fond, tournant sur un pivot et retenu dans une douille au-dessus de la superficie. Le mouvement tantôt dans un sens, tantôt dans l'autre est plus ou moins rapide suivant la violence du vent, mais toujours assez fort pour empêcher cette stagnance prolongée qui cause tout le mal et qu'on doit absolument éviter. »

46. — Sur la dégénération des pommes de terre et leur culture (*Biblioth. physico-économique*, année 1787, t. I, 8 pages).

47. — Diverses manières dont le maïs peut se préparer pour la nourriture de l'homme (*Id.*, t. II, 25 pages).

48. — Dissertation sur la nature des eaux de la Seine, avec quelques observations relatives aux propriétés physiques et économiques de l'eau en général, par M. Parmentier. A Paris, chez *Buisson*, libraire, hôtel de Mesgrigny, rue des Poitevins, 1787. In-8 de 176 pages.

1788

49. — Économie rurale et domestique, par M. Parmentier. A Paris, rue et hôtel Serpente, chez *Cuchet*, libraire.

Cet ouvrage, qui est un véritable petit cours d'économie rurale, spécialement écrit pour les fermières, fait partie de la *Bibliothèque universelle des Dames*. Il comprend 8 volumes in-16 traitant des matières suivantes :

Tome premier (1788, 254 pages). — *Discours préliminaire.* — I. *De la métairie.* — II. *Dispositions générales de la métairie.* — III. *Devoirs à l'égard de la famille.* — IV. *Devoirs à l'égard des domestiques.* — V. *Devoirs à l'égard des journaliers.* — VI. *Devoirs à l'égard des pauvres.* — VII. *Devoirs à l'égard des malades.*

Tome II (1790, 248 pages). — I. *Des greniers.* — II. *De la boulangerie.* — III. *De la laiterie : lait, crème, beurre.* — IV. *De la fromagerie.* — V. *De la cuisine : ustensiles, eau, viandes, ragoûts, légumes, poissons, salaisons.* — VI. *De l'office : crèmes, gâteaux, biscuits, salades, vinaigre, choux confits, cornichons, fruits, marmelade, chocolat, café, ratafias, fruits confits à l'eau-de-vie.* — VII. *De la fruiterie : cueillette des fruits, conservation.* — VIII. *Du cellier : cuves, pressoirs, tonneaux.* — IX. *De la cave : conservation des vins, mise en bouteilles.* — X. *De la lingerie : linge de corps, de cuisine, lessives, moyens pour faire disparaître les taches d'encre, de fruits.*

Tome III (1790, 252 pages). — *De la basse-cour.* — I. *Du coq et de la poule; poulailler, verminières, couveuses, poulardes.* — II. *Du coq et de la poule d'Inde; dindonneaux, dindons.* — III. *Des pigeons; colombier, volière.* — IV. *Du canard et de la cane; canardière.* —

V. *Du jars et de l'oie; oisons, engraissement des oies, plumes d'oie.* —
VI. *Maladies des volailles : causes et remèdes.*

TOME IV (1790, 320 pages). — I. *Du taureau et de la vache :
étables, auges, râteliers, vacher, veaux, vaches, lait, bœuf.* — II. *Du
bélier et de la brebis : bergerie, berger, chien du berger, agneaux
moutons, laines.* — III. *Du bouc et de la chèvre; chevreau ou cabri.* —
IV. *Du cheval et de la jument; écurie, poulains.* — V. *De l'âne et de
l'ânesse; ânon.* — VI. *Du vérat et de la truie; porcherie, porcher,
cochonnets, cochons, lard.* — VII. *Du lapin et de la hase; lapereaux,
utilités des lapins.* — VIII. *Maladies des bestiaux : symptômes et traitements.*

TOME V (1791, 370 pages). — *Du jardinage.* — I. *Jardin de
fleurs : rosier, lilas, syringa, jasmin et chèvrefeuille, pivoine, iris,
tulipe, jacinthe, anémones et renoncules, jonquilles, narcisses; œillets,
oreilles d'ours; giroflée, juliane ou juliene; lys blanc, couronne impériale; balsamine, belle-de-nuit; reine-marguerite, aster, souci; capucine, poivre long; matricaire, camomille romaine; gentiane, valériane;
pied-d'alouette, pavot.* — II. *Jardin de botanique : sureau, sumac;
genévrier, nerprun; anis, coriandre; angélique, fenouil, ache; sauge,
thym, laurier; lavande, hysope, romarin; absinthe, tanaisie; rue,
mélisse; marjolaine, botrys; menthe, basilic; enula campana, impératoire; grande consoude, bistorte; raifort, cochléaria, aristoloche,
ellébore, bourrache, bugle.* — III. *Jardin maraîcher : melons, potirons,
concombres, cornichons; asperges; artichauts, cardon; choux; oseille,
poirée, épinards, cerfeuil, persil; laitue, pimprenelle, pourpier, chicorée, scarole, céleri, mâche, moutarde, cresson, sarriette, estragon;
ciboule, civette, poireau.* — IV. *Jardin légumier : pois, haricots, fèves,
lentilles.* — V. *Jardin potager : pommes de terre, carottes, panais;
navets, betterave, chervi, chou-navet, chou-rave; topinambour, salsifis;
oignons rouges et blancs; ail, échalotte; rave, radis.* — VI. *Jardin
pépinière : pépinière, bâtardière, semis, drageons, marcottes, boutures;
de la greffe, qualités des sujets, des greffes, différentes manières de
greffer.* — VII. *Jardin fruitier : plantation des arbres, des espaliers,
des contre-espaliers; taille des arbres, tailles d'hiver, d'été; pêcher,
abricotier, prunier, cerisier, pommier, amandier, poirier, châtaignier,
cognassier, figuier, néflier, noisetier, groseillier, framboisier, fraisier,
mûrier, noyer, grenadier.* — VIII. *Jardin verger : cueillette des fruits,
maladies des arbres fruitiers, animaux qui attaquent les arbres fruitiers.*

TOME VI (1793, 284 pages). — *Agriculture.* — I. *Connaissance du
sol : landes, jachères, des terres fortes, des terres légères.* — II. *Des
engrais : engrais d'animaux, engrais minéraux, marne, cendres, plâtre,
engrais végétaux.* — III. *Du labourage : charrue, le labour des bœufs
préférable à celui des chevaux, premiers labours.* — IV. *Des semailles :
choix de la semence, préparation de la semence, quantité de semence,
inconvénients de trop semer, avantages de l'économie dans la semence,
manière de semer, comment il faut recouvrir la semence.* — V. *De la
culture : hersage, sarclage.* — VI. *De la moisson : manière de lever la
récolte; la faux préférable à la faucille pour couper les blés, des
meules ou gerbiers, des meules momentanées, des meules à demeure,
glanage, de la grange; du battage, vannage et criblage; des pailles.* —
VII. *Des grains : froment, épeautre, seigle, méteil, orge, avoine, maïs,*

millet, sorgho, sarrasin, riz. — VIII. *Inconvénients qui arrivent aux grains pendant leur végétation : accidents des grains, maladies des grains, animaux destructeurs des grains.* — IX. *Observations sur le Code rural : décret* in extenso *du 28 septembre 1791.*

Les deux derniers tomes (VII et VIII) ne se trouvent dans aucune bibliothèque publique de Paris. D'après le *Discours préliminaire* qui sert d'introduction à l'ouvrage, ils traiteraient des vignes, des bois, des étangs et des viviers.

50. — Mémoire sur les avantages qui résulteraient pour le royaume d'étendre la culture en grand des racines pota-gères, lu à la séance pub. du 28 novembre 1788. (*Mém. d'agricul.*, trimestre d'aut., 1788, 19 pages).

51. — Soins et procédés pour avoir du bon pain. (*Bibl. physico-écon.*, année 1788, t. I, 7 pages).

52. — Moyens de reconnaître les bonnes farines et soins pour les conserver (*Id.*, 1788, t. II, 7 pages).

53. — Avis aux cultivateurs dont les récoltes ont été rava-gées par la grêle du 13 juillet 1786. Rédigé par la Société d'agriculture et publié par ordre du roi. Paris, de l'Impri-merie royale, 1788. In-8 de 16 pages.

Cette instruction indique les moyens de tirer le meilleur parti des pro-ductions endommagées.

1789

54. — Avis aux cultivateurs sur les ressources que peuvent se procurer les cantons ravagés par la grêle au moment de commencer leur moisson (*Bibl. physico-écon.*, 1789, t. I, 4 pages).

55. — Conseils sur la mouture (*Id.*, 1789, 10 pages).

56. — Succès de la culture des pommes de terre dans les plaines des Sablons et de Grenelle (*Id.*, 1789, t. II, 3 pages).

En mars 1789, il avait été accordé, par le gouvernement, 5 000 francs pour ensemencer la plaine des Sablons en pommes de terre.

57. — Mémoire sur les avantages que le royaume peut retirer de ses grains, par M. Parmentier, avec le Mémoire sur la nouvelle manière de construire les moulins à farine, qui a remporté le prix de l'Académie royale des

sciences en 1785, par M. Dransy, ingénieur du roi. Paris, *Barrois*, 1789. In-4 de 448 pages.

Cet ouvrage qui traite de questions déjà examinées par Parmentier ne diffère que par le titre du mémoire n° 38; il comprend les divisions suivantes : PREMIÈRE PARTIE. *Blé : des différentes espèces de blé, blés avariés, maladies du blé, du chaulage, récolte et conservation des blés.* — DEUXIÈME PARTIE. *De la meunerie : des diverses espèces de mouture, mémoire sur la construction des moulins à farine, par M. Dransy.* — TROISIÈME PARTIE. *De la boulangerie : qualités des farines, leur conservation, leur panification.*

58. — Traité sur la culture et les usages des pommes de terre, de la patate et du topinambour, par M. Parmentier. Publié et imprimé par ordre du roi. A Paris, chez *Barrois l'aîné*, libraire, quai des Augustins, n° 19. MDCCLXXXIX. Avec approbation de la Société royale d'agriculture. In-8 de 390 pages.

De cet ouvrage qui a été traduit en allemand, on trouve les extraits suivants :

Instruction sur la conservation et les usages des pommes de terre, publiée par ordre du gouvernement. Paris, 1789, in-8.

Culture et usages des pommes de terre. Nancy, Hœner, 1790, 34 pages.

Avis sur la culture et les usages de la pomme de terre. Paris, 1795, in-8.

Instruction sur la récolte, la conservation et les différents usages des pommes de terre. Paris, Marchant, 1807, in-12.

59. — Mémoire présenté par la Société royale d'agriculture à l'Assemblée nationale le 24 octobre 1789 sur les abus qui s'opposent aux progrès de l'agriculture et sur les encouragements qu'il est nécessaire d'accorder à ce premier des arts, par le marquis de Buillion, directeur; Parmentier, vice-directeur; Béthune, duc de Charost; de la Bergerie; l'abbé Lefebvre, agent général; Broussonnet, secrétaire perpétuel. A Paris, chez *Baudoin*, imprimeur de l'Assemblée nationale, rue du Foin-Saint-Jacques, 180 pages.

ARTICLE PREMIER. *De la liberté de sa propriété.* — ART. II. *Droit de parcours et de vaines pâtures.* — ART. III. *Du partage des communs.* — ART. IV. *Des dessèchements.* — ART. V. *De l'inaliénabilité des biens domaniaux, ecclésiastiques et de mainmorte.* — ART. VI. *De l'instabilité des baux ecclésiastiques et de leur trop courte durée.* — ART. VII. *Droits d'échange et de franc-fief.* — ART. VIII. *Des substitutions et des retraits lignagers.* — Art. IX. *Des saisies réelles.* — Art. X *Bois et forêts.* — Art. XI. *Des prairies artificielles.* — Art. XII. *Des abeilles.* — Art. XIII. *Des droits d'aides, de la vigne et du commerce des vins.* — Art. XIV. *Du tabac.* — Art. XV. *De la gabelle.* — Art. XVI. *De l'uniformité des poids et mesures.* — Art. XVII. *De l'entretien des chemins vicinaux.* — Art. XVIII. *Des milices.* — Art. XIX. *La suppression des fêtes.* — Art. XX. *De la mendicité et du glanage.*

Encouragements. I. *De l'utilité d'honorer les laboureurs et les cultivateurs.* — II. *D'une caisse de prêt.* — III. *D'une société d'agriculture pratique dans chaque département.* — IV. *Observations sur le commerce des grains, des farines et du pain.*

1790

60. — Mémoire sur la question suivante proposée par la Société royale de médecine : déterminer, par l'examen comparé des propriétés physiques et chimiques, la nature des laits de femme, de vache, de chèvre, d'ânesse, de brebis et de jument, par MM. Parmentier et Deyeux (*Histoire de la Société royale de médecine*, t. IX, 1890; *Feuille du cultivateur* (1), *Biblioth. physico-écon.*).

61. — Rapport de Parmentier et Boncerf sur le mémoire de M. de Saint-Victor, ingénieur du roi, sur le dessèchement des marais de Bourgoin en Dauphiné, fait au Louvre, le 10 mai 1790 (extrait des registres de la Soc. roy. d'agriculture). Paris, imprimerie Veuve Valade, rue des Noyers, 1790, 8 pages, in-8.

62. — Adresse de la Société royale d'agriculture à l'Assemblée nationale, séance du 10 août 1790, signée par Parmentier, directeur; Abeille, vice-directeur; Lefebvre, agent général; Marquelet (de la Noue); Béthune (de Charost); Boncerf; Cretté (de Palluel); Thouin; Chabert; Broussonnet, secrétaire perpétuel. Paris, Baudoin, imprimeur de l'Assemblée nationale, rue du Foin-Saint-Jacques, n° 31, 6 pages.

Réponse du président de l'Assemblée :
« L'Assemblée vous permet d'assister à sa séance. »

(1) La *Feuille du cultivateur*, rédigée par Dubois, Broussonnet, Lefebvre et Parmentier, ne comprend que 8 volumes, de 1790 à 1798.

63. — Mémoire sur les semailles, lu à la Société royale d'agriculture, le 23 septembre 1790 (*Feuille du cultivateur* du 6 octobre 1790).

1791

64. — Mémoire sur la nature et la manière d'agir des engrais (*Mém. d'agr.*, trimestre de printemps, 1791, et *Annales de chimie*, t. XI(1) 30 pages).

Dissertations sur les divers engrais : marne; marcs de pommes, de poires; engrais humain. poudrette flamande, fumier. (Parmentier s'élève contre l'abus de laisser dans les champs le fumier, en petits tas; pour ne rien perdre de sa force, il devrait être enfoui dès qu'il est porté aux champs.)
A été publié en brochure.

65. — Lettre au sujet des semailles (*Feuille du cultivateur* du 28 sept. 1791).

Conseils aux cultivateurs : Qui sème clair, récolte épais; qui sème épais, récolte clair.

66. — Rapport fait à la Soc. royale d'agriculture, le 18 juillet 1791, sur un mémoire de M. Delporte sur l'éducation des bêtes à laine par MM. Abeille, Lefebvre, Chabert, Béthune-Charost, Parmentier, Flandrin, Tenon (*Mém. d'agr.*, trimestre d'été 1791, 15 pages).

67. — Mémoire sur la culture de quelques végétaux exotiques à introduire et favoriser en France, lu à la séance publique du 28 déc. 1791.

Ce travail n'a pas été inséré dans les Mémoires d'agriculture; il y est seulement mentionné.

68. — Encyclopédie méthodique ou par ordre de matières, par une société de gens de lettres, de savants et d'artistes. Paris, Panckoucke.

(1) Les *Annales de chimie* datent de 1789. Lorsque le *Journal de la Société des pharmaciens de Paris* cessa de paraître en 1799, les rédacteurs passèrent aux *Annales* qui prirent pour titre *Annales de chimie ou Recueil de mémoires concernant la chimie, les arts qui en dépendent et spécialement la pharmacie.* Depuis 1816, elles portent simplement le titre d'*Annales de physique et de chimie.*

En 1800, le comité de rédaction comprenait : Guyton, Monge, Berthollet, Fourcroy, Adet, Hassenfratz, Séguin, Vauquelin, C.-A. Prieur, Chaptal, Van Moris, Deyeux, Parmentier et Bouillon-Lagrange.

La partie consacrée à l'agriculture (7 vol. publiés de 1787 à 1821) contient les articles suivants de Parmentier : *canard, cendres* (t. II, 1791) *chaux, cochons* (t. III, 1793).

1792

69. — Analyse de la patate, lue à l'Académie des sciences de Toulouse en 1792. Broch. in-8.

La patate douce de Malaga a été introduite en 1789 à Montpellier et à Toulouse par Parmentier (Cuvier, *Hist. des progrès des sciences*).

70. — Règlement concernant les hôpitaux ambulants et sédentaires qui doivent être établis pour le service des armées, en exécution du décret de l'Assemblée nationale des 21 et 27 avril 1792, sanctionné par le roi le 5 mai. Du 20 juin 1792, l'an IV de la Liberté. Imprimerie nationale exécutive du Louvre, 1792. In-8 de 70 pages.

1793

71. — Des canards et de leur éducation (*Feuille du culti-vateur* des 17 avril et 20 avril 1793 et *Bibliothèque physico-économique*).

72. — Des cendres dans leur rapport avec l'économie rurale et domestique (*Id.*, des 8 mai, 11 mai et 15 mai 1793).

Cendres de bois, de plantes, de soude, de gazon, de tourbe, de houille. — Cendres employées dans le blanchissage. — Cendres lessivées ou charrées. — Cendres comme engrais, leur moment d'agir, effets sur les terres, sur les prairies. — Digression sur l'effet du plâtre.

73. — Mémoire sur les salaisons, Paris, 1793. In-8.

Nous n'avons pas retrouvé ce mémoire. D'après la *Bibliographie agronomique* (1), il aurait été rédigé par Parmentier à la suite d'une visite faite par ordre du gouvernement dans divers établissements de salaisons. L'auteur propose au département de la marine de désosser les viandes pour améliorer les salaisons : 1° parce que les os ne prennent pas de sel; 2° parce que les chairs qui recouvrent directement la charpente animale sont celles qui se gâtent le plus rapidement.

(1) *Bibliographie agronomique ou Dictionnaire raisonné des ouvrages sur l'économie rurale et domestique et sur l'art vétérinaire;* suivie de notions biographiques sur les auteurs, par Demusset. Paris, Colas, 1810, in-8, 486 pages.

La notice consacrée à Parmentier a été rédigée par Virey, qui était, en 1810, pharmacien en chef, professeur au Val-de-Grâce.

74. — Formulaire pharmaceutique à l'usage des hôpitaux militaires de la République française par les membres du Conseil de santé : Daignan, Bayen, Parmentier, Hégo, Heurteloup, Lassis, Laubry, Pelletier, Théry, Noel, Chevalier, Dubois, Biron, méd. secrétaire. A Paris, de l'imprimerie du département de la guerre. L'an II de la République française une et indivisible. In-8, 64 pages.

75. — Recherches sur les substances propres à faire des biscuits de bonne qualité avec le plus d'économie possible.

Ces recherches confiées par la Société d'agriculture à Poissonnier, Cadet et Parmentier sont simplement mentionnées par Lefebvre dans le *Compte rendu des travaux de la Société du 30 mai 1788 au 30 septembre 1793.* Il en est de même pour les deux instructions suivantes :

76. — Instruction sur les moyens de multiplier le salpêtre par Fourcroy et Parmentier.

77. — Instruction sur les moyens propres à prévenir les mauvais effets résultant de l'usage des grains nouveaux ou insuffisamment mûrs.

Cette dernière instruction rédigée par Parmentier et Cretté aurait été imprimée et distribuée gratuitement par les soins de la Société d'agriculture.

1794

78. — Instruction sommaire sur la culture des pommes de terre à l'occasion du décret de la Convention nationale rendu le 23 nivôse dernier (12 janvier 1794) en faveur de cette culture (1). *Extrait du traité publié par le citoyen Parmentier, l'un des rédacteurs. (Feuille du cultivateur du 12 pluv., an II — 30 janvier 1794).*

(1) Décret du 23 nivôse an II, relatif à la culture de la pomme de terre.

Article premier. — Les autorités constituées sont tenues d'employer tous les moyens qui sont en leur pouvoir, dans les communes où la culture de la pomme de terre ne serait pas encore établie, pour engager tous les cultivateurs qui les composent, à planter, chacun selon ses facultés, une portion de leur terrain, en pomme de terre.

Art. 2. — Les agents nationaux des districts où la pomme de terre ne serait pas encore en usage, sont tenus d'en donner avis, dans le mois, à la Commission des subsistances, et de lui faire connaître leurs besoins pour les plantations de ce légume.

Art 3. — Le Comité d'agriculture rédigera une instruction sur la culture, les espèces et les usages de la pomme de terre, pour être répandue dans les départements.

79. — Instruction sur l'éducation et l'engrais des cochons [*Id.* du 7 germ. an II (27 mars 1794), 12 germ. (2 avril), 17 germ. (6 avril), 27 germ. (16 avril) et *Bibliothèque physico-économique*].

80. — Instruction sur la récolte, la conservation et les différents usages des pommes de terre (*Id.*, 17 vend., an III 8 octobre 1794).

81. — Mémoire sur le sang, par les citoyens Parmentier et Deyeux. (*Journal de physique*, t. XLIV, 58 pages.)

PREMIÈRE PARTIE. — *Précis historique des connaissances chimiques sur le sang. —* DEUXIÈME PARTIE. — *Expériences particulières faites sur le sang. —* TROISIÈME PARTIE. — *Déterminer, d'après des découvertes modernes et chimiques et par des expérences exactes, qu'elle est la nature des altérations que le sang éprouve dans les maladies inflammatoires, les maladies fébriles putrides et dans le scorbut. — Du sang de sujets affectés de maladies inflammatoires. — Du sang de sujets affectés de scorbut. — Examen du sang de sujets affectés de maladies fébriles putrides.* RÉSUMÉ GÉNÉRAL.

82. — Instruction (du 5 ventôse an II, 23 février 1794) sur les moyens d'entretenir la salubrité et de purifier l'air des salles dans les hôpitaux militaires de la République, par les membres de la Commission de santé : Daignan, Bayen, Parmentier, Hégo, Heurteloup, Lassis, Pelletier, Théry, Chevallier, Ant. Dubois, Biron méd. secrétaire (*Id.*, t. XLIV, 13 pages.)

83. — Rapport concernant le voyage de Parmentier en Camargue et dans le plan du Bourg.

Ce rapport inédit, non signé, existe à la bibliothèque de l'Institut. La minute, de l'écriture de Parmentier, présente de nombreuses ratures. Devenu suspect pendant la Terreur, en raison de ses anciennes relations avec la Cour, Parmentier avait été envoyé dans le Midi par ordre du ministère de la guerre; il ne rentra à Paris qu'en septembre 1794 (Voy. p. 6).

Voici un extrait de ce rapport :

« La Commission (probablement la *Commission de l'agriculture et des arts*, nommée par le Comité de salut public) m'a chargé, le 17 prairial (5 juin 1794) de me rendre en Camargue et dans le plan du Bourg pour y faire faire la récolte, recueillir la plus grande quantité de plantes propres à fournir de la soude et de la potasse, enfin pour indiquer les moyens d'y conserver et d'y multiplier les bestiaux...

» Dans le rapport que j'ai fait cette année à la Commission relativement à l'établissement des moulins d'Harfleur, j'ai insisté sur les avantages des *Écoles nationales de subsistance.* Assez longtemps, l'art de faire des tapis, des glaces et de la porcelaine, plus avancé parmi nous que celui de la mouture des grains, a reçu des encouragements de toute espèce. Le moment est venu où les établissements d'utilité générale doivent, dans un gouvernement populaire, obtenir le degré de considération qu'ils méritent.

» On pourrait mettre en réquisition des jeunes gens pour les fabriques de soude et de potasse, de ces deux sels si nécessaires, l'un à la défense de la liberté, l'autre aux arts de premier besoin. Ces élèves se formeraient de bonne heure à la connaissance des plantes qui y sont les plus propres, du terrain et des expositions qui conviennent le mieux à leur végétation; enfin, des préparations qu'elles doivent subir avant, pendant et après l'opération qui les convertit en cendres. Ce serait un moyen de retirer de nos plantes inutiles de la soude et de la potasse aussi bonnes que celles de Carthagène, de Sicile, de Dantzick ou de Russie.

» Je résume et je propose à la Commission :

1° De m'adjoindre Deyeux (1) pour procéder à l'extraction et à la dépuration des matières salines contenues dans les cendres provenant des plantes brûlées en Camargue;

2° D'écrire à diverses municipalités pour faire ensemencer sur-le-champ la graine des différents *kalis* annuels et incultes sur les terrains qui avoisinent la mer et les marais salants;

3° De former à Arles un Conseil qui, d'après un examen approfondi, décidera quel mode de dessèchement il convient d'adopter pour mettre en valeur cet immense territoire;

4° D'accorder à Blazin et à Granier (2) une indemnité quelconque pour le temps qu'ils ont employé à me seconder ;

5° Enfin, de rédiger un mémoire sur les moyens les plus efficaces de multiplier tous les genres de production que l'île de Camargue (3) et le plan du Bourg peuvent offrir à la République.

(1) Deyeux, pharmacien, professeur à la Faculté de médecine, membre de l'Institut, mort en 1837 à quatre-vingt-quatre ans. A collaboré à plusieurs ouvrages de Parmentier (Chimie de La Garaye, mémoires sur le lait, le sang...)

(2) Blazin et Granier, qui avaient pris part aux opérations de Parmentier pendant près de deux mois, exerçaient à Nîmes, le premier la pharmacie et le second la médecine.

(3) « Entre les deux branches du Rhône actuel s'étend un delta triangulaire entièrement formé de terres limoneuses qu'apporta le courant du fleuve, tout rempli d'étangs et de de marécages, coupé de canaux naturels et de fossés d'écoulement. La plus grande partie de la plaine dont la superficie est évaluée à 75 000 hectares, à peu près la moitié de toute la région alluviale du bas Rhône, est occupée par l'île de la Camargue, actuellement très insalubre et presque inhabitée, poudreuse en été, à demi noyée pendant l'hiver. Il est très probable que la région n'était point jadis aussi malsaine qu'aujourd'hui, car on a trouvé des ruines romaines sur les rives de l'étang de Vaccarès, à l'ouest, au nord et au sud-est, en des régions marécageuses presque complétement inhabitables de nos jours. Lorsque le Rhône pouvait s'épancher librement sur les terres riveraines et les recouvrir d'une mer temporaire, tous les débris corrompus étaient emportés vers la Méditerranée ; et quand les eaux laissaient émerger le sol, elles s'écoulaient par des canaux qu'elles creusaient elles-mêmes en renouvelant les terres. Les hautes digues qui défendent actuellement la Camargue contre les invasions du fleuve retiennent çà et là les eaux en funestes marécages et nuisent en outre beaucoup à l'agriculture en empêchant le fleuve d'apporter de nouvelles alluvions...

» La moitié septentrionale de cette île de Camargue, trop tôt conquise sur le Rhône et sur la Méditerranée, offre quelques champs de labour, cultivés par des paysans qui

» Tels sont mes vœux et mes propositions. Je désire que la Commission y trouve une nouvelle preuve de mon attachement à mes devoirs et aux intérêts de la République. »

1795

84. — Avis sur la préparation et la forme à donner au biscuit de mer. Paris, 1795. In-8.

Nous n'avons pas retrouvé ce travail qui est ainsi résumé par la *Bibliographie agronomique* : Le mode de fabrication du biscuit variait dans chaque port. L'auteur en a fixé les bases. Il a proposé de donner aux galettes la forme carrée au lieu de la ronde, qu'on employait.

85. — Instruction sur les avantages que procure une juste proportion des semences, publiée par la Commission d'agriculture et des arts. Imprimerie de la République, vendémiaire an IV (octobre 1795). In-8, 8 pages).

bravent les fièvres, et de vastes pâturages où vaguent des chevaux blancs, des troupeaux de bœufs à demi sauvages et des « manades » de buffles destinés aux courses des villages du Midi. Au sud, des roselières et des marais bordés de tamaris d'où les moustiques s'échappent en immenses nuées, entourant la *Pichoto mar* ou « Petite mer », appelée aussi l'étang de Vaccarès, à cause des vaches qui paissent les herbes salines de ses rivages. Dans le voisinage de la mer s'étendent les *Sansouires* anciens fonds marins d'où l'eau s'est évaporée, ne laissant que des couches salines dépourvues de toute végétation ; c'est déjà le désert. Les hommes, pâtres, pêcheurs ou douaniers, sont rares dans ces solitudes fiévreuses ; par contre, nulle contrée de la France n'est plus riche en oiseaux d'espèces diverses, précisément parce que l'homme ne vient pas les troubler ; nombre d'oiseaux qui émigrent en Afrique ou qui en reviennent se plaisent dans ces espaces, loin des villes bruyantes ; on y voit même des flamants. Le castor, cet animal que l'homme a fait disparaître de presque tous les autres pays de l'Europe, se rencontre aussi dans les digues du petit Rhône, où l'on n'ose trop le poursuivre, de peur de ruiner la levée.

» Quelques branches latérales des deux principaux lits du Rhône coulent en méandres dans la Camargue et l'exhaussent en disposant des alluvions sur leurs rives. Des « aubes » qui ressemblent aux trembles argentés et qui sont parmi les plus beaux arbres de l'Europe, croissent en rideaux sur ces terres plus élevées, non mélangées de molécules salines ; sur les bords des fossés qui limitent les champs de la Camargue septentrionale, on voit aussi des saules, des peupliers, des ormeaux ; mais, de grandes forêts, qui occupaient autrefois l'intérieur de l'île, ont été coupées, et maintenant il serait inutile de les replanter sans avoir préalablement lavé le sol, qui contient jusqu'à 21 millièmes de sel dans ses terres émergées. Seulement 14 000 hectares, la cinquième partie de la Camargue, ont été transformés en terrains de culture ; la violence et la froidure du mistral empêchent aussi le succès de plusieurs essences, notamment de l'eucalyptus. Pourtant, si la France a l'ambition d'utiliser les richesses que la terre la plus féconde lui offre spontanément, il faut qu'elle sache assainir et mettre en culture les plaines, aujourd'hui redoutées, de la Camargue. Depuis des milliers d'années, les Égyptiens savent profiter des « présents du Nil » ; il serait convenable que les Français apprissent à se servir des présents du Rhône. La science et l'expérience ne manquent pas, puisque en maints endroits déjà on a su faire reculer les marais salins devant les eaux douces et donner aux sols les plus ingrats une grande fertilité ; mais c'est en grand qu'il faudrait opérer pour reconquérir toute la Camargue. Le Rhône est là pour faciliter cette œuvre !

» La superficie de terre ferme ajoutée au continent par les alluvions du Rhône depuis la période gallo-romaine peut être évaluée à 200 ou 300 kilomètres carrés. »

E. Reclus, *Nouvelle géographie universelle.* Tome II, p. 238-242. Paris, Hachette, 1877.

1796

86. — Instruction sur la culture et les usages du maïs, par les membres du bureau consultatif d'agriculture, J.-B. Dubois, Vilmorin, Cels, Gilbert, Tessier, Huzard, Parmentier. Publiée par ordre du ministre de l'intérieur (Benezech) dans le mois de germinal de l'an IV (avril 1796). A Paris de l'imprimerie de la République, in-8, 32 pages.

87. — Avis sur les moyens de conserver ou de rétablir la santé des troupes à l'armée d'Italie. Par les inspecteurs généraux du service de santé des armées : Coste, Biron, Heurteloup, Villar, Bayen, Parmentier, Vergez, secrétaire; approuvé par le ministre de la guerre PÉTIET. A Paris, de l'imprimerie de la République, prairial an IV (juin 1796). In-8, 65 pages.

88. — Rapport sur le pain des troupes, lu à l'Institut le 21 brumaire an V (11 novembre 1796). Paris, brochure in-8.

Nous n'avons pas retrouvé cette brochure. Le rapport que nous avons reproduit (page 229) a été publié par Poggiale (pharmacien inspecteur, membre de l'Académie de médecine, mort en 1879) dans les *Mémoires de médecine et de pharmacie militaires* de 1862, d'après un manuscrit qui lui avait été communiqué par Laperlier, officier principal du service des subsistances militaires.

89. — Vues générales sur les cours d'instruction dans les hôpitaux militaires, en exécution du règlement du 5 vendémiaire de l'an V ; présentées à l'ouverture de l'École clinique de l'hôpital militaire de Paris (Val-de-Grâce), le 15 brumaire an V (22 octobre 1796), par les inspecteurs généraux du service de santé des armées : Coste, Biron, Heurteloup, Villar, Bayen, Parmentier, Vergez adjoint et secrétaire ; approuvées par le ministre de la guerre PÉTIET. A Paris, de l'imprimerie de la République, nivôse an V (déc. 1796). In-8 de 92 pages.

1797

90. — Rapport fait à l'Institut sur le procédé imaginé par le citoyen Bridet pour utiliser les matières fécales comme engrais, par les citoyens Tessier et Parmentier (*Feuille du cultivateur* du 12 vendémiaire an VI-3 octobre 1797).

91. — Culture et propriétés des bonnes pommes de terre (*Annales de chimie*, t. XXIII).

1798

92. — Instruction sur le moyen de préserver le froment de la carie, publiée par ordre du ministre de l'intérieur, par Yvart, Cadet de Vaux, de Saint-Genis, Parmentier, (*Feuille du cultivateur* du 2 vendémiaire an VII-23 septembre 1798 et *Mémoires d'agriculture, d'économie rurale et domestique*, an IX, 14 pages.)

Description de la carie (nielle, noir, pourriture, carboucle, bosse, cloque, rouille, charbon). — Inconvénients. — Causes. — Moyens de contagion. — Vices du chaulage ordinaire. — Insuffisance des moyens mécaniques. — Du lavage à l'eau. — Du chaulage. — Des matières qu'on peut substituer à la chaux. — Résumé.

93. — Manière de recueillir les mouches cantharides (*Jour. de la Soc. des pharm. de Paris*) (1).

1799

94. — Instruction adressée aux pharmaciens par le Conseil de santé sur la manière de recueillir et de conserver les cantharides. Paris, fructidor an VII, in-8.

Cette instruction a été publiée avec quelques additions sous le titre suivant :

Avis du Conseil de santé des armées aux pharmaciens en chef des hôpitaux militaires de la République pour la récolte des plantes et des mouches cantharides, par les membres du Conseil de santé, Coste, Parmentier, Heurteloup et Vergez, secrétaire.

95. — Précis d'expériences et observations sur les différentes espèces de lait, considérées dans leurs rapports avec la chimie, la médecine et l'économie rurale, par A. Parmentier et N. Deyeux, membres de l'Institut

(1) Le *Journal de la Société des pharmaciens de Paris*, fondé en 1797 par Fourcroy, Vauquelin, Parmentier, Deyeux et Bouillon-Lagrange, cessa de paraître en décembre 1799.

national de France. Strasbourg chez *F.-G. Levrault*,
an VII de la République. In-8 de 432 pages.

Cet ouvrage a été traduit en allemand. « L'analyse du lait, par
Parmentier et Deyeux, a donné des procédés sûrs pour imiter partout
toutes les sortes de fromages et pour rendre le beurre plus agréable et
plus facile à conserver. » Cuvier, *Histoire du progrès des sciences.*

96. — Mémoire sur les différences que présente le lait
d'une même traite divisée en plusieurs parties, lu le
6 fructidor an VI (23 août 1798) (*Mémoires de l'Institut
national des sciences et arts*, t. IV).

97. — Éloge historique de Pierre Bayen. Paris, 1799. In-8.

Cet éloge, prononcé dans la séance publique de la Société de médecine, le 22 floréal an VII (11 mai 1799), a été reproduit avec quelques
variantes dans les *Opuscules chimiques de Bayen.* Paris, *Dugour*, an VI.
2 vol., in-8

« Après la campagne de Minorque, Bayen passa, avec le titre de
pharmacien en chef, à l'armée d'Allemagne, pendant la guerre de Sept
ans ; et ce fut alors que la pharmacie militaire, qu'il créa, devint l'objet
de ses plus chères occupations.... A la paix de 1763, Bayen vint recueillir,
non des pensions et des distinctions, mais une récompense plus convenable à ses goûts et à son caractère ; il fut nommé pharmacien en
chef des camps et armées, avec un médiocre traitement, dont il ne sol-
licita jamais l'augmentation : des jouissances, préférables à celles que
la fortune ménage, l'attendaient. Il retrouva Rouelle et Venel ; il fut au
milieu de ses amis, au nombre desquels nous n'oublierons ni Bordeu (1),
ni Chamousset, ni Pia (2), ni Darcet, ni Suby...
» Bayen avait atteint sa quarantième année, sans avoir encore rien
publié : un silence aussi long devait nécessairement surprendre ; mais
trop supérieur à cette impatience des savants qui précipitent leurs productions incomplètes, il prit tout le temps nécessaire pour donner aux
siennes ce caractère de maturité et de perfection qui leur fera braver la
durée des temps, quelles que soient les révolutions que la chimie
éprouve...
» Digne élève de Rouelle (3), de cet homme étonnant dont quelques
étincelles échappées et recueillies dans ses cours, ont créé plus d'un
chimiste et fait plus d'une réputation, Bayen, accessible à ceux qui cou-
raient sa carrière, leur prodigua des idées qui, recueillies avec intelli-

(1) Bordeu, médecin, mort à Paris en 1776, à cinquante-quatre ans.
(2) Pia, pharmacien, mort en 1799, à soixante-dix-huit ans. La ville de Paris lui doit
l'établissement des premières boîtes-entrepôts pour l'administration des secours aux
noyés.
(3) « De tous les hommes que j'ai entendus dans ma vie, les plus éloquents furent
Rouelle et Diderot. J'ai écouté Diderot des heures entières, et il parlait pour moi seul.
Quand Rouelle parlait, il inspirait, il foudroyait ; il me fit aimer un art dont je n'avais pas
la moindre idée ; Rouelle m'éclaira, me subjugua ; c'est lui qui m'a rendu partisan de
cette science qui doit régénérer tous les arts l'un après l'autre, et depuis ce temps, la
chimie m'inspire de la vénération ; sans Rouelle, je n'aurais su voir au delà du mortier
de l'apothicaire. (Mercier, Tableau de Paris, *Beaux parleurs.*) »

gence, ont jeté le plus grand éclat sur ceux qui les ont adroitement employées...

» Depuis longtemps, Bayen pensait que l'opinion de Stahl (1), sur la nature des oxydes métalliques, auxquels on donnait alors le nom de *chaux*, n'était pas celle qu'il fallait adopter; mais soit que les expériences, d'après lesquelles il était parti pour penser ainsi, ne lui parussent pas assez concluantes, soit qu'il ne trouvât pas les esprits favorablement disposés pour accueillir les nouvelles vues qu'il voulait proposer, il crut prudent d'attendre que des résultats plus positifs que ceux qu'il avait obtenus, vinssent lever tous ses doutes, et le missent à portée de répondre aux objections qu'on ne manquerait pas de lui faire. Son travail sur les oxydes de mercure (1774) lui ayant fourni l'occasion qu'il cherchait, il fit voir que loin que les métaux, en passant à l'état d'oxyde, perdissent un de leur principe, ils se combinaient, au contraire, avec une certaine quantité d'air, et que c'était à cette combinaison qu'était due non seulement l'augmention de poids de ces oxydes, mais encore leur couleur et leurs différentes propriétés. Il manquait, pour rendre cette découverte aussi complète qu'elle pouvait l'être, de déterminer la nature de l'air absorbé par le mercure pendant la calcination. Malheureusement Bayen ne s'occupa pas de cet objet : on conçoit même difficilement comment, après tous les soins qu'il avait pris pour s'assurer du volume et du poids du fluide aériforme qu'il avait retiré de ses oxydes; comment, dis-je, il a pu oublier de soumettre ce fluide à l'expérience la plus simple. Une bougie allumée, plongée dans le vase qui contenait ce même fluide, lui eût bientôt fait connaître la présence du gaz oxygène, et, de ce seul résultat, il n'aurait pas manqué de tirer toutes les conséquences naturelles qui n'ont pas échappé à ceux qui depuis ont répété ses procédés. Malgré cet oubli, on ne peut s'empêcher de regarder le travail de Bayen sur les oxydes de mercure, comme étant le germe de la plupart des découvertes importantes qui ont contribué si puissamment à établir les fondements de la nouvelle doctrine chimique...

» Mais si Bayen s'oubliait lui-même, il n'oubliait jamais de parler des autres : la crainte d'enlever aux auteurs les droits que leur donnent leurs travaux, lui faisait retarder la publicité des siens : il tira de l'oubli l'ouvrage de Jean Rey qui, par la profondeur de ses méditations, était parvenu, dès le commencement du xviie siècle, à reconnaître l'air comme la véritable cause de l'augmentation de pesanteur des oxydes métalliques...

» Toujours content de son sort, Bayen n'étendit jamais ses désirs au delà de ses besoins; l'amour de l'or ne souilla point son âme : il porta le désintéressement jusqu'à l'excès. Plus attaché aux sciences qu'à sa fortune, il ne vivait que pour la patrie... Sa mémoire était prodigieuse et sa conversation toujours instructive et amusante; il savait beaucoup, parlait bien, quelquefois longuement, parce qu'il n'oubliait aucune circonstance... Son esprit était vaste, lumineux et solide; il avait étudié les peuples anciens et modernes; on lui présentait peu de questions d'étymologie, de chronologie ou de grammaire dont il ne fournit la solution, toujours avec cette modestie aimable qui semble soumettre au jugement des autres, ce qui n'a plus besoin d'être examiné. Il avait recueilli un immense dépôt de connaissances variées et d'observations précieuses, particulièrement sur les arts et les manu-

____

(1) Médecin mort à Berlin en 1734, à l'âge de soixante-quatorze ans.

factures. Combien il aurait été à souhaiter qu'un pareil homme en eût eu la surintendance ! il les aurait portés au plus haut degré de perfection. Puisse le Gouvernement républicain se convaincre que les Français ne soutiendront, que par l'empire des sciences (1), la supériorité qu'ils ont acquise par les armes ; et ne jamais choisir, pour les faire fleurir, que des hommes aussi éclairés que Bayen, et enflammés comme lui, de cet esprit public qui se dévoue tout entier à la gloire et à la prospérité de son pays. »

1800

98. — Sur l'oxygène considéré comme médicament. (*Annales de chimie*, t. XXXIII.)

Observations au sujet d'un travail de Grille assurant que les ouvriers employés à la mine de manganèse de Màcon n'ont jamais la gale.

99. — Réflexions du citoyen Parmentier sur une note sur le brouillard observé à Maestricht par Payssé. (*Id.*, t. XXXIII, 8 pages).

100. — Réflexions sur les vins médicinaux, à la suite d'essais entrepris à la pharmacie centrale des hôpitaux militaires, par ordre du Conseil de santé des armées (*Id.*, t. XXXIV, 15 pages).

101. — Rapport au ministre de l'intérieur sur les soupes de légumes dites *à la Rumford.*

Ce rapport a été établi en réponse à une lettre du ministre de l'intérieur invitant le Comité général de bienfaisance à provoquer la formation de fourneaux économiques dans tous les arrondissements de Paris.

Il est extrait de l'ouvrage suivant :

Recueil de mémoires et d'expériences sur les soupes économiques et les fourneaux à la Rumford. A Paris, chez A.-J. Marchant, imprimeur du Muséum d'histoire naturelle et libraire pour l'agriculture, rue des Grands-Augustins, 12, an X. In-8 de 230 pages.

Ce *Recueil* comprend : *Instruction sur la composition et la distribution des soupes économiques et description des fourneaux à la Rumford,*

____

(1) Il nous est agréable de rapprocher de cette citation de Parmentier les lignes suivantes de M. Berthelot : « L'importance de l'enseignement supérieur pour la culture générale a toujours été proclamée par les peuples civilisés. Son développement est, pour ainsi dire, la mesure du niveau intellectuel, moral et artistique des nations. C'est la science qui a affranchi l'esprit humain des anciennes servitudes ; ce sont ses découvertes qui ont changé la condition matérielle des peuples et qui ont amené l'ouvrier et le paysan à un degré relatif de prospérité et de bien-être, incomparablement plus haut que celui de l'antiquité et du moyen âge. » Berthelot, *Science et philosophie*, Paris, C. Lévy, 1886, p. 261.

par les citoyens B. Delessert et A.-P. Decandolle (47 pages). — *Rapport
au ministre de l'intérieur sur les soupes de légumes*, par le citoyen
Parmentier (50 pages). — *Rapport du citoyen Decandolle sur l'état
actuel des soupes et des fourneaux à Paris* (17 pages). — *Rapport sur
la substitution de l'orge mondé au riz*, par le citoyen Parmentier
(83 pages). — *Rapport sur les potages du citoyen Grignet.* Extrait des
délibérations de l'École de médecine de Paris, séance du 19 germinal
an IX (9 avril 1801) (7 pages). — *Mémoire sur la substitution du gruau
d'orge au riz, dans les hôpitaux civils et militaires*, par le citoyen
Antoine-Alexis Cadet de Vaux, membre du Conseil d'administration de
l'hôpital militaire du Val-de-Grâce, etc. (12 pages).

102. — Rapport au ministre de l'intérieur par le Comité
général de bienfaisance, sur la substitution de l'orge
mondé au riz, avec des observations sur les soupes aux
légumes. *Adopté dans sa séance du 5 brumaire an IX*
(27 octobre 1800). A Paris, de l'imprimerie de la République, thermidor an IX, (août 1801). In-8 de 76 pages.

Ce rapport se trouve aussi dans le *Recueil* précité et un extrait en a
été donné dans les *Annales de chimie*, 1801, t. XL.

1801

103. — Rapport au ministre de l'intérieur, par le Comité
général de bienfaisance, sur l'inoculation gratuite de la
vaccine aux indigents. Imprimé par ordre du Comité.
Paris, imprimerie Lottin, an IX. In-4, 15 pages.

Ce rapport a été établi au nom du Comité général de bienfaisance, en
réponse à une demande du citoyen Mailhol adressée au ministre de
l'intérieur Chaptal, pour inoculer gratuitement la vaccine aux enfants
des familles indigentes.

« ...Si des épreuves heureuses et multipliées faites en Angleterre depuis
quatre ans et répétées en France depuis quinze mois par des hommes
recommandables dans l'art de guérir ne suffisaient point encore pour
inspirer une entière confiance sur l'innocuité du virus vaccin et sur ses
effets comme préservatif de la petite vérole, le Comité pourrait, sur
cette question d'un intérêt majeur, se former une opinion en parcourant deux rapports présentés, l'un le 5 pluviôse (25 janvier 1801) au
préfet du département de la Seine par le Comité médical de la Société
des souscripteurs pour l'inoculation de la vaccine et l'autre le 1er ventôse (20 février 1801) au préfet du département de la Somme par le jury
de santé et le comité médical de ce département. Rendre cette pratique universelle, c'est servir, non seulement les indigents, mais toutes
les classes de la société. Néanmoins, le Comité pensera sans doute qu'il
ne doit solliciter aujourd'hui aucuns moyens coercitifs pour forcer les

parents à soumettre leurs enfants à l'opération de la vaccine, quelque salutaire qu'elle soit ; il croira même que les bureaux de bienfaisance devront continuer les mêmes secours aux indigents qui refuseraient d'adopter ce bienfait pour leurs enfants.

» Le Comité de salut public, dans le courant de l'an II et de l'an III, renvoya à l'examen du Conseil de santé des armées plusieurs motions tendant à ordonner une inoculation générale dans toute la République avec l'établissement d'hospices où tous les pauvres, sans distinction, seraient tenus d'envoyer vacciner leurs enfants. Le Conseil de santé pensa que, quoique le gouvernement ne dût rien négliger pour détruire les préjugés contraires à l'inoculation de la petite vérole, la loi qui forcerait les parents à conduire leurs enfants dans les hospices d'inoculation présenterait de graves inconvénients et que, si on la portait, cette loi, elle serait appelée barbare et deviendrait illusoire. Il se borna donc à proposer :

1º L'établissement des hospices d'inoculation dans chaque département ;

2º La publication de la liste des milliers de victimes arrachées à la mort par cette pratique salutaire ;

3º La rédaction d'une instruction claire et précise à portée du peuple et dans laquelle on démontrerait les avantages résultant de l'inoculation, sa sûreté, sa simplicité lorsqu'elle est réduite à ses vrais principes ;

4º Enfin, une invitation pressante aux parents pour les engager, au nom de l'humanité, de la patrie et de leur propre intérêt, à soumettre leurs enfants à cette mesure préservatrice.

» Cet avis fut accueilli par le Comité de salut public et renvoyé à la Commission des secours pour aviser aux moyens d'exécution ; mais dans ces temps de calamité, les meilleures vues se réduisaient à des propositions et à de stériles vœux.

» Nous pensons que le Comité, pour répondre à la confiance du ministre, doit lui faire connaître le vœu qu'il forme, pour que le gouvernement favorise par tous les moyens qui sont en son pouvoir les épreuves de la nouvelle inoculation.

» Fait au Comité général de bienfaisance, séance du 15 ventôse an IX (6 mars 1801). »

Parmentier, commissaire-rapporteur ; Boursier, président ; Decaux et Souhart, secrétaire ; Delaporte, agent comptable.

Pour copie conforme, Souhart, secrétaire.

104. — Remarques sur la clarification par décantation, par filtration au papier, à la laine, etc. (*Annales de chimie*, t. XXXIX, 24 pages).

105. — Nouvelles réflexions sur les vins médicinaux (*Id.*, t. XXXIX, 16 pages).

Il y a avantage à préparer extemporanément ces vins avec des teintures médicinales.

106. — Mémoire sur les teintures alcooliques médicinales (*Id.*, t. XL, 15 pages).

Résumé d'expériences faites à la pharmacie centrale des hôpitaux militaires.

107. — Traité théorique et pratique sur la culture de la vigne, avec l'art de faire le vin, les eaux-de-vie, esprit de vin, vinaigres simples et composés, par le citoyen Chaptal, ministre de l'intérieur, conseiller d'État, membre de l'Institut national de France, des Sociétés d'agriculture des départements de la Seine, de l'Hérault, du Morbihan, etc. ; l'abbé Rozier, membre de plusieurs Académies, auteur du *Cours complet d'agriculture* ; les citoyens Parmentier, de l'Institut national, et Dussieux, de la Société d'agriculture de Paris. Paris, *Delalain fils*, de l'imprimerie de Marchant, an X (1801). 2 vol. in-8 de 424 et 568 pages.

Ouvrage dans lequel se trouvent les meilleures méthodes pour faire, gouverner, perfectionner les vins, eaux-de-vie et vinaigres, avec XXI planches représentant les diverses espèces de vignes, les machines et instrument servant à la fabrication des vins et eaux-de-vie.

« Nous avons cru rendre un service éminent aux propriétaires de vignes en leur présentant séparément, sous un format commode, tous les principes de Rozier sur la *culture de la vigne* et l'*art de faire le vin*. La méthode suivant laquelle ces objets sont présentés est ici seulement notre ouvrage. Ainsi, nos lecteurs verront ou Rozier enseigner lui-même l'art de cultiver la vigne, ou Dussieux mettant en ordre les notes précieuses que celui-ci avait laissées et y ajoutant des observations et des vues nouvelles. Ils trouveront Chaptal donnant, sous le titre modeste d'un *Essai*, le traité le plus complet de l'art de faire le vin ; Rozier y traite encore la méthode pratique de la distillation des eaux-de-vie et l'art de construire les vaisseaux et les instruments employés à la fabrication du vin ; enfin Parmentier y décrira les méthodes de faire les meilleurs vinaigres.

« Tel est le plan de ce recueil : être utile a été notre but ; heureux si nous l'avons atteint ! Heureux si la pratique des préceptes qu'il contient peut ouvrir de nouvelles sources de richesses à la France, au moment où l'olivier de la paix s'unit aux lauriers de la victoire, où des milliers de guerriers déposent leurs armes triomphales pour venir paisiblement cultiver les champs de leurs pères ! »

L'ouvrage, qui est une œuvre de vulgarisation continuée de nos jours par les manuels Roret, comprend six divisions : *Traité sur la culture de la vigne* (408 pages) ; — *Essai sur le vin* (194 pages) ; — *Des instruments, vaisseaux et machines relatifs au vin* (186 pages) ; — *De la fabrication des eaux-de-vie* (134 pages) ; — *De la fabrication des vinai-*

*gres simples et composés (44 pages); — Du rapé de grappes et de grains.
De la piquette (petit vin, revin ou buvande) (9 pages).*

108. — L'art de faire les eaux-de-vie, d'après la doctrine de
Chaptal, où l'on trouve les procédés de Rozier pour économiser la dépense de leur distillation et augmenter la
spirituosité des eaux-de-vie de vin, de lie, de marc, de
cidre, de grains, etc., suivi de l'art de faire les vinaigres
simples et composés, avec la méthode en usage à Orléans
pour leur fabrication ; les recettes des vinaigres aromatiques et les procédés par lesquels on obtient le vinaigre
de bière, de cidre, de lait, de malt, par Parmentier, de
l'Institut national. A Paris, chez *Delalain fils*. De l'imprimerie de Marchant, an X (1801). In-8 de 214 pages.
Ouvrage orné de cinq planches représentant les diverses
machines et instruments servant à la fabrication des
eaux-de-vie.

Cet ouvrage n'est qu'un extrait du précédent en ce qui concerne les
eaux-de-vie et les vinaigres.

Il comprend les articles suivants : *Principes de la distillation des
eaux-de-vie. — Des alambics et vaisseaux distillatoires : alambics ordinaires, alambics Baumé, alambic Moline, prieur chefecier de la com-
manderie de Saint-Antoine, ordre de Malte, à Paris, etc. — De la
meilleure construction de la brûlerie. — Du choix des vins destinés à
la distillation. — Des différentes espèces de distillation : distillation
des eaux-de-vie du commerce, des marcs, lies, etc. — Des moyens de
connaître la spirituosité de l'eau-de-vie par l'aréomètre. — De la fermentation acéteuse. — Théorie du vinaigre. — Conditions pour faire
le bon vinaigre. — Des manipulations pour faire les différents
vinaigres. — Vinaigres tirés des substances végétales ou animales:
vinaigres de cidre, de poiré, de bière, de malt ; vinaigre fait avec le son
de froment ; vinaigres d'hydromel, de lait, verjus ; acides végétaux substitués au vinaigre. — Des moyens de conserver le vinaigre. — Des
signes auxquels on reconnaît que le vinaigre est bon, falsifié ou gâté. —
Application du vinaigre à la conservation des viandes, des fruits et
légumes. — Des vinaigres aromatiques : vinaigres d'estragon, de lavande,
des quatre voleurs, etc. — Sirop de vinaigre. — Propriétés médicinales
et économiques du vinaigre.*

1802

109. — Traité théorique et pratique sur la culture des
grains, suivi de l'art de faire le pain, par Parmentier,
membre de l'Institut national et de la Société d'agricul-

ture du département de la Seine ; l'abbé Rozier, auteur du *Cours complet d'agriculture*, de plusieurs Académies ; Lasteyrie, de la Société philomathique et de celle d'agriculture de Paris ; et l'abbé Delalause. A Paris, chez *Lenoir*, libraire, de l'imprimerie de Marchant, an X (1802). 2 vol. in-8 de 472 et 574 pages.

Cet ouvrage, dans lequel se trouvent les principes généraux de Rozier, Fabroni, Duhamel, Tull, Arthur Young, sur la culture des terres, les moyens de se procurer les meilleures récoltes en froment, seigle, avoine, orge, maïs, riz, etc., est orné de 16 planches en taille-douce, augmenté de notes et d'un procédé nouvellement découvert pour employer sans danger les farines infectées d'ivraie, par J.-C. Gallet, maître en pharmacie et ancien médecin de 1re classe des armées du Nord et d'Italie.

« Nous avons extrait l'année dernière pour les vignerons un *Traité sur la fabrication du vin ;* maintenant nous offrons aux laboureurs un ouvrage non moins utile : le *Traité sur la culture et la conservation des grains.* Il appartient tout entier à Rozier et à ses collaborateurs. Nous en avons puisé l'ordre et la méthode dans le tableau systématique qui se trouve dans le *Cours d'agriculture...* »

GRANDES DIVISIONS DE L'OUVRAGE : I. *De l'agriculture en général. L'agriculture chez les anciens. Géographie agricole de la France.* — II. *Principes généraux de la culture des terres. Système de culture des anciens, de Tull, de Duhamel du Monceau, de Patullo, de Fabroni, de Rozier, de Young.* — III. *De la terre et de ses différentes espèces. Moyens d'en corriger les mauvaises qualités.* — IV. *De l'influence de l'atmosphère et des engrais sur la végétation. Engrais salins, végétaux et animaux, cendres, chaux, marne, fumier.* — V. *Méthode des défrichements, dessèchements, d'écobuer et d'alterner. Nouvelles preuves de l'inutilité des jachères. Culture des plantes qui doivent servir à alterner : trèfle, sainfoin, luzerne, lupin, raves, navets et turneps.* — VI. *Théorie du labourage. Labourage avec des bœufs, des chevaux, des mules.* — VII. *Des instruments aratoires. Charrues, herses.* — VIII. *De la culture des blés. Du seigle. De l'orge. De l'avoine. Du maïs. Du sarrasin. Du riz.* — IX. *L'art de faire le pain.* — APPENDICE. *De l'ivraie, de sa nature et de ses mauvaises qualités.*

Les articles consacrés aux céréales contiennent beaucoup de faits empruntés aux publications antérieures de Parmentier. L'*Art de faire le pain*, qui est entièrement de lui, est un résumé du traité sur la boulangerie.

110. — Observations sur la culture, la récolte et la conser-

,vation des fleurs de camomille romaine (*Bibliothèque physico-économique*, année 1802, t. I, 4 pages).

111. — Observations sur le sucre de betterave (*Annales de chimie*, t. XLII, 11 pages).

Ces observations se retrouvent dans les ouvrages de Parmentier sur les conserves de raisin.

112. — Considérations générales sur les extraits des végétaux (*Id.*, t. XLIII, 28 pages).

Il s'agit des extraits en usage dans la pharmacie.

113. — Mémoire sur l'éducation des oiseaux domestiques, lu à la séance publique de la Société d'agriculture le deuxième jour complémentaire de l'an X (19 septembre 1802) (*Mém. publié par la Société d'agriculture du département de la Seine*, t. V, an XI, 20 pages).

Coq ordinaire, coq d'Inde, canard, jars, pigeon. — Choix du mâle et de la femelle. — De la ponte. — De la couvaison. — Nourriture et engrais des oiseaux domestiques.

1803

114. — Mémoire sur les clôtures, lu à la séance publique de la Société d'agriculture, le premier jour complémentaire de l'an XI (18 septembre 1803) (*Id.*, t. VI, an XII, 16 pages).

Les clôtures appréciées des anciens sont favorables à la prospérité de l'agriculture. Sans fossés, point de bonnes clôtures. Haies avec l'aubépine, le grenadier, le houx, le peuplier, le saule, le jonc marin, le robinier ou faux acacia, etc.

« Je ne présente aucune observation qui ne soit parfaitement connue de la société, mais il est des vérités qu'on ne saurait trop répéter. »

115. — Rapport fait au ministre de l'intérieur sur deux sortes de froment, dont l'un est le blé de miracle, qui lui ont été envoyés par le préfet du département du Tarn, par les citoyens Tessier et Parmentier (*Annales de l'agriculture française*, t. XIV, 6 pages).

116. — Notice sur la composition et l'usage du chocolat (*Annales de chimie*, t. XLV, 10 pages).

117. — Observations sur les cantharides et les vésicatoires (*Id.*, t. XLVII, 20 pages).

118. — Nouveau dictionnaire d'histoire naturelle appliqué aux arts et principalement à l'agriculture et à l'économie rurale et domestique par une société de naturalistes et d'agriculteurs (Bosc, Chaptal, Cels, Huzard, Latreille, Olivier, Patrin, Parmentier, Sonnini, Thouin, du Tour). Paris, *Crapelet*, 1803-1804, 24 volumes.

Les articles qui suivent sont de Parmentier : *Artichaut, Asperge, Avoine, Batate* ou *Patate, Betterave, Cacao* (chocolat), *Cameline cultivée, Camomille, Canard, Cantharides, Cardère, Cardon, Cendres, Champignons, Cochon, Dindon, Eau, Eaux minérales, Engrais, Épeautre, Farine, Fécule, Froment, Graines, Grains, Lait, Lin* (observations sur les végétaux propres à fournir de la toile et des cordes), *Maïs, Marron d'Inde, Méteil, OEufs, Oie, Olivier* (observations sur les végétaux propres à fournir de l'huile), *Orge* (soupes économiques), *Pain, Pigeon* (économie rurale et domestique), *Pomme de terre, Poule* (poulets éclos artificiellement. Méthode de Réaumur, de Copineau, de Dubois, de Bonnemain; fours à poulets ou couvoirs d'Égypte d'après les notes de Boudet et Rouyer, pharmaciens militaires attachés à l'armée d'Égypte), *Racines* (considérées relativement à leurs propriétés alimentaires). *Rhubarbe rhapontic* (observations sur quelques plantes médicinales), *Riz, Sarrasin, Seigle, Spergule, Topinambour, Truffes, Vache* (veau, génisse, bœuf, beurre, crème, fromages), *Viandes* (tablettes de bouillon, jus de viande...), *Vin* (vins blancs, vins de sucre, de datte, de genièvre, de miel, de raisin sec, maladie des vins), *Vinaigre.*

1804

119. — Expériences et observations sur les plumes et le duvet des oiseaux domestiques (*Annales de chimie*, t. LI, 21 pages).

Plumes d'autruche, d'oiseaux de paradis, de paon, de geai, de cygne, de canard, etc. Panaches et ornements de luxe, plumes à écrire, plumes et duvets pour les coussins.

120. — Observations sur quelques procédés hollandais relatifs aux sciences et aux arts (*Id.*, t. LI, 16 pages).

« Depuis que nous avons un camp à Utrecht et que le gouvernement y a attaché M. Payssé en qualité de pharmacien en chef, je me suis flatté, d'après la connaissance que j'ai du zèle et des talents de ce chimiste qu'en l'invitant à profiter de son séjour en Batavie pour examiner les cabinets d'histoire naturelle, parcourir les ateliers, les laboratoires, les manufactures et surtout fréquenter les professeurs avec lesquels j'ai des relations, il serait possible d'obtenir quelques renseignements utiles sur certains procédés dont les Hollandais semblent être, de temps immémorial, en possession exclusive. Mes espérances n'ont pas été trompées et je consigne ici, par extrait, les différentes lettres que j'ai reçues de

M. Payssé : c'est lui même qui va rendre compte de ce qu'il a recueilli, dans ses excursions, sur la conservation des œufs, sur une machine à pulvériser employée à la pharmacie centrale des hôpitaux militaires de Leyde, sur la conservation des haricots verts au moyen du sel, sur la préparation de la choucroute... »

121. — Expériences et observations sur le collage et la clarification des vins, de la bière, etc. (*Id.*, t. LII, 42 pages).

De l'ichthyocolle et des matières propres à la remplacer. — Action chimique de quelques réactifs sur la colle de poisson et la colle de Flandre. — Des effets de l'albumine de l'œuf comparés à ceux de la colle de poisson dans la clarification des vins blancs. — Expériences sur la colle de brasseurs. Phénomène de la clarification. — Réflexions générales.

122. — Mémoire sur le commerce des œufs de poule et sur leur conservation, lu le 10 floréal an XII (30 avril 1804) (*Mém. de la classe des sc. math. et phy. de l'Institut national de France*, t. VII, 22 pages).

Première partie. —Le volume des œufs est en raison des espèces qui les pondent. Il n'est pas accru par la nourriture. Tentatives faites pour augmenter la production des œufs.
Seconde partie.— Conservation des œufs, divers procédés employés. Causes d'altérations ; on ne doit jamais compter sur une longue conservation des œufs qui ont subi un transport quelconque.

Un extrait de ce travail avec quelques variantes a été reproduit dans les *Annales de l'agriculture française*, t. XXI et dans le *Bulletin de la Société d'encouragement pour l'industrie nationale* de 1804.

123. — Formulaire pharmaceutique à l'usage des hôpitaux militaires, par les inspecteurs généraux du service de santé des armées de terre, Coste, Heurteloup, Percy, Desgenettes, Larrey, Parmentier. Paris, *Méquignon*, an XIII (1804). In-8, 112 pages.

1805

124. — Le théâtre d'agriculture et mesnage des champs, d'Olivier de Serres, seigneur du Pradel ; dans lequel est représenté tout ce qui est requis et nécessaire pour bien dresser, gouverner, enrichir et embellir la maison rustique.

Nouvelle édition conforme au texte, augmentée de notes
et d'un vocabulaire, publié par la Société d'agriculture
du département de la Seine. A Paris, de l'imprimerie de
Madame Huzard, rue de l'Éperon n° 11, 1804-1805. 2 vol.
de 672 et 948 pages.

Le premier volume publié en 1804 contient des notes de Parmentier
sur les sujets suivants : *Maïs, conservation des grains, vinaigre, grains
propres à faire la bière, qualité de l'eau destinée à la fabrication de la
bière, funestes effets de l'ivraie dans la bière, différence de composition
du lait d'une même traite, pacages propres aux chevaux et aux vaches
laitières, meilleure exposition d'une laiterie, substances propre à faire
coaguler le lait, nature et forme des vases destinés à contenir le lait,
temps de faire le meilleur beurre, beurre fondu, préparation et conservation des fromages, éducation des porcs, gestation de la truie, disposition de la plupart des femelles à manger leur arrière-faix, meilleures manières de nourrir les porcs, de les engraisser à peu de frais,
de les traiter quand ils sont malades.*

Le second volume, publié en 1805, contient du même auteur, des notes
plus ou moins détaillées sur les questions qui suivent : *établissement
d'une basse-cour, nourriture des poulets, assainissement du poulailler,
œufs, leur conservation, couvaison, méthodes artificielles de faire éclore
les poulets, manière de faire les poulardes et d'engraisser la volaille,
dindon, dindonneaux, paon, oies, canards, mulards* (canards provenant
du canard d'Inde avec la cane ordinaire), *cygnes, pigeons, pigeonneaux,
colombiers et leur assainissement, racines potagères, betterave champêtre* (racine de disette), *pomme de terre, patate, topinambour, emploi
des criblures* (la plupart des grains qu'on donne entiers aux animaux
pourraient devenir plus alimentaires si on les réduisait sous forme panaire; des expériences suivies ont prouvé que deux kilogrammes de
pain d'orge faisaient autant de profit que trois kilogrammes de ce grain),
*amélioration du blé dans la grange, conservation des farines, son
dans le pain, avantage qu'il y a à prendre son pain chez le boulanger,
dessication du blé, mouture économique, usage du sel dans le pain,
influence de l'eau dans la fabrication du pain, pain de Gonesse, four,
degré de consistance des pâtes, pain de méteil, levure, pain consommé
à Paris, pain d'orge, pain de seigle, emploi des farines légumineuses
en panification, hypocras, préparations à base de miel* (hydromels
ayant saveur des vins d'Espagne et de Malvoisie), *salaison des viandes*
(choix du sel), *graisse de porc, salaison des oies et conserves des oies,
confitures, fruits confits au vinaigre, conserves de truffes, de choux,
raisiné, vin cuit, conservation des artichauts, conserve d'angélique de
Niort, fabrication des chandelles, maladies de la volaille.*

125. — Discours de M. Parmentier à la session du jury
d'instruction de l'École impériale vétérinaire d'Alfort qui
a eu lieu en germinal an XIII (avril 1805) (*Annales de
l'agriculture*, t. XXIII, 11 pages).

M. de Champagny, ministre de l'intérieur, qui devait présider la distribution des prix de l'école d'Alfort ayant accompagné l'Empereur dans un voyage en Italie, a désigné, pour le remplacer, M. Parmentier un des membres du jury d'instruction de l'École, qui a prononcé le discours suivant:

« Parmi les arts utiles que nos besoins réels ont créés, que l'expérience et l'observation ont perfectionnés, il n'en est point de plus digne de votre attention que celui qui a pour objet spécial l'éducation des animaux domestiques, leur amélioration et leur conservation; mais que de siècles écoulés avant qu'on ait pu reconnaître l'heureuse influence de cette branche essentielle de l'économie rurale sur la prospérité publique. Cet art, qui vient après la médecine, fut longtemps au berceau; il attendait qu'un homme de génie lui donnât une nouvelle existence et Bourgelat (1) parut... C'est à Lyon qu'il ouvrit son premier cours en 1762, date mémorable qu'on devrait célébrer annuellement dans les écoles vétérinaires.

» Ses premières leçons excitèrent l'enthousiasme dans l'esprit des élèves et, dès lors, ils sentirent la dignité de la profession qui leur était enseignée. L'art vétérinaire ne s'est pas encore tout à fait affranchi des abus de la polypharmacie; on est effrayé, à la vue de cet étalage de formules compliquées, enfants de l'ignorance, qui mettent à contribution les productions des deux mondes : on n'accroît pas les ressources médicales par la multiplicité des remèdes; la richesse, en ce genre, est une véritable pauvreté. On ne saurait trop se récrier contre ce fatras galénique qui forme des mélanges capables de déconcerter l'homme le plus habile dans l'art d'observer... Pénétré de ces vérités, Bourgelat se préparait à en faire l'application à la médecine vétérinaire; il se disposait à rectifier les vices de son institution, à mettre la dernière main à son plan d'enseignement, dans lequel étaient si bien tracés les devoirs de chaque professeur, à perfectionner enfin son propre ouvrage, lorsqu'une mort prématurée vint le frapper au milieu de ses précieuses conceptions...

» Cette École a pleuré, dans l'espace de deux ans, deux professeurs justement célèbres dans les annales de l'École vétérinaire, Flandrin (2) et Gilbert (3). Ces noms réveillent des souvenirs douloureux qui ne s'éteindront pas. Pourrais-je ne pas faire mention de ces hommes, moi qui ai siégé à côté d'eux dans les séances des sociétés savantes et qui ai été à portée d'apprécier leurs qualités personnelles. Dévoués tout entiers à la gloire et à la prospérité de leur pays, s'ils eurent des jaloux, ils n'eurent jamais d'ennemis. Les écrits qu'ils nous ont laissés doivent faire juger de ce qu'ils auraient pu faire pour l'avancement de la science, si la mort ne les eût arrêtés au milieu de leur laborieuse carrière...

» Jeunes élèves qui vous sentez appelés à faire revivre la gloire des hommes célèbres, rappelez-vous souvent que vous avez reçu dans cette École le plus grand bienfait que l'homme puisse procurer à l'homme,

---

(1) Claude Bourgelat, mort en 1779, à soixante-sept ans. Il a publié entre autres travaux : *Traité de cavalerie*, Lyon, 1747. — *Éléments d'hippiatrique*, Lyon, 1750, 3 vol. — *Matière médicale à l'usage de l'École vétérinaire*, Lyon, 1765. — *Traité de la ferrure*, 1776.

(2) Pierre Flandrin, mort à quarante-quatre ans ; son principal ouvrage sur l'éducation des moutons a été publié en 1794.

(3) François-Hilaire Gilbert, mort à quarante ans, membre de l'Institut, fut chargé par le gouvernement de différentes études relatives aux moutons et en particulier aux mérinos.

l'instruction ; que la récompense la plus flatteuse pour vos maîtres, est celle des services qu'ils vous auront mis à portée de rendre à vos départements. Prenez garde de vous laisser égarer par votre imagination ; car le vétérinaire qui ne s'écarte jamais de sa pratique routinière est moins dangereux que celui qui se livre à tous les systèmes. Persuadez-vous qu'il existe plus de moyens pour préserver les animaux de maladies que de spécifiques pour les guérir ; bornez vos recherches botaniques à bien connaître les plantes qui croissent spontanément dans les cantons que vous habitez ; attachez-vous à discerner particulièrement celles qui sont vénéneuses... Ne perdez jamais le souvenir des conseils que le Jury vous a donnés dans cette session : il vous a recommandé de cultiver l'anatomie, sans laquelle le praticien n'est qu'un empirique dangereux ; de ne point négliger la maréchalerie, qui est une partie essentielle de votre profession ; de tourner toute votre attention sur l'éducation des troupeaux et le perfectionnement des races si utiles au commerce et à l'agriculture. Il a ajouté qu'il entrait également dans vos devoirs de mettre les fermiers à l'abri de cette foule de charlatans qui, à la suite des épizooties, courent les campagnes désolées, et font payer chèrement, à leurs crédules habitants, les espérances illusoires dont ils les flattent dans ces moments de crise. »

126. — Observations sur les moyens de maintenir et de rétablir la salubrité de l'air dans la demeure des animaux domestiques, lues à la séance publique de la Soc. d'agriculture, le 8 floréal an XIII (28 avril 1805). (*Mém. publ. par la Soc. d'agr.*, t. VII, 20 pages).

De la construction et de l'emplacement les plus favorables à la salubrité des étables, écuries, poulaillers et colombiers. — Des moyens de propreté, moyens chimiques, emploi du gaz acide muriatique oxygéné (chlore) proposé par Guyton de Morveau.

127. — Du plâtre considéré comme engrais des terres et des prairies artificielles (*Annales de ch.*, t. LIII, 20 pages).

128. — Examen chimique et pharmaceutique des produits du raisin non fermenté (*Id.*, t. LIII, 30 pages.)

1806

129. — Observation sur la pharmacopée batave (*Id.*, t. LVII, 21 pages).

130. — Suite des observations sur la pharmacopée batave (*Id.*, t. LVIII, 40 pages).

131. — Rapport sur les eaux-de-vie considérées comme boisson à l'usage des troupes (*Id.*, t. LIX, 29 pages).

1807

132. — Notice sur la dessication et la conservation des roses de Provins (*Id.*, t. LXIV, 11 pages).

133. — Discours de M. Parmentier, vice-président du Conseil général d'administration des hospices de Paris aux obsèques de M. Fieffé, membre du Corps législatif et du Conseil général des hospices de Paris, prononcé 19 mai 1807 (Bibliothèque de l'Institut. Legs Huzard).

1808

134. — Réflexions sur l'espèce de mousse proposée comme substitut de la laine dans la confection des lits, des meubles et des vêtements (*Annales de chimie*, t. LXV, 10 pages).

Parmentier n'est pas favorable à l'emploi de cette mousse.

135. — Mémoire sur la conserve de raisin et son application à la cuve en fermentation, lu à la Société de pharmacie de Paris, le 15 juillet 1808 (*Id.*, t. LXVII, 52 pages.)

136. — Moyen de remplacer par des sirops faits avec du raisin, le sucre dans les principaux usages qu'on en fait pour la médecine et l'économie domestique (*Bibliothèque physico-économique*, année 1808, t. II, 7 pages).

Voy. aussi *Lettre à M. le rédacteur du Moniteur sur les moyens de remplacer le sucre dans les principaux usages qu'on en a faits pour la médecine et l'économie domestique*, par M. Parmentier, membre de l'Institut (du 7 juin 1808).
La lettre qui contient des détails que l'on retrouve dans l'ouvrage suivant se termine ainsi : « Terminons par une réflexion que fait naître la circonstance. La végétation n'est pas le seul laboratoire où la nature prépare du sucre. Le système animal a aussi, comme on sait, la faculté de le fabriquer. Peut-être un jour l'art parviendra-t-il à imiter ces deux grands agents. Il y a trente ans (1778) que, mêlant ensemble de l'amidon de pomme de terre avec un peu de crème de tartre et de l'eau distillée, j'ai remarqué que le mélange avait acquis au bout de quelques mois une saveur sucrée, que cette saveur était plus marquée quand je substituais à la crème de tartre de l'acide acéteux (acétique). Assurément, il n'existe pas de sucre dans les ingrédients employés ici. M. Deyeux, qui a répété l'expérience, a observé le même phénomène.

Une pareille découverte serait, sans contredit, un des plus grands bienfaits de la chimie. »

137. — Instruction sur les moyens de suppléer le sucre
dans les principaux usages qu'on en fait pour la médecine et l'économie domestique, par M. Parmentier, membre de la Légion d'honneur et de l'Institut de France,
etc. — A Paris, chez *Méquignon aîné*, libraire, rue de
l'École-de-Médecine, 1808. In-8 de 96 pages.

1809

138. — Des propriétés spécifiques des sirops et conserves
de raisin, mémoire lu à la Société de pharmacie, le
15 avril 1809 (*Annales de chimie*, t. LXX, 18 pages.)

Voy. sur le même sujet : *Lettres de Parmentier* des 27 septembre 1808,
24 et 28 janvier 1809, insérées au *Moniteur*.

139. — Notice sur la saturation du moût de raisin *(Bulletin de pharmacie*, t. I, 8 pages) (1).

140. — Des différents procédés adoptés à Roquevaire et en
Calabre pour dessécher les raisins (*Id.*, t. I, 6 pages.)

141. — Des hydromels vineux, simples et composés. Vins
de liqueurs *(Id.*, t. I, 7 pages.)

142. — Observations sur les vins considérés relativement
à la manière de les gouverner dans les tonneaux et en
bouteilles (*Id.*, t. I, 11 pages.)

143. — Des accidents et des maladies qui surviennent aux
vins après avoir achevé leur fermentation (*Id.*, t. I,
12 pages).

Ces deux derniers mémoires se retrouvent en partie dans la brochure
suivante :

144. — Vues générales sur la méthode de gouverner les
vins en tonneaux et en bouteilles. Paris, *Colas*, 1810. In-8,
40 pages.

Ouillage ou *remplissage*; *soutirage*; *examen des tonneaux, bouteilles
et bouchons.* (Les tonneaux doivent être en bois, ni trop vert ni trop

---

(1) Le *Bulletin de pharmacie* fondé en janvier 1809 par Parmentier, Cl.-L. Cadet,
Planche, Boullay, J.-P. Boudet, Destouches et Virey a pris, à dater de 1815, le titre de
Journal de pharmacie et de chimie qu'il a conservé jusqu'à ce jour.

vieux ; les bouteilles doivent être en verre parfaitement cuit sans un excédent de potasse ; les bouchons seront souples, de couleur jaunâtre, unis, serrés, imperméables à l'air, non ligneux) ; *clarification des vins ; soufrage ; collage, tirage des vins en bouteilles ; vin fûté, vin gelé, vins qui déposent, vin qui a le goût de moisi, vins trop verts ; des vins qui graissent, des vins qui tournent à l'aigre.* (Tous ceux qui ont la prétention de rétablir, dans leur premier état, les vins malades ou dégénérés au moyen de la craie, de la potasse, du marbre, des coquilles d'œufs, etc., ne font absolument que les acheminer vers leur dépérissement. Un vin ainsi raccommodé est un vin frelaté ; il est plus près de sa décomposition totale qu'avant d'avoir été travaillé ; il ne laisse en un mot aucune espérance pour le commerce.)

145. — Des différents moyens de conserver les viandes (*Bulletin de pharmacie*, t. I, 6 pages).

146. — Expériences et observations sur la truffe comestible (*Id.*, t. I, 8 pages).

Des truffières. — Du sol le plus propre à la génération des truffes. — Des variétés de truffes. — Conservation des truffes. — Usages.

147. — Mémoire sur la conserve de raisin et son application à la cuve en fermentation (*Annales de chimie*, t. LXXIV, 16 pages).

C'est une suite au mémoire n° 135.

148. — Instruction sur les sirops et les conserves de raisin destinés à remplacer le sucre dans les principaux usages de l'économie domestique, par A.-A. Parmentier, membre de la Légion d'honneur et de l'Institut de France, etc. Nouvelle édition, revue, corrigée et augmentée. A Paris, chez *Méquignon aîné*, 1809. In-8 de 326 pages.

1810

149. — Mémoire sur les effets de la matière sucrante, lu à la Société de pharmacie de Paris, le 15 octobre 1810 (*Annales de chimie*, t. LXXV, 29 pages).

150. — Considérations sur les différents moyens de muter le jus de raisin au sortir du pressoir (*Id.*, t. LXXVI, 7 pages).

151. — Nouvelles observations sur la fabrication du sirop de raisin (*Bulletin de pharmacie*, t. II, 6 pages.)

152. — Réflexions générales sur l'eau (*Id.*, t. II, 11 pages).

Ce travail a été publié à part sous le titre suivant : *Vues générales de l'eau considérée comme boisson des troupes*, Paris, in-8.

Caractères principaux des eaux potables : être claire, limpide, sans odeur et sans couleur ; saveur fraîche et pénétrante ; bouillir sans se troubler ni former de précipité ; dissoudre entièrement le savon et nettoyer parfaitement le linge ; faciliter la cuisson des légumes, des herbes et des viandes ; ne point occasionner de dérangement dans les organes de la digestion ; dégager beaucoup de bulles d'air par la simple agitation dans des bouteilles ; extraire avec facilité et sans altération l'arome et les parties solubles des végétaux traités à l'instar des boissons théiformes et caféiformes ; ne pas trop affaiblir la force et le montant du vin avec lequel on la mêle ; posséder enfin la faculté éminemment désaltérante.

Épuration spontanée des eaux par le repos, par filtration : pierres à filtrer, mauvais moyen — comme tous les filtres — elles rendent l'eau fade en lui enlevant de l'air.

Désinfection par l'intermède du charbon ; mélange de charbon et de sable lavé — il faut restituer à l'eau filtrée l'air qu'elle a perdu en l'élevant au moyen d'une pompe dans un grand réservoir et la faisant tomber en pluie dans un autre réservoir où on va la puiser.

Moyens de remédier à la mauvaise qualité des eaux (addition de vin, vinaigre, eau-de-vie).

153. — Observations sur la pulvérisation (*Id.*, t. II, 8 pages).

Règles générales à observer pour la pulvérisation, pour la cribration, pour la porphyrisation.

154. — Traité sur l'art de fabriquer les sirops et les conserves de raisin destinés à suppléer le sucre des colonies dans les principaux usages de l'économie domestique, par A.-A. Parmentier, membre de la Légion d'honneur et de l'Institut de France, etc. Troisième édition, revue, corrigée et augmentée. Paris, Imprimerie impériale. In-8 de 388 pages.

On retrouve dans cet ouvrage la plupart des écrits précédents relatifs aux raisins, sirops et conserves de raisin.

1811

155. — Observations sur le mutisme au moyen du sulfite de chaux (*Bullet. de ph.* t. III, 2 pages.)

156. — Notice historique et chronologique de la matière sucrante (*Annales de chimie*, t. LXXX, 41 pages.)

Cette notice se retrouve dans l'ouvrage qui suit, n° 163.

157. — Code pharmaceutique à l'usage des hospices civils, des secours à domicile et des infirmeries des maisons d'arrêt, publié par ordre du ministre de l'intérieur, par A.-A. Parmentier, officier de la Légion d'honneur, membre de l'Institut de France, du conseil général d'administration des hospices civils de Paris, l'un des inspecteurs généraux du service de santé des armées de l'empereur et roi, etc. 4ᵉ édition. A Paris, chez *Méquignon*, MDCCCXI. In-8, 566 pages.)

« C'est particulièrement dans les hospices civils, dans ces asiles ouverts au malheur, qu'il faut prendre garde d'augmenter sans nécessité les formules ; qu'il est salutaire d'en circonscrire le nombre et surtout de les simplifier... Mais nous sommes loin de chercher quelques réductions dans cette partie de la médecine. Les médicaments ne sont-ils pas l'espérance de l'homme souffrant... ce serait un crime de lèse-humanité que de refuser à l'indigent un remède d'une efficacité reconnue, quel que fût son prix. Cependant, dans tous les cas où il sera possible de remplacer les remèdes exotiques par les indigènes, le Conseil général des hospices invite les médecins et les chirurgiens à les préférer, en attendant que l'art de guérir s'affranchisse tout à fait du tribut annuel qu'il paie à l'étranger. »

La première édition de cet ouvrage a paru en 1801 ; la troisième en 1807 (454 pages).

158. — Rapport de M. Parmentier, lu par M. le baron de Gérando, sur le concours pour la fabrication du sirop et du sucre concret de raisin. Extrait de la séance du 4 sept. 1811 de la Société d'encouragement pour l'industrie nationale (*Annales de l'agriculture française*, t. XLVII, 24 pages).

159. — Rapport fait à la Société d'encouragement pour l'industrie nationale, au nom du Comité des arts économiques, sur un ouvrage de Mme Thérèse Paveri relatif à l'extraction du sucre de raisin (*Id.*, t. XLVIII, 9 pages).

1812

160. — Le maïs ou blé de Turquie, apprécié sous tous ses rapports, par A.-A. Parmentier, officier de la Légion d'honneur et membre de l'Institut impérial de

France. Nouvelle édition, revue et corrigée. Imprimé et publié par ordre du gouvernement. A Paris, de l'imprimerie impériale, 1812. In-8 de 304 pages.

161. — Instruction pratique sur la composition, la préparation et l'emploi dès soupes aux légumes dites à la Rumford, rédigée par A.-A. Parmentier, vice-président de la Société philanthropique. A Paris, chez *Méquignon l'aîné*, libraire de la Faculté de médecine, 1812. In-8 de 42 pages.

162. — Formulaire pharmaceutique à l'usage des hôpitaux militaires de la France, 3e édition. Paris, *Méquignon*, 1812.

163. — Aperçu des résultats obtenus de la fabrication des sirops et des conserves de raisin, dans le cours des années 1810 et 1811, pour servir de suite au traité publié sur cette matière, avec une notice historique et chronologique des corps sucrants, par A.-A. Parmentier, officier de la Légion d'honneur et membre de l'Institut impérial de France. Imprimé et publié par ordre du gouvernement. A Paris, de l'Imprimerie impériale, 1812. In-8 de 452 pages.

Cet ouvrage comprend les Mémoires suivants :

I. — *Opérations préalables à la confection des sirops.*

II. — *Résumé du Traité sur les sirops et conserves de 1809.*

III. — *Précis d'expériences et d'observations sur les sirops de raisin par département.*

C'est un simple exposé des résultats obtenus en 1810, dans les départements de l'Aude, des Bouches-du-Rhône, de la Charente, de la Corse, de la Dordogne, du Doubs, du Gard, de la Haute-Garonne, du Gers, de la Gironde, de l'Hérault, d'Indre-et-Loire, du Léman, de Loir-et-Cher, de la Loire-Inférieure, du Loiret, de Marengo, de la Marne, de la Haute-Marne, du Pô, du Puy-de-Dôme, du Bas-Rhin, de Seine-et-Marne, de Seine-et-Oise, du Tarn, du Var, de Vaucluse, de la Vienne et de l'Yonne.

IV. — *Des sirops de raisin préparés dans quelques hôpitaux militaires.*

L'auteur fait connaître les quantités de sirops de raisin préparés en 1810, dans les principaux hôpitaux militaires de l'Empire (Toulon, Toulouse, Moncalier, Mantoue, Trévise, Raguse, Zara, Spalatro, Cattaro, Trieste, Vicence, Ischia, Pescara, Tarente, Andria, Palmi, Cosenza, Saint-Laurent, Castro-Villare). Il cite avec éloge les pharmaciens militaires dont les noms suivent :

Sérullas, Astier, Ramonet, Bernard, Crouzet, Guiraudet, Bézu, Saxe (à Naples), Flamant (en Illyrie), Lefèvre (à Gorizia), Jattiot (à Ajaccio), le Baube (à Toulon), Latapie (à Trieste), Groslambert (à Mantoue),

Bompois (à Vérone), Goze et Lasserre, chefs de la pharmacie centrale des hôpitaux militaires.

V. — *Considérations sur le commerce, le prix et la conservation des sirops de raisin.*

VI. — *Notice historique et chronologique de la matière sucrante.*

VII. — *Exposé succinct des travaux de 1811 dans les départements méridionaux.*

VIII. — *Des dépôts qui se forment dans les sirops doux et les sirops acides de raisin.*

IX. — *Examen du sulfite de chaux.*

X. — *Lettres de M. de Bournissac sur la fabrication des sirops.*

XI. — *Nouvelles remarques sur les effets du mutisme.*

XII. — *Lettre de Sérullas et réponse de Parmentier.*

« J'ai lu, dans les derniers numéros des *Annales de chimie*, écrit Sérullas, votre *Notice historique de la matière sucrante*; je vous remercie du plaisir que j'ai pris à cette lecture et des profits que j'en ai retirés pour mon instruction. Cette manière de répondre à des reproches non mérités, a un but plus utile que ne peut l'être celui qui n'offrirait qu'une simple justification. Quelle excellente leçon vous y donnez à ces jeunes auteurs qui, dédaignant de lire les anciens, nous présentent souvent pour nouveau ce qu'on a fait avant eux! Quelle réponse victorieuse aux reproches insérés contre vous dans le *Journal de physique* (1). »

« J'ai voulu principalement, répond Parmentier, faire sentir aux jeunes chimistes combien il leur importait de lire les anciens et de s'assurer si ceux qui les ont précédés dans la carrière n'ont pas traité avant eux la matière qu'ils se proposent d'examiner. Dans un discours que je prononçai à la séance publique de la Société de pharmacie, le jour de la distribution de ses prix, je crus devoir retracer aux élèves l'étendue des obligations qu'ils avaient à remplir.

» *Voulez-vous éviter de vous écarter dans votre route, prenez pour guides les anciens maîtres de l'art; méditez leurs ouvrages et suivez le chemin qu'ils vous ont tracé sans cependant adopter aveuglément les différentes opinions qu'ils ont transmises. Imitez Bayen qui considérait sous toutes ses faces les sujets qu'il traitait dans la crainte de s'en laisser imposer par quelques phénomènes particuliers; gardez-vous, quand vous soumettez votre travail aux lumières de vos juges naturels, d'observer le silence envers ceux qui vous ont précédés; soyez empressés au contraire d'indiquer, comme faisait ce savant immortel, les sources où vous avez puisé, afin que ceux qui doivent vous succéder un jour ne soient pas fondés à vous reprocher de leur avoir donné vous-mem l'exemple de l'ingratitude. Ne criez pas toujours au larcin quand vos contemporains, vos camarades, occupés des mêmes recherches arrivent deux ou trois heures après vous au même résultat. Ne mettez jamais en usage ces subterfuges qu'excite le tourment de prendre date sur une*

---

(1) Sérullas vise l'article suivant, qui a paru dans le *Journal de physique*, de juillet 1808 : *Observation sur l'écrit de M. Parmentier inséré au* Moniteur *du 7 juin dernier relatif aux moyens de remplacer le sucre dans la médecine et l'économie domestique*, par M. Proust. Le différend qui existait alors entre Proust et Parmentier fut de courte durée. A la suite du rapport d'une commission spéciale formée de Berthollet, Chaptal, Parmentier et Vauquelin et *chargée de rendre compte à l'Empereur de la situation de la fabrication du sucre de raisin*, il était accordé 100 000 francs à Proust, avec la décoration de la Légion d'honneur (Décrets des 18 et 21 juin 1810).

découverte souvent problématique. Soyez modestes dans vos succès ; n'en parlez qu'avec réserve et si vous désirez qu'on s'occupe de vous, appelez l'attention sur les autres : enfin, s'il ne vous est pas possible de cacher vos prétentions, souffrez au moins que vos égaux soient admis à les partager.

» Vous conviendrez que ce n'est guère le langage d'un homme qui attache son nom aux découvertes des autres : jamais je n'ai réclamé pour défendre les miennes et, quoique je n'aime pas le plagiat, je le tolère cependant chez ceux qui s'en rendent coupables, quand ils appliquent et font tourner ce qu'ils pillent dans des ouvrages obscurs et surannés, au profit de l'utilité publique. »

XIII. — *Résumé des expériences faites sur le moût muté et sur les raisins frais, suivi de nouvelles observations sur le sirop de raisin.*

XIV. — *Règles générales à suivre dans la fabrication du sirop de raisin, d'après les expériences et les observations les plus récentes.*

164. — Extrait d'un rapport fait à la Société d'encouragement pour l'industrie nationale, au nom du Comité des arts économiques, sur les moyens de conserver les pommes de terre, par M. Parmentier (*Annales de l'Agricult. française*, t. LI et *Bulletin de la Soc. d'Encourag.* t. XI, 5 pages).

165. — Nouvel aperçu des résultats obtenus de la fabrication des sirops et conserves de raisin, dans le cours de l'année 1812, pour servir de suite à l'Instruction sur cette matière publiée en 1809 ; avec des réflexions générales concernant les sirops et les sucres extraits des autres végétaux indigènes, par A.-A. Parmentier, officier de la Légion d'honneur et membre de l'Institut impérial de France. Imprimé et publié par ordre du gouvernement. A Paris, de l'Imprimerie impériale, 1813. In-8 de 458 pages.

Cet ouvrage a été rédigé en exécution de la lettre suivante adressée à Parmentier par le ministre des Manufactures, le 16 avril 1813 :

« Persuadé que la fabrication des sirops de raisin qui s'est beaucoup améliorée l'année précédente, doit une partie de ses progrès aux lumières répandues dans l'*Aperçu* que vous avez publié en 1812 et à vos efforts pour exciter le zèle des personnes qui ont fait de cette industrie l'objet de leurs travaux, je vous invite à rédiger un second *Aperçu* qui fasse suite au premier et où vous exposerez le résultat des expériences qui ont eu lieu et les observations que l'on a recueillies sur la fabrication du sirop de raisin depuis les dernières vendanges. Cet ouvrage, qui comprendra la description des meilleurs procédés qui vous soient connus, donnera aux fabricants la facilité de corriger ce qu'auraient de défectueux les opérations qu'ils pratiquent et ils pourront tous atteindre le même degré de perfection auquel le nouvel art est parvenu. Mes bureaux ont ordre de vous communiquer tout ce que j'ai reçu d'intéressant sur les sirops de raisin. Ce second *Aperçu* sera, comme le premier, imprimé au frais du gouvernement. »

Cet aperçu contient les MÉMOIRES suivants :

I. — *Notes sur la fabrication des sirops de raisin*, par M. Guillard, de Saint-Geniez (Gard).

II. — *Mémoires sur la fabrication du sirop de raisin*, par MM. Planche, Reboul et Martin.

III. — *Résultats des expériences faites en 1812 sur le sirop et le sucre de raisin*, par M. Astier, l'un des pharmaciens principaux de la Grande-Armée.

IV. — *Rapport fait à S. E. le ministre des Manufactures et du Commerce sur le concours proposé par la Société de pharmacie de Paris pour le perfectionnement des sirops de raisin*, par M. le chevalier Cadet de Gassicourt (1), l'un des pharmaciens ordinaires de S. M. l'Empereur et secrétaire général de la Société de pharmacie.

Ce *Rapport* est accompagné des Mémoires suivants, qui, au jugement de la Société de pharmacie, ont remporté les prix et accessits : 1° *Mémoire sur l'art de fabriquer les sirops de raisin*, par M. J.-B. Siret, de Reims (prix de 500 francs). — 2° *Art de fabriquer les sirops et conserves de raisin*, par M. Poutet, de Marseille (prix de 500 francs). — 3° *Mémoire sur la fabrication des sirops de raisin*, par M. Sérullas, l'un des pharmaciens principaux de la Grande-Armée (prix de 200 francs). — 4° *Observations sur la fabrication des sirops de raisin*, par MM. Déjardin et Fournier, de Nîmes.

V. — *Exposé général de la fabrication des sirops et conserves et du sucre indigène pendant l'année 1812.*

Il est question, dans cet *Exposé*, des sirops de poires, de pommes, de coings, de mûres, de figues, de carouges, d'arbouses, de tiges de maïs, de froment, de miel ; des sucres de miel, de canne, d'érable, de bouleau, de frêne, d'acacia, de noyer, de châtaigne, de millet, de varech ; du sucre d'amidon et du sucre de betterave. Voici quelques notes concernant ces deux derniers sucres :

« *Sucre et sirop d'amidon.* — Vers la fin de 1811, M. Kerkhoof, chimiste à Pétersbourg, avait annoncé qu'à l'aide de l'ébullition et de l'acide sulfurique il convertissait en matière sucrée l'amidon délayé dans une grande quantité d'eau. Presque tous les chimistes s'étaient empressés de constater cette découverte et de la perfectionner. Pendant l'année 1812, M. Vogel à Paris, MM. Ittner et Keller à Fribourg, M. Lampadius à Freyberg, etc., avaient publié dans les journaux les résultats heureux de leurs expériences. Ce dernier avait en outre substitué à l'amidon du froment celui de la pomme de terre (2). Les échantillons envoyés au ministre des Manufactures et du Commerce sont assez bons. Je crois ces sirops fort utiles et l'on ne doit pas en négliger la fabrication. Le commerce des alcools en tirera parti.

(1) Charles-Louis, fils de Louis-Claude Cadet de Gassicourt (Voy. p. 180) est mort en 1821, âgé de cinquante-deux ans. A été nommé membre de l'Académie de médecine lors de sa création, par l'Ordonnance du 20 décembre 1820.

(2) En note, Parmentier rappelle ses anciennes expériences sur la transformation de 'amidon en sucre. Voy. *Bibliographie*, n° 136.

» *Sucre de betterave.* — Les nombreux procédés qui depuis Margraf ont été imaginés en Allemagne par MM. Achard, Lampadius, Gotting, Sherer, Hermstœdt, etc.; en France par MM. Deyeux, Barruel, Benjamin Delessert, Drapiez, Charles Derosne, Magnen, Curaudau, Perpère, Bonmatin, Vitalis, etc., sont connus, en sorte qu'il ne me reste à recueillir de ma correspondance que très peu de chose qui puisse ajouter à la masse des connaissances acquises.

» On peut dire en général que le midi de la France ne paraît pas très favorable à la culture de la betterave sous le rapport du sucre... L'art de fabriquer le sucre de betterave, malgré les travaux des chimistes les plus distingués, ne me paraît pas encore assez avancé pour qu'on puisse décider quel est, des différents procédés employés jusqu'à présent, celui qui mérite la préférence. Je crois aussi qu'il serait avantageux de réunir dans un même ouvrage tous les procédés essayés jusqu'à ce jour. »

Le sirop de raisin avait atteint son apogée en 1810. A partir de 1811, les mémoires sur la fabrication du sucre de betterave deviennent de plus en plus nombreux. En 1812, la culture de la betterave est réglementée et, quatre écoles sont créées où l'on enseigne la fabrication du sucre de betterave. Vers la fin de 1813, à la mort de Parmentier, on comptait 334 sucreries produisant 7 millions de livres de sucre (Voy *Histoire des origines de la fabrication du sucre en France*, par E. Légier. Paris, 1901). On retrouve dans cet important ouvrage presque tous les travaux de Parmentier sur les matières sucrées ainsi que les mémoires des auteurs cités par Parmentier.

IV

BIBLIOGRAPHIE BIOGRAPHIQUE
DE PARMENTIER

1. — Recueil des édits, déclarations, ordonnances, arrêts
et règlements concernant l'Hôtel royal des Invalides.
Paris, Imprimerie royale, 1781.

2. — Rapport sur les travaux de A.-A. Parmentier, fait au
Lycée des arts par le citoyen Silvestre, le 7 juillet 1793,
et communiqué à la Société philomathique (16 pages).
*Notices sur la vie et les ouvrages de quelques hommes
célèbres*, par le citoyen Silvestre. Paris, *Ballard*, 1793.

« ... Parmentier ne s'est pas borné à dicter des préceptes, il a distribué tous les ans des graines de plantes potagères dont la culture, qu'il
avait suivie, lui garantissait la bonté ; il a cultivé en grand la betterave
champêtre ; plusieurs espèces de choux comme fourrages ; des espèces
particulières de carottes et d'oignons ; il a prouvé par l'expérience que
les orchis qui fournissent le salep en Orient perdaient leurs avantages
par la culture et que leurs racines devenant fibreuses n'offraient presque
plus de substance amylacée ; il a tiré de ses essais la conséquence générale que les plantes bulbeuses dont les racines servent à la nourriture
doivent être semées dans des terres médiocres et il a appliqué cette
observation à la culture de la pomme de terre. L'agriculture française
conservera longtemps le souvenir de cette fameuse expérience de la
plaine des Sablons qui, destinée jusqu'alors à des évolutions militaires
et condamnée à la stérilité, fut couverte, en trois mois, de feuilles, de
fleurs et de fruits qu'elle dut au citoyen Parmentier...

Il serait temps que la patrie élevant la voix en sa faveur, le tirât de
l'oubli dans lequel sa modestie le laisse languir et l'environnât des
récompenses que la Patrie reconnaissante doit à ceux qui l'ont bien
servie et dont la couronne civique du Lycée (1) va devenir les prémices. »

(1) Le Lycée des arts fondé en 1792 par Fourcroy, Hallé, de Saudray, prit plus tard le
nom d'*Athénée*. Voici, au sujet de cette institution, un extrait d'un rapport de Lakana
à la Convention nationale en date du 4 vendémiaire an IV (26 sept. 1795).

« Vous avez chargé votre Comité d'instruction publique de vous rendre compte d'un
établissement qui, né dans les temps les plus difficiles de la Révolution, a servi utilement
les sciences et la liberté : c'est le Lycée des arts.

» Pour motiver l'intérêt qu'il mérite, il suffisait de vous rappeler les découvertes im

3. — Discours prononcé le 21 décembre 1813, aux funérailles de M. Parmentier, membre de la classe des Sciences

portantes qu'il vous a présentées et que vous avez accueillies avec intérêt, les arrêtés honorables qui ont été pris en sa faveur par les corps constitués et par vos Comités de gouvernement...

» Depuis l'ouverture de ses séances, en août 1792, le Lycée des arts a acquis par ses travaux ce degré d'intérêt et de célébrité que l'estime publique ne manque jamais d'attacher à tout ce qui porte le caractère de la véritable utilité; mais ce qui ajoute infiniment au mérite de cette fondation, c'est le souvenir de l'époque désastreuse où elle a été entreprise. Les embarras des agitations révolutionnaires ont exigé des fondateurs cette passion dévorante du bien qui étouffe toutes les autres passions et lève ou brise tous les obstacles.

» Par suite de cet entraînement général qui, dans une grande révolution, occupe toutes les têtes, distrait tous les bras et nécessite une révolution, toutes les associations d'arts et métiers venaient d'être supprimées, les sociétés savantes détruites, les établissements voués à l'instruction fermés; déjà une nouvelle tyrannie s'établissait par degrés et travaillait sourdement à replonger la France entière dans l'ignorance et la barbarie.

» C'est au milieu de cette désorganisation totale que le Lycée des arts a hautement manifesté et exécuté avec constance le plan vaste et utile de s'opposer à la ruine totale des arts, de rendre en même temps aux artistes un hommage public et solennel, de ramener l'émulation et d'enflammer le génie par le seul pouvoir de l'opinion; enfin de réorganiser l'enseignement en dirigeant uniquement les sciences vers le progrès des arts utiles, et en appliquant toutes les ressources de l'industrie aux besoins les plus urgents de la République.

» Voilà ce que le Lycée des arts a entrepris au milieu des agitations révolutionnaires, voilà ce qu'il a exécuté lorsque la tyrannie proscrivait les sciences et les arts.

» Rien n'a pu ralentir son zèle : on ne l'a pas vu suspendre ses travaux dans les moments difficiles; c'est alors, au contraire, qu'il les a suivis avec le plus d'activité. Les préparatifs immenses d'un local spacieux et bien ordonnancé, les entraves de toute espèce, nées des réquisitions ou des précautions perfides imaginées par les nouveaux dominateurs, rien n'a arrêté une association dont le seul but était la conservation des sciences qui font la grandeur de l'homme et celle des arts qui le nourrissent et le consolent. Cet établissement, immense dans ses détails, formé et amené à sa fin sans aucun secours ni du public, ni du gouvernement, a tellement surpris les spectateurs impartiaux, que, même dans les journaux étrangers, il a été cité comme un des phénomènes de la Révolution française.

» Lorsqu'on voulait avilir les arts et les sciences, il appelait sur eux l'attention et le respect; lorsque les talents les plus distingués succombaient sous la hache meurtrière, il honorait la mémoire de ces mêmes savants dont les proscriptions se multipliaient chaque jour.

» Lorsque le sang innocent coulait par torrents, il osait appeler les cœurs à l'humanité; il consolait publiquement et adoptait les enfants des victimes égorgées; il couronnait Lavoisier dans les fers et refusait une palme aux décemvirs. Jamais il n'excusa la tyrannie; jamais il ne s'inclina devant l'iniquité.

» Prévoyant et traçant hautement et avec force tous les maux et tous les dangers qui pouvaient être la suite du silence effrayant et général de l'instruction, il a ouvert des cours publics de toute espèce, et y a fait participer gratuitement toutes les classes des citoyens...

» Le directoire du Lycée est composé des savants et des artistes les plus distingués; plusieurs découvertes importantes sont dues à ses propres recherches et à l'attention vigilante avec laquelle il a soin d'accueillir et d'encourager les artistes. Plus de cent assemblées de son directoire ont préparé successivement ses travaux, et déjà dans trente-deux séances publiques qui ont eu lieu sans interrruption, ont été lus plus de 200 mémoires et rapports dans lesquels la vérité est souvent mise en œuvre par les mains du génie, et dont l'utilité et l'intérêt ont mérité l'attention du gouvernement, ainsi que celle de la Convention qui en a ordonné l'impression aux frais de la République.

» C'est ici le lieu de rendre aux professeurs qui ont présidé les cours publics du Lycée, la justice qui est due à leur zèle, à leurs lumières et surtout à leur désintéressement; c'est gratuitement qu'ils ont tous concouru au soutien et à la gloire de cet établissement. Nous désignerons à la reconnaissance publique les citoyens Targe, Leschard, Dumas,

physiques et mathématiques, par M. Thouin, membre de l'Institut (*Mémoires de l'Académie des sciences*).

« Doué de mœurs douces, simples comme la science qui l'occupait, bon parent, ami sûr et affectionné à tous les corps auxquels il était associé, Parmentier mettait sa jouissance la plus douce à prêter un appui secourable à la jeunesse entrant dans la carrière de l'art de guérir... Il donnait avec empressement ses conseils à tous les cultivateurs qui les réclamaient et leur fournissait souvent les objets de leur culture... »

4. — Discours prononcé sur la tombe de M. Parmentier, par M. Cadet de Gassicourt, chevalier de l'Empire, pharmacien de S. M. l'Empereur (*Bulletin de pharmacie*, t. VI, 1814).

5. — De la vie et des ouvrages d'Antoine-Augustin Parmentier, membre de l'Institut, premier pharmacien des armées, inspecteur général du service de santé, officier de la Légion d'honneur, etc., par J.-J. Virey (1) (*Id.*, t. VI).

A été publié en brochure. Paris, Colas, 1814, 22 pages.
Voy. les extraits cités aux pages 7 et 340.

6. — Éloge de Parmentier, membre de l'Institut, par Charles-Louis Cadet de Gassicourt. Paris, 1814.

7. — Notice sur Parmentier, lue à l'assemblée de la Société philanthropique (2), le samedi 21 mai 1814, par Huzard. (*Rapports et comptes rendus de la Société philanthropique de Paris*, pendant l'année 1813. Paris, 1814).

8. — Éloge historique de Parmentier, lu à l'Académie des

Delmas, Sue, Fourcroy, Tonnellier, Laval, Neveu, Daubenton, Rouland, Gervais, Ventenat, Perny, Millin, Igonel et Breton.
» Parmi les savants et artistes dont le zèle également désintéressé et les talents distingués ont illustré le Lycée des arts, nous remarquons les citoyens Lavoisier, Leroy, Berthollet, Hallé, Darcet, Lalande, Pelletier, Montalembert, Sedaine... »

Après avoir entendu la lecture de ce rapport, la Convention accorda, à titre d'encouragement, une somme de soixante mille livres au Lycée des arts. Cette somme n'a jamais été payée (Voy. *Annuaire des Sociétés savantes publié sous les auspices du ministère de l'Instruction publique*. Paris, Masson, 1846, p. 139-152).

(1) Virey (Jean-Julien), pharmacien-major professeur au Val-de-Grâce, démissionnaire en 1814 ; membre de l'Académie de médecine ; député de la Haute-Marne ; mort en 1846 à soixante et onze ans. A professé à l'Athénée des arts et a été très mêlé au mouvement scientifique et littéraire de son époque.
(2) Fondée en 1780, reconstituée en 1800 et reconnue d'utilité publique en 1839. On doit à la Société philanthropique la création des fourneaux économiques (Voy. p. 316) qui rendent encore aujourd'hui tant de services à Paris et la création du premier asile de nuit pour les femmes (1879).

sciences, le 9 janvier 1815, par G. Cuvier (*Mémoires de l'Académie des sciences*).

Des extraits de cet éloge ont été donnés aux pages 9, 10, 15, 76, 154, 204, 340.

9. — Notice biographique sur feu M. Parmentier, lue à la séance publique de la Société d'agriculture, le 9 avril 1815; par M. Silvestre, secrétaire perpétuel (*Mémoires publiés par la Société d'agriculture*, année 1815).

« Lorsqu'on examine la multitude de bons écrits rédigés par Parmentier, on pourrait croire qu'il passait sa vie dans son cabinet, et que la théorie seule guidait sa plume ; mais chacun de ses ouvrages était l'objet d'un grand nombre de recherches et d'expériences faites sur le terrain même... Peu d'hommes ont été assez heureux pour rendre à leur pays des services aussi importants. Un ardent amour pour l'humanité était le génie qui inspirait Parmentier; dès qu'il voyait du bien à faire ou des services à rendre, il s'animait, les moyens d'exécution se présentaient en foule à son esprit, et ne lui laissaient pour ainsi dire plus de repos ; il sacrifiait tout pour satisfaire cette passion ; il interrompait les études qu'il aimait le mieux pour s'employer en faveur des infortunés ; sa porte était ouverte à toutes les sollicitations, et pour concilier ses travaux littéraires avec cette facilité qui dérobe des heures si précieuses à l'homme occupé, il était tous les jours au travail à trois heures du matin, et s'assurait seulement ainsi quelques moments de solitude. Tout devenait pour lui un moyen de satisfaire son goût dominant pour la bienfaisance ; il ne laissait échapper ni un moment essentiel, ni une occasion. La frugalité et l'économie étaient essentiellement dans ses goûts, et cependant sa table était toujours abondamment servie; il y réunissait souvent ceux qui lui demandaient des services et ceux par le moyen desquels il espérait pouvoir les leur faire accorder. Il avait voulu en faire un bureau de bienfaisance active, et il s'applaudissait de l'emploi constant de ce moyen. « Quand je considère, disait-il, tous les » services que j'ai pu rendre par cette méthode, je suis tenté de faire » des remerciements à ma table, comme Sedaine en adressait à son » habit; elle m'a prouvé qu'il ne fallait pas être très riche pour être » souvent utile. »

» Parmentier portait le désir du bien à un excès qui devenait quelquefois condamnable ; pendant ses dernières années surtout, il supportait avec impatience, et il blâmait avec trop peu de ménagements les mesures administratives qu'il jugeait désastreuses, soit par rapport aux subsistances, soit par rapport aux hôpitaux (Voy. p. 15, note 2); il avait paru, dans ces derniers temps, morose et frondeur et cet état s'était accru pendant la longue maladie qui termina sa carrière, maladie dont il apercevait les progrès successifs et dont le terme fatal était toujours devant ses yeux. Les maux qu'il éprouvait le mettaient souvent dans l'impuissance d'employer pour l'exécution de ses projets de bien public, des moments qui devenaient d'autant plus précieux pour lui que leur nombre devait être plus limité... A ses derniers moments, il dictait encore à ses deux neveux les conseils qu'il voulait donner à ses nombreux correspondants; il cherchait à exciter leur émulation, à porter leur activité sur les travaux les plus dignes d'intérêt; il leur traçait la route qu'il se serait proposé de suivre lui-même : « Ne pouvant plus » travailler, disait-il, je voudrais faire l'office de la pierre à aiguiser, qui » ne coupe pas, mais qui dispose le fer à couper. » La mort seule put mettre fin à ce zèle ardent qu'aucun obstacle n'avait pu ralentir. »

10. — Hommages rendus par M. Bouriat, président de la Société de pharmacie de Paris, aux mânes de Parmentier, près du monument élevé à sa mémoire dans l'enclos du Père-Lachaise, le 28 août 1816. Paris, 1816, 7 pages. (Bibliothèque de l'Institut. Legs Huzard).

D'autres discours ont été prononcés le même jour dans le même lieu, par M. le chevalier Fauchat, au nom du ministre de l'Intérieur; par Cadet de Gassicourt, au nom du Conseil de salubrité; par Boudet, au nom des pharmaciens militaires et par Virey, au nom de la rédaction du *Journal de pharmacie* (Voy. *Journal de ph.* de 1816).

11. — Notice biographique sur Parmentier, par Laubert (1), pharmacien inspecteur, membre du Conseil de santé. (*Mém. de méd. et ph. milit.*, 1817).

« ... Mais, ce qui doit fixer davantage notre attention, et qui rendra à jamais la mémoire de Parmentier chère à tous les Français, c'est le zèle avec lequel il travailla jusqu'à la fin de ses jours à affranchir son pays du tribut qu'il paie au commerce et à l'industrie des autres nations. Nous avons été témoins de l'ardeur avec laquelle il a saisi toutes les occasions qui lui faisaient espérer de remplacer une plante médicinale exotique par une plante indigène, et des travaux sans nombre qu'il a faits pour convertir en sirop le moût de raisin, pour remplacer en partie le sucre des cannes qu'on ne pouvait obtenir à cette époque qu'à un prix très élevé, et dont le commerce était seulement au profit de l'étranger. Il a ouvert une nouvelle branche à l'industrie nationale; et, en soutenant les vins du Midi, il a contribué, par le secours du sirop de raisin, à améliorer ceux du Nord. »
Voy. p. 7 un extrait de la même notice.

12. — Discours anniversaire prononcé sur le tombeau de Parmentier, le 28 août 1817, par Laubert (*Journ. de pharm.*, 1817).

13. — Vie de Parmentier, par Mutel. Paris, 1819.

14. — Éloge de Parmentier, par Miquel. Paris, 1822.

15. — Éloge de Parmentier par Grognier, professeur à l'École vétérinaire de Lyon. Paris, Huzard, 1823. (Ext.

______
(1) Membre de l'Académie de médecine, mort à Paris, en 1834, à soixante-douze ans.

des *Annales de l'agriculture française*, 2ᵉ série, t. XXIII).
44 pages.

« Il vit naître les écoles destinées à l'enseignement de la science
vétérinaire, il prit un vif intérêt à leurs premiers succès et il y concou-
rut par ses conseils et ses leçons... il fut pendant longtemps membre
du jury d'instruction de l'école d'Alfort. »

**16. — Rapport sur les membres de l'Académie royale de
Metz auxquels il conviendrait de décerner un hommage
durable et solennel, par M. Émile Bégin (*Mémoires de
l'Académie royale de Metz*, année 1842).**

En 1842, l'Académie de Metz comptait, depuis sa fondation, plus de
trente membres ayant appartenu à l'Institut ; entre autres, Barbé-Mar-
bois, François de Neufchâteau, Grégoire, Lacépède, Lacretelle, Lacuée
de Cessac, Le Masson, Parmentier, Perronet, Rœderer et Sérullas qui
ont pris une part active à ses travaux.

Parmentier y a présenté plusieurs mémoires dont les suivants, que
nous ne connaissons que par leur titre :

Observations sur la cause de la fertilité des terres, lues en séance du
31 janvier 1774 (4 pages grand in-folio, écriture serrée).

Mémoire sur la formation de la houille, reçu le 31 juillet 1781.

*Mémoire sur la demande des boulangers de Paris, de vendre du pain
à la livre*, reçu le 21 janvier 1782.

**17. — Notice historique sur Antoine Parmentier, par
Émile Mouchon, pharmacien. Lyon, *Marle*, 1843, 20 pages.**

**18. — Notice sur Antoine Parmentier, par Alfred de Falloux,
lue à la Société d'agriculture, sciences et arts d'Angers,
dans sa séance du 15 novembre 1844. Angers, *Lachèse*,
1845, 22 pages.**

« Ses nombreux écrits lui ont survécu et occupent une place importante dans la bibliothèque du chimiste et de l'agronome. Néanmoins,
il ne peut prétendre, en qualité d'écrivain à une appréciation détaillée.
Ses ouvrages manquent de style et le côté littéraire de sa physionomie
demeure ce qu'il était dans la réalité, dominé par le côté pratique et
populaire. »

**19. — Éloge historique de Parmentier, par Dumont
(de Brioude). Paris et Riom, 1855, 32 pages.**

**20. — Histoire de la ville de Montdidier par de Beauvillé.
Paris, *Didot*, 1857, 3 vol.**

Cet ouvrage contient de précieux documents sur Parmentier et sur
sa famille, entre autres le *Brevet de premier pharmacien en chef des*

Armées (Voy. p. 16) dont l'original ne se trouve plus aux Archives de la Guerre.

21. — Notice biographique sur Parmentier, par Grellois, médecin principal (*Mém. de méd. et de pharm. militaires*, 1861, 5 pages).

22. — Rapport fait à la Société de pharmacie, le 7 mars 1860, sur la proposition d'élever à l'École de pharmacie une statue à Parmentier, par M. Boullay (*Journ. de pharm.*, 1860).

23. — Parmentier. Conférence faite à la Société pour l'instruction élémentaire, le 7 février 1883, par le D͏ʳ Collineau. Paris, Wattier, 1884. In-8, 22 pages.

24. — Discours prononcé à Montdidier, le 26 avril 1886, par M. Coulier, représentant le ministre de la guerre (Voy. p. 2).

25. — Discours prononcé, au nom de l'Académie des sciences, le 26 avril 1886, par M. Ad. Chatin, membre de l'Institut, directeur de l'École de pharmacie (*Bulletin du Comice agricole de l'arrondissement de Montdidier*, mai-octobre 1886).

26. — Discours prononcé, au nom de l'École de pharmacie, par M. le professeur Bourgoin, membre de l'Académie de médecine (*Id.*, 1886).

27. — Paroles prononcées, au nom de l'École de pharmacie par M. le professeur G. Planchon, membre de l'Académie de médecine (*Id.*, 1886).

28. — Paroles prononcées par M. de Vienne, président du Comice agricole de Montdidier et des fêtes données en l'honneur de Parmentier (*Id.*, 1886).

29. — Éloge de Parmentier, par M. Heuzé, membre de la Société d'agriculture (*Mém. publiés par la Soc. nat. d'agriculture de France*, t. CXXX, 1886, p. 167-190).

Voy. pages 3, 6, 15, 35, 50, 116, 154 où cet éloge est mentionné.

30. — Conférence sur Parmentier, faite à Toulouse le 12 mai 1886, par H. Marcailhou d'Aymeric, pharmacien de

1re classe (*Bulletin de la Soc. de pharm. du Sud-Ouest*, 15 pages).

Il existe à l'hôpital militaire de Toulouse une plaque de marbre noir rappelant le passage de Parmentier dans cet établissement, en 1786, et portant l'inscription « A Parmentier, bienfaiteur de l'humanité, les hos pitaliers reconnaissants ».

31.— Discours prononcé par M. Schmitt, pharmacien inspecteur, membre du Comité de santé de l'armée, à l'inauguration de la statue élevée à Parmentier sur la place de la mairie de Neuilly (plaine des Sablons), le dimanche 11 mars 1888 (*Bull. de la Soc. nat. d'acclimatation*, 1888).

32. — Discours de M. Dehérain, au nom de l'Académie des sciences (*Id.*, 1888).

33. — Discours de M. A. Geoffroy Saint-Hilaire, président de la Société nationale d'acclimatation de France (*Id.*, 1888).

34. — Conférence sur Parmentier, faite au Jardin zoologique d'acclimatation, le 11 mars 1897, par R. Lapierre (Neuilly-sur-Seine, Desmares, 1897).

ICONOGRAPHIE DE PARMENTIER.

1. — Ant.-Aug. Parmentier, de la Société d'agriculture, né à Montdidier en 1737. Dessiné et gravé avec le physionotrace par Quenedey, rue Croix-des-Petits-Champs, n° 10 à Paris.

En médaillon, profil à droite. D'après cette gravure faite sur nature et conservée à la Bibliothèque nationale (Département des estampes, série n° 2) la lèvre est mince, très déliée et l'œil extrêmement vif.

2. — A.-A. Parmentier. Ses longs travaux, sa vie entière ont été consacrés au bien public (sans nom, ni lieu, ni date).

Profil à gauche. En uniforme de membre de l'Institut, avec la croix de la Légion d'honneur (*Bibl. nat.*).

3. — Parmentier. Dumont pinx. Frémy del. et sculp.

La figure est de trois quarts à droite, en uniforme de membre de l'Institut, avec croix de la Légion d'honneur (*Bibl. nat.*).

4. — Parmentier. Dutillois (sans lieu, ni date).

Même disposition que précédemment (*Bibl. nat.*).

5. — A^{ne}-A^{tin} Parmentier, né à Montdidier, le 17 août 1737, mort le 17 décembre 1813. P. Sudre del. Imp. lith. Villain (sans date).

Cette belle et rare lithographie a été reproduite en tête du présent ouvrage d'après une épreuve que possède M. Henri Baillière et qui se trouve également à la Bibliothèque nationale.

6. — Parmentier. Paris, Rosselin édit., 21, quai Voltaire. Imp. et lith. Formentin, rue des Saints-Pères, 10 (sans date).

Figure trois quarts à droite, tenue civile, pas d'insigne de la Légion d'honneur (*Bibl. nat.*).

7. — Parmentier. Acarie. Baron (sans lieu, ni date).

Se rapproche de la gravure de Dutillois (n° 4), uniforme de membre de l'Institut, avec la rosette de la Légion d'honneur (*Bibl. nat.*).

8. — Parmentier. Forestier sculp. Ambroise Tardieu direx. (sans lieu, ni date).

Figure de trois quarts à gauche, uniforme de membre de l'Institut avec insigne de la Légion d'honneur (*Bibl. nat.*).

9. — Antoine-Augustin Parmentier. Lith. de Langlumé, rue de l'Abbaye, n° 4 (sans date).

Figure de trois quarts à gauche, même uniforme que dans la précédente gravure (*Bibl. nat.*).

10. — Parmentier (sans nom, ni lieu, ni date).

Figure de trois quarts à gauche (*Bibl. nat.*)

11. — Parmentier. Marix. — Paris, imp. Lahure. *Le Conseiller des dames et des demoiselles.*

Figure de trois quarts à droite, tenue civile, pas d'insigne de la Légion d'honneur, semblable au n° 6.

12. — Parmentier. Reproduction de la statue de Montdidier. Haut. 0^m,14. Lith. Hourdequin (sans lieu, ni date).

13. — La même lithographie a été reproduite à l'occasion des fêtes données à Montdidier, en 1886, en l'honneur de Parmentier.

La statue est entourée de divers attributs, avec les médaillons de Chevreul, de Pasteur et de Lesseps. Haut 0^m,37, larg. 0^m,28 (sans nom, ni lieu, ni date).

14. — Parmentier. Souscription pour lui élever une statue à Paris. Imp. Lemercier. Paris, 1861.

Buste, trois quarts à gauche, en uniforme de membre de l'Institut avec insigne de la Légion d'honneur. Le buste est entouré à droite de ceps de vigne, à gauche de tiges de maïs et au-dessous de touffes de pommes de terre.
Ce prospectus adressé aux souscripteurs porte les noms suivants : *Président*. Dumas, ancien ministre de l'agriculture, etc. — *Vice-présidents*, Artaud, vice-recteur de l'Académie de Paris ; Boullay, président honoraire de la Société de pharmacie de Paris ; Chasles, président de l'Académie des sciences ; Geoffroy Saint-Hilaire, président de la Société d'acclimatation. — *Secrétaires généraux*. Élie de Beaumont, secrétaire perpétuel de l'Académie des sciences ; Payen, secrétaire perpétuel de la Société d'agriculture.—*Secrétaire ordinaire*, Chatin, professeur à l'École supérieure de pharmacie de Paris. — *Administrateurs*, Bussy, directeur de l'École supérieure de pharmacie de Paris ; A. Husson, directeur de l'Assistance publique ; de Mouny de Mornay, directeur de l'agriculture ; G. Rouland, directeur du personnel de l'Instruction publique. — *Trésorier*, Guilloteaux-Bouron, banquier.

15. — Parmentier (1737-1813). — I. Guillaume S. — Paris, imprimerie Feron-Vrau, rue Bayard. *Les Contemporains*, n° 477.

Même disposition que Dutillois (n° 4).

16. — M. Heuzé mentionne un pastel de Parmentier fait par sa sœur, qui fut donné par elle à M. Triboulet, d'Assainvillers, mari de la marraine de Parmentier. Ce pastel existerait encore dans la famille Triboulet.

17. — Il existe un portrait à l'huile de Parmentier dans la *Salle des Actes* de l'École de pharmacie de Paris et un autre plus petit, dans la *Salle d'honneur* du Val-de-Grâce.

Dans les deux, la tête est de trois quarts à droite; uniforme de membre de l'Institut, avec croix de la Légion d'honneur.

18. — Rappelons les statues de Montdidier, de Paris et de Neuilly, la médaille de Dubois et le buste dont il a été parlé (Voy. p. 10).

FIN

INDEX ALPHABÉTIQUE

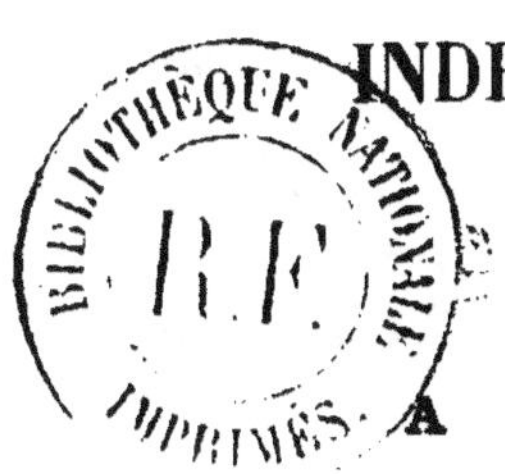

TABLE DES MATIÈRES

III

BIBLIOGRAPHIE DES PUBLICATIONS DE PARMENTIER

IV

BIBLIOGRAPHIE BIOGRAPHIQUE DE PARMENTIER

V

ERRATA

p. 192, note 1, lire *prise d'eau.*
p. 213, ligne du bas, lire *ensilage rationnel.*

2636-01. — CORBEIL Imprimerie ÉD. CRÉTÉ.